全国中医药行业中等职业教育"十三五"规划教材

中药化学基础

（供中药、药剂、药品食品检验专业用）

主　编◎欧绍淑

中国中医药出版社
·北　京·

图书在版编目（CIP）数据

中药化学基础/欧绍淑主编．—北京：中国中医药出版社，2018.8

全国中医药行业中等职业教育“十三五”规划教材

ISBN 978-7-5132-4804-4

Ⅰ.①中…　Ⅱ.①欧…　Ⅲ.①中药化学-中等专业学校-教材　Ⅳ.①R284

中国版本图书馆 CIP 数据核字（2018）第 045797 号

中国中医药出版社出版

北京市朝阳区北三环东路 28 号易亨大厦 16 层

邮政编码　100013

传真　010-64405750

赵县文教彩印厂印刷

各地新华书店经销

开本 787×1092　1/16　印张 15.5　字数 319 千字

2018 年 8 月第 1 版　2018 年 8 月第 1 次印刷

书号　ISBN 978-7-5132-4804-4

定价　48.00 元

网址　www.cptcm.com

社长热线　010-64405720

购书热线　010-89535836

维权打假　010-64405753

微信服务号　zgzyycbs

微商城网址　https://kdt.im/LIdUGr

官方微博　http://e.weibo.com/cptcm

天猫旗舰店网址　https://zgzyycbs.tmall.com

如有印装质量问题请与本社出版部联系（010-64405510）

全国中医药职业教育教学指导委员会

前言

中医药职业教育是我国现代职业教育体系的重要组成部分，肩负着培养新时代中医药行业多样化人才、传承中医药技术技能、促进中医药服务健康中国建设的重要职责。为贯彻落实《国务院关于加快发展现代职业教育的决定》（国发〔2014〕19号）、《中医药健康服务发展规划（2015—2020年）》（国办发〔2015〕32号）和《中医药发展战略规划纲要（2016—2030年）》（国发〔2016〕15号）（简称《纲要》）等文件精神，尤其是实现《纲要》中“到2030年，基本形成一支由百名国医大师、万名中医名师、百万中医师、千万职业技能人员组成的中医药人才队伍”的发展目标，提升中医药职业教育对全民健康和地方经济的贡献度，提高职业技术院校学生的实际操作能力，实现职业教育与产业需求、岗位胜任能力严密对接，突出新时代中医药职业教育的特色，国家中医药管理局教材建设工作委员会办公室（以下简称“教材办”）、中国中医药出版社在国家中医药管理局领导下，在全国中医药职业教育教学指导委员会指导下，总结“全国中医药行业中等职业教育‘十二五’规划教材”建设的经验，组织完成了“全国中医药行业中等职业教育‘十三五’规划教材”建设工作。

中国中医药出版社是全国中医药行业规划教材唯一出版基地，为国家中医中西医结合执业（助理）医师资格考试大纲和细则、实践技能指导用书、全国中医药专业技术资格考试大纲和细则唯一授权出版单位，与国家中医药管理局中医师资格认证中心建立了良好的战略伙伴关系。

本套教材规划过程中，教材办认真听取了全国中医药职业教育教学指导委员会相关专家的意见，结合职业教育教学一线教师的反馈意见，加强顶层设计和组织管理，是全国唯一的中医药行业中等职业教育规划教材，于2016年启动了教材建设工作。通过广泛调研、全国范围遴选主编，又先后经过主编会议、编写会议、定稿会议等环节的质量管理和控制，在千余位编者的共同努力下，历时1年多时间，完成了50种规划教材的编写工作。

本套教材由50余所开展中医药中等职业教育院校的专家及相关医院、医药企业等单位联合编写，中国中医药出版社出版，供中等职业教育院校中医（针灸推拿）、中药、护理、农村医学、康复技术、中医康复保健6个专业使用。

本套教材具有以下特点：

1. 以教学指导意见为纲领，贴近新时代实际

注重体现新时代中医药中等职业教育的特点，以教育部新的教学指导意

见为纲领，注重针对性、适用性以及实用性，贴近学生、贴近岗位、贴近社会，符合中医药中等职业教育教学实际。

2. 突出质量意识、精品意识，满足中医药人才培养的需求

注重强化质量意识、精品意识，从教材内容结构设计、知识点、规范化、标准化、编写技巧、语言文字等方面加以改革，具备“精品教材”特质，满足中医药事业发展对于技术技能型、应用型中医药人才的需求。

3. 以学生为中心，以促进就业为导向

坚持以学生为中心，强调以就业为导向、以能力为本位、以岗位需求为标准的原则，按照技术技能型、应用型中医药人才的培养目标进行编写，教材内容涵盖资格考试全部内容及所有考试要求的知识点，满足学生获得“双证书”及相关工作岗位需求，有利于促进学生就业。

4. 注重数字化融合创新，力求呈现形式多样化

努力按照融合教材编写的思路和要求，创新教材呈现形式，版式设计突出结构模块化，新颖、活泼，图文并茂，并注重配套多种数字化素材，以期在全国中医药行业院校教育平台“医开讲－医教在线”数字化平台上获取多种数字化教学资源，符合职业院校学生认知规律及特点，以利于增强学生的学习兴趣。

本套教材的建设，得到国家中医药管理局领导的指导与大力支持，凝聚了全国中医药行业职业教育工作者的集体智慧，体现了全国中医药行业齐心协力、求真务实的工作作风，代表了全国中医药行业为“十三五”期间中医药事业发展和人才培养所做的共同努力，谨此向有关单位和个人致以衷心的感谢！希望本套教材的出版，能够对全国中医药行业职业教育教学的发展和中医药人才的培养产生积极的推动作用。需要说明的是，尽管所有组织者与编写者竭尽心智，精益求精，本套教材仍有一定的提升空间，敬请各教学单位、教学人员及广大学生多提宝贵意见和建议，以便今后修订和提高。

国家中医药管理局教材建设工作委员会办公室

全国中医药职业教育教学指导委员会

2018 年 1 月

全国中医药行业中等职业教育“十三五”规划教材

《中药化学基础》

编 委 会

主　编

欧绍淑（广东省湛江卫生学校）

副主编

蒋　江（玉林市卫生学校）

庞满坤（哈尔滨市卫生学校）

编　委（以姓氏笔画为序）

于春光（黑龙江省中医药学校）

马　玉（成都大学药学与生物工程学院）

毛　姗（南阳医学高等专科学校）

李　欣（北京市实验职业学校）

杨　周（广东省湛江卫生学校）

张志勇（广东省新兴中药学校）

黄永昌（广东江门中医药职业学院）

本教材为全国中医药行业中等职业教育“十三五”规划教材之一，主要供中等职业院校中药、药剂、药品食品检验等专业使用。本教材是在国家中医药管理局教材建设工作委员会办公室指导下，由中国中医药出版社具体组织，依托《中医药健康服务业发展规划（2015—2020年）》和《中医药发展战略规划纲要（2016—2030年）》，落实教育部中医药职业教育教学指导委员会《关于加快发展中医药现代职业教育的意见》和《中医药现代职业教育体系建设规划（2015—2020年）》精神，按照中等职业教育规划教材的要求编写而成。

本教材编写着重突出以下几个特点：①贴近实际：根据中职学生的实际认知水平，尽量降低难度，理论知识以“必须、够用”为度，注重基本知识、基本理论和基本技能的培养；采用表格、流程图等直观表达方式，以增强可读性；并通过知识链接内容，增强实用性和趣味性。②贴近岗位：在充分调研岗位需求和职业标准的基础上编写本教材，使学生更好地了解所学知识在对应岗位群中的实际应用；教材内容注重与职业资格考试接轨，突出学以致用，以激发学生学习的兴趣。③强化技能训练：实训项目选择了各主要类型中药化学成分的提取、分离和检识的基本操作技术，强调实训操作过程；在提高学生的实践能力的同时，培养学生严谨求实的工作作风，突出学生综合职业能力的培养。④突出创新特色：在内容上，教材编写突出专业技能培养、贴近岗位实际需求、谋求职业对接。在形式上，案例导入、知识链接等栏目的设定，使教材结构新颖，充分体现以学生为主体的新教学理念。

本教材分理论和实训两大部分：理论部分包括第一章至第十二章，其中第一章绪论主要概括中药化学的性质、主要内容及学习的目的和意义，第二章主要概述中药化学成分常用的提取、分离方法及技术；第三章至第十二章，主要介绍各类中药化学成分的相关性质及提取、分离和检识方法；实训部分包括中药化学实训的基本知识和七个实训项目，其中实训一为色谱法操作练习，实训二至实训六为具体的中药化学成分的提取、分离和检识技能训练的内容，实训七为中药化学综合技能操作考核的内容。

本教材编写分工如下：第一章、中药化学基础实训基本知识、实训一、实训四、实训七由欧绍淑编写，第二章第一节、第十一章由蒋江编写，第二章第二、三节由庞满坤编写，第三章及实训二由毛姗编写，第四章及附录由黄永昌编写，第五章及实训三由杨周编写，第六章由马玉编写，第七章、第十二章及实训六由张志勇编写，第八章、第九章由于春光编写，第十章及实训五由李欣编写。

由于编写时间仓促，编者水平有限，书中若有疏漏之处，希望广大师生在使用过程中提出宝贵意见，以便再版时修订提高。

《中药化学基础》编委会

2018年3月

目录

理论部分

实训部分

理论部分

扫一扫，看课件

第一章 绪 论

【学习目标】

1. 掌握中药化学的性质、研究的主要内容及有效成分的概念。
2. 熟悉中药化学成分的主要类型。
3. 了解中药化学的发展概况及学习中药化学的目的意义。

第一节 概 述

案例导入

"青蒿素"的故事

在20世纪中叶爆发的越南战争（1955~1975年）中，因为战争条件艰苦，瘴气弥漫，包括我国在内的多国参战战士纷纷感染恶性疟疾，导致非战争性死亡率快速上升。但是当时的抗疟一线药物氯喹已出现了耐药性，医护人员对此一筹莫展。我国政府对此十分重视，为了寻找能够替代氯喹治疗疟疾的新药，调集了全国60多个科研机构，500多名科研人员，组成了一支庞大的科研攻关队伍，屠呦呦担任其中一个研究小组的组长。各地的研究人员筛查了成千上万种民间药方和中草药，都没找到有效的药物。屠呦呦研究小组也对数百种药方和中草药及其提取物进行了筛查，在经历了190次失败后，屠呦呦受到葛洪《肘后备急方》中“青蒿一握，水一升渍，绞取汁服”的启发，分析实验失败的原因很可能是由于提取温度高而破坏了青蒿的有效成分，于是改用乙醚冷浸法低温提取，终于在1971年，从黄花蒿中提取出“191号”对疟原虫的抑制率达100%的提取物，继而分离出有效成分“青蒿素”，并且很快通过临床验证。青蒿素的发现挽救了全球特别是发展中国家数百万人的生命，让全球数亿人受益，屠呦呦也因此荣获了2015年诺贝尔生理学或医学奖。

问题：在这一故事中，我们看到了“提取、分离、有效成分、青蒿素、抗疟疾”等关键词，这与下面要学习的“中药化学基础”这门学科有什么关系？从故事中，同学们是否也感受到了知识的力量和魅力呢？

一、 中药化学的性质及主要内容

中药化学是运用现代科学理论与方法研究中药中化学成分的一门学科。其主要内容是研究中药化学成分的结构特点、理化性质以及提取、分离、检识的基本方法与技术，并简要介绍中药化学成分结构鉴定等知识。

二、 中药的来源及应用

中药是我国传统药物的主要组成部分。人类自古以来，在生产生活和与疾病作斗争的长期实践中，通过口尝身试、日积月累，对中药的应用积累了丰富的经验。中药在中医药理论指导下使用，与中医一起构成了独特的中医药学理论体系。中医药发祥于中华大地，是中华民族文化的瑰宝，不仅为中华民族五千年来的繁衍昌盛作出了卓越贡献，也对世界文明进步产生了积极影响，是全人类的宝贵遗产。

中药主要来源于植物、动物、矿物、微生物和海洋生物等，以植物来源为主，种类繁多。我国中药资源丰富，素有中药王国的称号，在国际上享有很高的声誉，在《本草纲目》（明·李时珍著）中记载了1892种，《中华药海》（1994年出版）收载了8000余种。我国第三次全国中药资源普查（1983~1987年）结果表明，现有中药资源达12807种，其中药用植物11146种，约占全部种类的87%，药用动物1581种，占12%，药用矿物80种，占1%。2011年，我国启动了第四次全国中药资源普查，全面系统地对全国中药资源种类、分布、蕴藏量等信息进行调查，建立中药资源动态监测体系和中药资源数据库，为进一步开发和研究中药提供了雄厚的物质基础。

三、 中药及其有效成分

中药所含的化学成分极为复杂，种类繁多，往往一种中药含有多种化学成分，且大多数为有机化合物。

1. 有效成分　通常把具有一定生物活性，具有治疗作用，可以用分子式和结构式表示，并具有一定物理常数（如熔点、沸点、旋光度、溶解度等）的单体化合物，称为有效成分或活性成分。在大多数情况下把中药中所含有的比较特殊的化学成分如生物碱类、黄酮类、蒽醌类、香豆素类、强心苷类、皂苷类、挥发油类等，视为有效成分；它是中药防病治病的主要物质基础，如麻黄中的麻黄碱具有止咳平喘的作用，黄芩中的黄芩苷具有抗菌消炎的作用，甘草中所含的甘草酸具有解毒作用等。

2. 有效部位　含有效成分但尚未提纯为单体化合物的混合物，称为有效部位或有效部分，如中药乙醇提取液、人参总皂苷、银杏总黄酮等。

3. 无效成分　没有生物活性和没有防病治病作用的化学成分，称为无效成分，如鞣质、多糖、蛋白质、树脂、油脂、蜡、叶绿素等。

有效成分、有效部位和无效成分之间的关系可用下列工艺流程表示：

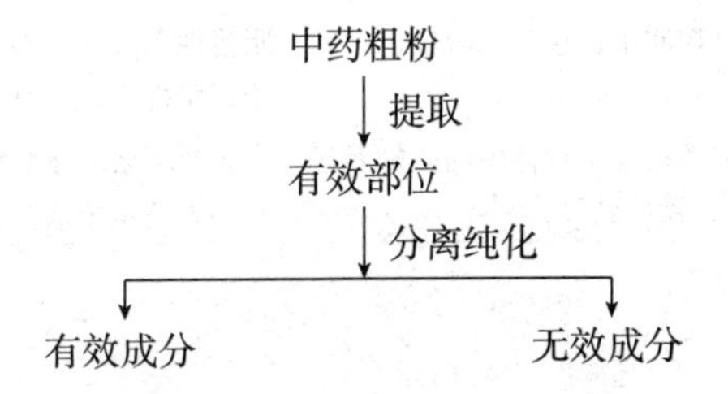

应当指出，有效成分和无效成分的划分只是相对而言。例如鞣质，在多数中药中对治疗疾病不起作用，被视为无效成分；但在五倍子、地榆等中药中，因具有收敛、止血和抗菌消炎作用，被视为有效成分。随着科学不断发展，有些过去认为是无效成分，如某些多糖、蛋白质，在后来的研究中又发现具有生物活性，如人参多糖、灵芝多糖有抗肿瘤和免疫调节作用，天花粉中的蛋白质有引产作用，因此被列为有效成分。另外，应当强调，有效成分具有多样性，一种中药往往含有多种有效成分，因此可有多种临床用途。如中药阿片中的吗啡具有镇痛作用，罂粟碱具有解痉作用，而可待因具有止咳作用，这三种成分是阿片具有不同临床用途的主要原因。

第二节　中药化学成分的主要类型

中药化学成分种类繁多，极为复杂，其分类依据不同，分类结果也不相同，除了可按其生物活性分为有效成分和无效成分以外，也可以按中药化学成分结构特点不同进行分类。常见中药化学成分的主要类型、结构特点及一般性质见表 1-1。

表 1-1　中药化学成分的主要类型

成分类型	分布或结构特点	一般性质
生物碱	含氮有机化合物，多具复杂的杂环结构	多具有碱性，可与酸结合成盐
苷类	由苷元和糖基通过苷键结合而成	可被水解，苷易溶于水，苷元难溶于水
挥发油	在常温下能挥发的油状液体的总称	有挥发性、脂溶性，能随水蒸气蒸馏
鞣质	多元酚类化合物	易被氧化，有水溶性，与蛋白质形成沉淀
糖类	包括单糖、低聚糖和多糖，常见多糖有淀粉、菊糖、树胶、果胶和黏液质等	有水溶性，多糖不溶于高浓度的乙醇，树胶、果胶和黏液质与石灰水可形成沉淀
有机酸	含—COOH 的一类酸性化合物	具有一般羧酸的性质，可与碱结合成盐
氨基酸	分子中同时含有—NH_2和—COOH	具有酸碱两性和等电点，易溶于水，难溶于有机溶剂
蛋白质和酶	由α-氨基酸通过肽键结合而成的一类高分子化合物	具有酸碱两性和等电点，性质很不稳定，在加热等条件下易变性沉淀
树脂	一类成分复杂的混合物，是植物体受伤后的分泌产物	质脆易碎，受热易变软、熔融，有黏性，燃烧时有浓烟或明亮的火焰，有脂溶性
油脂、蜡	油脂主要存在于植物的种子中，蜡常覆盖于植物的茎、叶及果皮表面	油脂比水轻，可被皂化，没有挥发性，易氧化；蜡常温下为固体，比油脂稳定
植物色素	分布于植物界的有色物质中，包括水溶性色素和脂溶性色素	脂溶性色素如叶绿素和胡萝卜素，不溶于水，可溶于亲脂性有机溶剂
无机成分	主要为钾盐、钙盐和镁盐及生物体内的微量元素（如铁、铜、碘、锌、锰、钴等）	大多数可溶于水；微量元素是维持机体某些特殊生理功能的重要成分

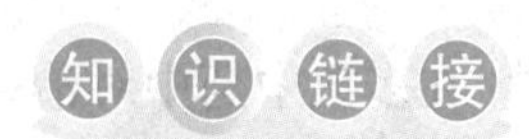

表 1-2　中药化学成分的溶解性

成分类型	水	亲水性有机溶剂	亲脂性有机溶剂
游离生物碱	-	+	+
生物碱盐	+	+	-
苷	+	+	-
苷元	-	+	+
挥发油	极微溶	+	+
鞣质	+	+	-
单糖及低聚糖	+	±	-
淀粉	-（热+）	-	-
黏液质、树胶	+	-	-
水溶性有机酸	+	+	-

续表

成分类型	水	亲水性有机溶剂	亲脂性有机溶剂
非水溶性有机酸	-	+	+
氨基酸	+	±	-
蛋白质	+（热-）	-	-
树脂	-	+	+
油脂和蜡	-	+（热+）	+
水溶性色素	+	+	-
脂溶性色素	-	+	+
无机盐类	+或-	-（稀醇±）	-
纤维素	-	-	-

注：表中“+”表示溶解；“-”表示难溶或不溶；“热+”表示加热溶解；“热-”表示加热难溶。

第三节　中药化学发展简史

在远古时代，我国就有“神农尝百草”的传说和“药食同源”的记载，而对中药化学的认识和研究也可追溯到古代。早在商代初期人们将中药煎汤内服或外用作为预防或治疗疾病的方法，即是用煎煮法提取中药化学成分。公元前12世纪人们已使用大麦发芽制造饴糖。晋代葛洪所著的《抱朴子》就有“丹砂烧之成水银，积变又还成丹砂”的记载（实际上是还原反应与氧化反应的过程）。明代李梴的《医学入门》收录了用发酵法从五倍子制备没食子酸的全过程，这是世界上最早制得的有机酸，比瑞典化学家舍勒的发明要早200多年。《本草纲目》详细地记载了应用升华法制备、纯化樟脑的过程，后由马可波罗传到欧洲。这些都说明了我国古代劳动人民在中药化学领域所取得的突出成就。

18世纪后半叶，瑞典化学家舍勒（K. W. Schelle）从多种植物中提取分离得到多种有机酸，为中药化学的形成进一步奠定了基础。19世纪初德国药师Sertürner从阿片中分离出吗啡（morphine），开始了中药化学成分的研究与开发。

20世纪20年代，我国一批有机化学和药学科技工作者应用近代化学技术与方法研究挖掘中药中的活性成分，对麻黄碱的研究取得了突出成就，为麻黄碱的制药工业奠定了基础。20世纪30年代后，我国科学家又对延胡索、防已、贝母、陈皮、柴胡、三七、雷公藤等中药的化学成分开展了一些分离工作，取得一定的成绩。

新中国成立后，科学事业蓬勃发展，中药化学研究进入了一个崭新的时代。我国中药化学工作者充分利用国内中药资源的优势，不断报道从中药中提取分离出生物活性成分，如麻黄碱（ephedrine）、吐根碱（emetine）、奎宁（quinihe）、马钱子碱（strychnine）、小檗碱（berberin）、阿托品（atropine）、可待因（codeine）、可卡因（cocaine）、芦丁（rutine）、洋地黄毒苷（digitoxine）等。

近几十年来，随着现代科学技术的发展，特别是各种色谱技术和波谱解析技术的广泛应用，使中药化学成分结构的研究工作趋向自动化、微量化、快速和准确，研究中药化学成分的周期也大大缩短。如吗啡从1804年发现，1925年确定化学结构，到1952年人工合成，总共经历约150年时间，而利血平从提取分离、结构测定，到人工合成成功（1952~1956年），只用了5年时间。

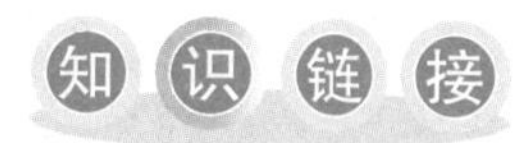

生物碱的研究进展

1952年以前100多年中仅发现新生物碱950种。

1952~1962年的10年间发现新生物碱1107种。

1962~1972年的10年间发现新生物碱3443种。

近30多年来，我国中药化学发展取得了显著的进步，20世纪80年代从中药研究中发现新的化合物已有800多个，90年代以来，每年研究发现百余种新的中药化学成分，如麝香酮、樟柳碱、川芎嗪、鹤草酚、香菇多糖、云芝糖肽、绞股蓝总皂苷、海可素等；有些活性成分已发展成为新药，如丹参酮$Ⅱ_A$磺酸钠、溴化异丙东莨菪碱、β-甲基地高辛等。中药化学的研究与发展历程为中药走向国际奠定了基础。

屠呦呦因发现青蒿素荣获2015年诺贝尔生理学或医学奖，为中国乃至世界人民的健康事业作出了杰出的贡献。屠呦呦说，青蒿素是传统中医药送给世界人民的礼物，是中医中药走向世界的一个荣誉。

2017年7月1日起正式施行的《中华人民共和国中医药法》为继承和弘扬中医药保驾护航。随着“着力推动中医药振兴发展”国家战略的实施，必将推进“中药标准化、规范化、现代化”的进程，中药化学作为中医药最活跃的领域之一，也将迎来更广阔的发展前景。

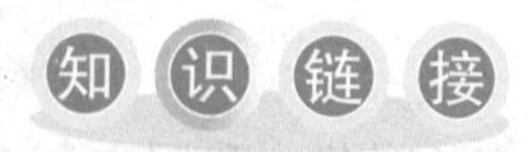

《中国的中医药》白皮书摘要

2016年12月6日，国务院新闻办公室发表《中国的中医药》白皮书。

白皮书指出，中医药作为中华文明的杰出代表，不仅为中华民族繁衍昌盛作出了卓越贡献，也对世界文明进步产生了积极影响。

白皮书显示，2015 年，国务院常务会议通过《中华人民共和国中医药法（草案）》，为中医药事业发展提供良好的政策环境和法制保障。2016 年，国务院印发《中医药发展战略规划纲要（2016—2030 年）》，把中医药发展上升为国家战略，中医药振兴发展迎来了天时、地利、人和的历史性机遇。

中医药发展迅猛。中医药除在常见病、多发病、疑难杂症的防治中贡献力量外，在重大疫情防治和突发公共事件医疗救治中也发挥了重要作用。中医药有 45 项科研成果获得国家科技奖励，屠呦呦因发现青蒿素荣获 2015 年诺贝尔生理学或医学奖，是迄今为止中医药在世界获得的最高奖项。

中药产业快速发展。全国有 2088 家制药企业生产中成药，2015 年中药工业总产值 7866 亿元，中药出口额达 37.2 亿美元。中药产业成为国民经济与社会发展中具有独特优势和广阔市场前景的战略性产业。

目前，中医药已传播到 183 个国家和地区。中国政府向亚洲、非洲、拉丁美洲的 70 多个国家派遣了配有中医药人员的医疗队。援外医疗队采用中药、针灸、推拿以及中西医结合方法治疗了不少疑难重症，挽救了许多垂危病人的生命，得到受援国政府和人民的充分肯定。

白皮书强调，中医药作为中华民族原创的医学，以其临床疗效确切、预防保健作用独特、治疗方式灵活、费用相对低廉的特色优势，成为人们治病健体、延年益寿的重要手段。推动中医药振兴发展，推进中医药现代化，使之服务于我国乃至世界人民的健康福祉，为世界文明发展作出更大贡献。

第四节　学习中药化学基础的目的和意义

一、为合理采集、妥善贮藏提供科学依据

中药材中有效成分的存在及含量的高低因采收季节和药用部位的不同存在着较大的差异。民间谚语“一月茵陈二月蒿，三月四月当柴烧”，说明了采收季节对茵陈有效成分含量的影响。又如麻黄的有效成分麻黄碱，主要存在于茎的髓部，以秋季含量最高（可达 1.3%），随后含量逐渐降低，所以应在 8~9 月采集其茎，才能保证药材质量，可见采收季节和采收部位对麻黄有效成分含量均有影响。若能掌握原植物在生长过程中各部位有效成分的变化规律，就能在最适宜的季节采集其有效成分含量最高的部位。

药材在贮藏过程中，受温度、湿度、日光、空气、蛀虫、时间等影响，常会破坏其有效成分，使其部分或全部失效。如黄芩在贮存中极易潮解变色、变质；含挥发油的药材易挥散、氧化变质，应贮藏于阴凉处，且不宜贮存过久。只有了解药材中所含有效成分及其理化特性，才能为妥善贮存提供科学依据，确保发挥药材最高效用。

二、 为合理炮制提供科学依据

中药炮制是一项传统的制药技术。炮制的目的是为了提高药效、降低毒性等。但过去由于受当时科技水平的限制，炮制的工艺及质量标准都是凭经验来把握。随着现代科技的应用，采用中药化学技术，研究炮制前后有效成分的变化，就能阐明炮制的原理，制订统一的炮制标准，科学把握炮制的工艺，达到预期的炮制目的。如乌头为剧毒药，现代研究表明，其毒性成分主要为乌头碱，具有双酯型结构特点。采用长时间水煮的炮制方法就是为了让其酯键水解生成几乎无毒性的乌头原碱。这就是中医用乌头、附子必经炮制的原因。

三、 为控制中药及其制剂的质量提供保障

中药的真伪鉴别及其制剂的质量控制是保证其充分发挥药效的关键。由于全国各地区的用药习惯和药物来源复杂，药材同物异名、同名异物现象十分普遍，如“石斛”有 50 多个品种，“沙参”有 30 多个品种，“金银花”有 20 多个品种的不同植物来源，其发生医疗作用的化学成分不全相同，药理作用和临床疗效也不尽一致，因此，单凭传统的经验进行识别和质量控制是很不够的。当我们探知中药有效成分的理化性质后，就可以对其提出更可靠的客观指标，借以建立完善的药材标准。2015 年版《中国药典》一部对所收载的两千多种中药材、饮片、提取物及制剂规定了生物活性成分鉴别方法或含量标准，普遍采用薄层色谱法和高效液相色谱法作为定性、定量方法。例如《中国药典》规定苦参中苦参碱和氧化苦参碱的总量不得少于 1.2%；甘草中含甘草苷不得少于 0.5%，含甘草酸不得少于 2.0%。这比以形态为主的质量标准更加客观。通过测定中药制剂中某些有效成分的含量，也可以有效地控制制剂的质量，确保临床疗效。必须强调，由于中药化学成分的复杂性，有些生理活性成分，并不一定是真正代表该中药临床疗效的有效成分，因此，有时还必须结合药理、临床疗效综合考察中药及其制剂的质量。

四、 为合理选择剂型提供理论依据

药物制剂的有效性、安全性和合理性，反映了临床用药的水平和效果。随着现代科学的发展，中药已从汤、膏、丹等传统剂型，发展到现在的片剂、胶囊剂、滴丸、膜剂、注射剂、缓释剂等 40 多种剂型，为了使中药在临床使用中能最大限度地发挥其药效，降低毒副作用，合理地选择剂型至关重要。如皂苷水溶液大多数能破坏红细胞而具有溶血性，故含皂苷的药物通常不能制作注射剂供静脉注射，以免发生溶血反应，但口服无溶血作用。

五、 为探索中药防病治病的原理提供物质基础

中药中的有效成分是其防治疾病的物质基础。探索中药防病治病的原理，首先可利用中药化学理论与技术从中药中提取分离出有效成分，并确定其化学结构，然后运用现代科学方法进行动物安全性和毒理性实验，进而进行人体临床药理学实验，观察该有效成分在人体内的吸收、分布、代谢和排泄过程，同时，进一步研究其构效关系，逐步阐明中药防病治病的作用原理。如常用的中药人参，具有大补元气、补脾益肺、生津养血、安神益智之功效，为探明其有效成分的作用机理，应用中药化学提取分离技术得到人参总提取物，再经药理实验筛选，分离得到有效部位，包括人参皂苷、糖类及其他成分，该有效部位具有明显促进血清、肝脏、骨髓等的核糖核酸、脱氧核糖核酸、蛋白质、脂质和糖的生物合成作用，并能提高机体的免疫力。

中药所含成分非常复杂，且大多是复方用药，存在多种有效成分之间的复合作用。如麻黄汤由麻黄、桂枝、杏仁、甘草等中药组成，具有发汗解表、宣肺平喘之功效。现代研究表明，麻黄碱是麻黄平喘的主要有效成分，桂皮醛是桂枝镇痛解热的有效成分，苦杏仁苷为杏仁镇咳有效成分，甘草中的甘草酸具有解毒作用。以上各种有效成分共同发挥复合及协同作用，与麻黄汤具有治疗感冒发热、头痛咳嗽等症之功效相符合。

六、 为扩大中药资源、研制新药提供科学依据

当某些中药资源缺乏时，可以根据有效成分的化学结构、理化性质和鉴别方法，从亲缘科属植物甚至从其他科属植物中寻找出同一种有效成分，从而扩大含该有效成分的中药资源。如具有抗菌消炎作用的小檗碱，最初是从毛茛科植物黄连中发现的，因其生长缓慢，资源有限，供不应求，后来又发现小檗科的三颗针、防己科的古三龙、芸香科的黄柏等植物中也含有该成分，扩大了小檗碱的药用植物资源，也降低了成本。因此，三颗针、古三龙、黄柏等成为制药工业提取小檗碱的主要原料。以中药提取物为原料药或中间体，进行药物半合成，可缩短生产周期，降低成本。如我国制药工业用薯蓣皂苷作为生产甾体激素类药的甾体原料，降低了生产成本，提高了生产效率。对中药有效成分进行结构修饰或结构改造，是开发新药的一种途径，如吗啡镇痛作用的代用品——杜冷丁，保留了吗啡中对镇痛有效的结构部分，但杜冷丁的成瘾性比吗啡小得多。随着科学的发展，已可以用人工合成的方法生产中药有效成分，如紫杉醇、小檗碱、麻黄碱、阿托品、咖啡因、天麻苷、川芎嗪等有效成分都可以通过人工合成的方法获得。

我国药学家屠呦呦带领其科研团队经过艰苦卓绝的奋斗，对成千上万种中药进行筛选，经历了 190 次的失败，终于从中药黄花蒿中提取分离出“青蒿素”，开辟了抗疟新药，树立了利用中药资源研制新药的典范。

小结

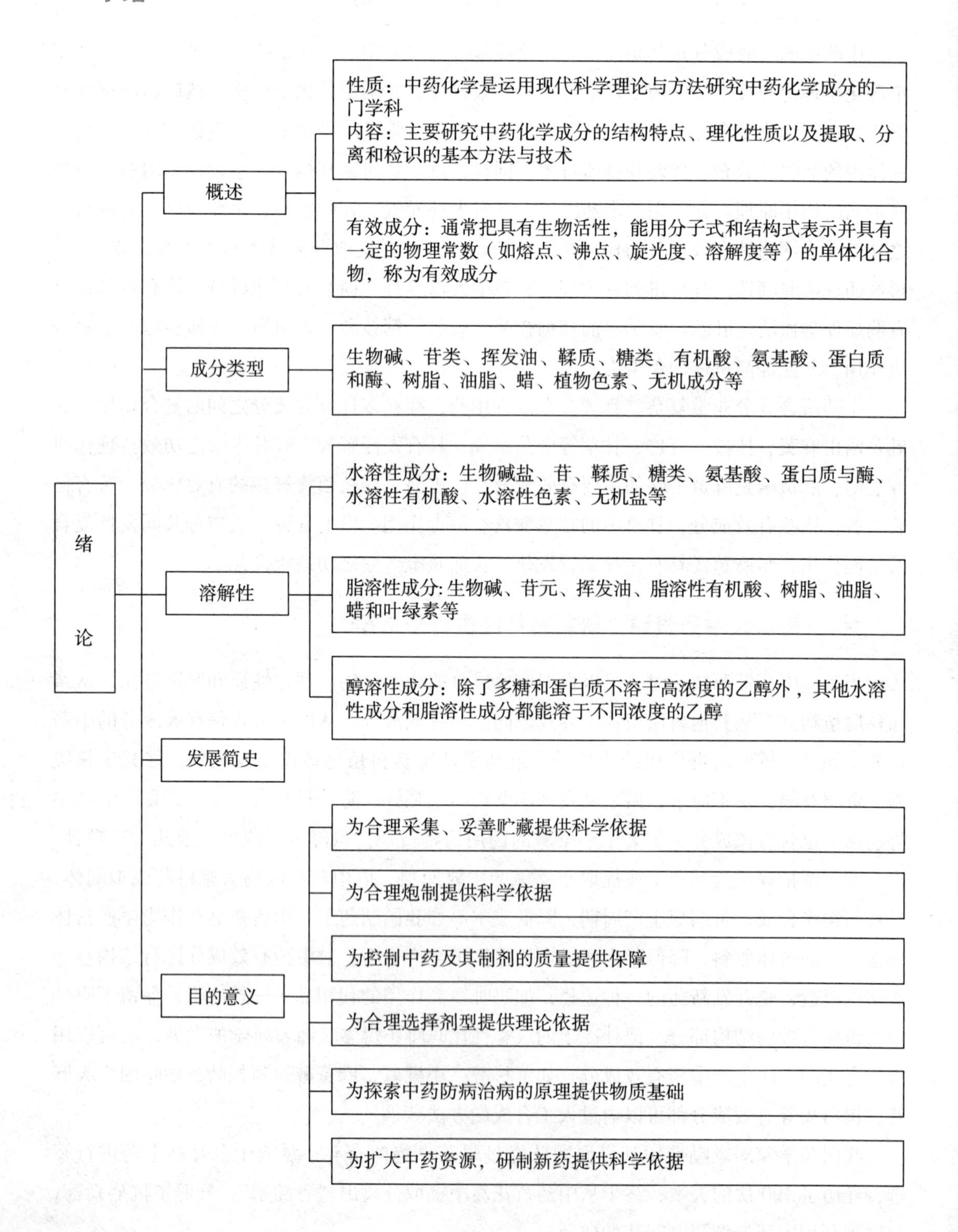
绪论
概述
性质：中药化学是运用现代科学理论与方法研究中药化学成分的一门学科
内容：主要研究中药化学成分的结构特点、理化性质以及提取、分离和检识的基本方法与技术
有效成分：通常把具有生物活性，能用分子式和结构式表示并具有一定的物理常数（如熔点、沸点、旋光度、溶解度等）的单体化合物，称为有效成分
成分类型
生物碱、苷类、挥发油、鞣质、糖类、有机酸、氨基酸、蛋白质和酶、树脂、油脂、蜡、植物色素、无机成分等
溶解性
水溶性成分：生物碱盐、苷、鞣质、糖类、氨基酸、蛋白质与酶、水溶性有机酸、水溶性色素、无机盐等
脂溶性成分: 生物碱、苷元、挥发油、脂溶性有机酸、树脂、油脂、蜡和叶绿素等
醇溶性成分：除了多糖和蛋白质不溶于高浓度的乙醇外，其他水溶性成分和脂溶性成分都能溶于不同浓度的乙醇
发展简史
目的意义
为合理采集、妥善贮藏提供科学依据
为合理炮制提供科学依据
为控制中药及其制剂的质量提供保障
为合理选择剂型提供理论依据
为探索中药防病治病的原理提供物质基础
为扩大中药资源，研制新药提供科学依据

复习思考

一、单项选择题

1. 关于中药化学性质正确的是(　　)
   A. 研究中药中的有效成分的一门学科
   B. 研究中药化学成分结构和性质的一门学科
   C. 运用现代理论和方法研究和开发中药资源的一门学科
   D. 运用现代理论和方法研究中药化学成分的一门学科
   E. 系统学习中药化学成分理化性质、提取分离和制剂研制方法的一门学科
2. 有效成分是指(　　)
   A. 提纯的成分　B. 含量高的成分　C. 单体成分
   D. 无副作用的成分　E. 具有生物活性、能用结构式表示的单体成分
3. 在多数情况下被视为有效成分的是(　　)
   A. 鞣质　B. 黄酮　C. 氨基酸
   D. 蛋白质　E. 多糖
4. 多数情况下被视为无效成分的是(　　)
   A. 树脂　B. 苷　C. 蒽醌
   D. 香豆素　E. 挥发油
5. 下列成分可溶于水的是(　　)
   A. 鞣质　B. 树脂　C. 挥发油
   D. 油脂　E. 苷元
6. 下列难溶于水的成分是(　　)
   A. 糖　B. 氨基酸　C. 蛋白质
   D. 苷元　E. 鞣质
7. 能用明胶-氯化钠沉淀除去的是(　　)
   A. 多糖　B. 蛋白质　C. 油脂
   D. 蜡　E. 鞣质
8. 有效部位的确切含义是(　　)
   A. 与有效成分共存的其他成分
   B. 尚未提纯成单体的混合成分
   C. 无明显生物活性的成分
   D. 无法用结构式表达的成分
   E. 提取过程中被视为杂质的成分

二、配伍选择题

［9~13］

A. 水溶性成分　　B. 脂溶性成分　　C. 醇溶性成分
D. 可溶于水和醇的成分　　E. 脂溶性和醇溶性的成分

9. 挥发油属于(　　)
10. 生物碱盐属于(　　)
11. 鞣质属于(　　)
12. 黏液质属于(　　)
13. 叶绿素属于(　　)

三、多项选择题

14. 下列既属于水溶性又属于醇溶性的成分是(　　)
A. 苷类　　B. 生物碱盐　　C. 油脂
D. 鞣质　　E. 蛋白质

15. 不溶于高浓度乙醇的是(　　)
A. 多糖　　B. 蛋白质　　C. 鞣质
D. 苷元　　E. 生物碱

16. 能用石灰水沉淀除去的是(　　)
A. 树胶　　B. 果胶　　C. 黏液质
D. 挥发油　　E. 单糖

17. 一般属于有效成分的类型是(　　)
A. 树胶　　B. 果胶　　C. 黄酮
D. 蒽醌　　E. 香豆素

18. 中药化学的主要内容是研究中药化学成分的(　　)
A. 结构特点　　B. 理化性质　　C. 提取分离
D. 检识　　E. 制剂生产

第二章

中药化学成分的提取与分离

【学习目标】

1. 掌握溶剂提取法的原理，溶剂和提取技术的选择；掌握两相溶剂萃取法、沉淀法和结晶法的原理、操作技术和注意事项。

2. 熟悉水蒸气蒸馏法的原理和操作技术；熟悉吸附薄层色谱法和纸色谱法的分离原理及操作技术。

3. 了解升华法、超临界流体萃取法等提取方法；了解分馏法、盐析法、透析法等分离方法。

中药种类繁多，所含有的化学成分复杂，要想研究和应用其中的有效成分，必须经过提取、分离和鉴定的途径，这也是实现中药现代化的一个重要过程。本章介绍常见的提取和分离方法（图2-1）。

所谓提取，是指将某种成分尽可能完全地从原药材中提出的过程；在提取物中通常含有多种成分，需要选用适当的方法将各种成分逐一分开，这一过程称为分离；将无效成分与有效成分分开并除去的过程称为精制或纯化。

案例导入

三七灵芝酒具有活血化瘀、消肿止痛之功效，适用于失眠、冠心病、年老体弱者。小明的爷爷患有冠心病，近段时间食欲不佳，失眠乏力。邻居张大爷是退休中医主任医师，让小明去购买了三七和灵芝，用白酒浸泡7天后给爷爷服用，爷爷服用后精神状态好多了。

问题：中药使用方法常用的有水煎服和酒泡服，什么情况下用水煎服？什么情况下用酒泡服？

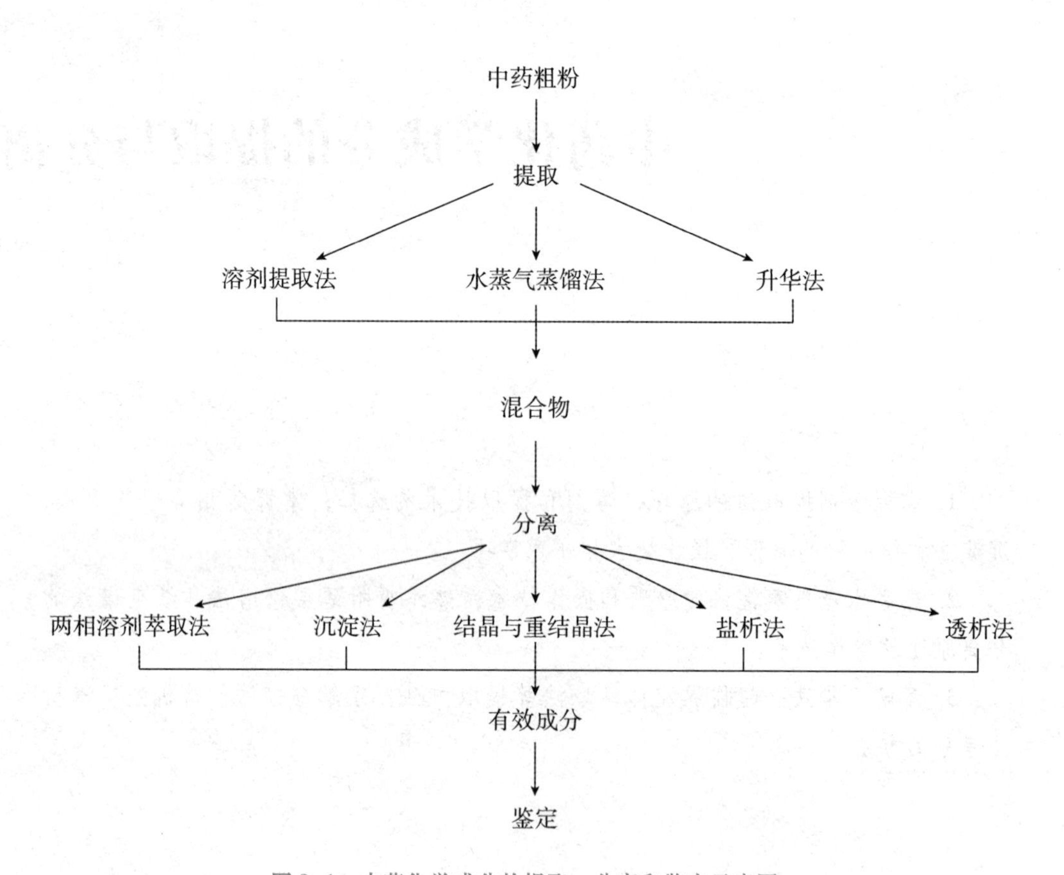

图 2-1　中药化学成分的提取、分离和鉴定示意图

第一节　中药化学成分的提取

一、溶剂提取法

溶剂提取法是最常用的提取方法，是根据中药材中各类化学成分在溶剂中的溶解性不同，选择对有效成分溶解度大而对其他成分溶解度小的溶剂，将有效成分尽可能完全地从药材组织中提取出来的一种方法。

（一）基本原理

当溶剂与药材接触时，溶剂因渗透、扩散作用渗入药材细胞内部，溶解可溶性成分，形成细胞内外溶质的浓度差，产生渗透压，在渗透压的作用下，细胞内的溶质分子不断向细胞外扩散，同时细胞外的溶剂不断进入细胞内，溶解可溶性成分，如此反复，直至细胞内外被溶解化学成分浓度达到动态平衡。由此可见，浓度差是扩散的动力，若要继续提取，则需将溶液滤出，在药渣中加入新溶剂，使细胞内外产生新的浓度差，提取方可继续进行。

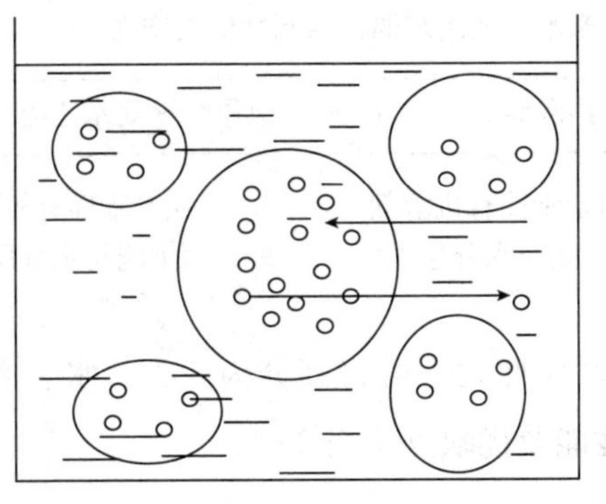

图 2-2 溶剂提取法原理示意图

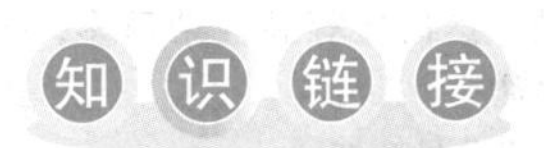

影响提取效率的主要因素

1. 溶剂 溶剂对有效成分的溶解度越大提取效率越高。

2. 浓度差 浓度差是扩散的主要动力，浓度差越大，提取效率越高，增大浓度差常用的方法：①不断搅拌；②更换新溶剂；③强制提取液循环流动；④选择不同的提取方式。

3. 温度 升高温度，分子运动速度加快，渗透、溶解、扩散速度也在加快，故可提高提取效率。但温度也不宜过高，以免可能破坏成分，或使挥发性成分损失，或造成杂质增多等。

4. 时间 提取时间越长，提取越完全。但当扩散达到动态平衡时，延长提取时间将不起作用。

5. 药材的粉碎度 粉碎药材可增加表面积，易于溶剂的渗透、溶解和扩散，有利于提高提取效率，但粉碎度要适宜，最好有粗粉有细粉。如果粒度太小，会对有效成分造成吸附、杂质增多、过滤困难。

（二）溶剂的选择

选择适宜的溶剂是溶剂提取法的关键，溶剂的选择应遵循“相似相溶”规律，主要从被提取有效成分的性质、与其共存无效成分的性质、溶剂的极性三方面来考虑。

1. 溶剂的极性 溶剂的极性决定其溶解物质的范围，根据“相似相溶”的原则，某种溶剂只能溶解与其极性相同或相近的物质。溶剂的极性与自身的结构和性质有关，常用溶剂的极性大小顺序如下：

极性依次减小，亲水性依次减弱，亲脂性依次增强

水 > 甲醇 > 乙醇 > 丙酮 > 正丁醇 > 乙酸乙酯 > 三氯甲烷>无水乙醚>苯>石油醚

- 甲醇、乙醇、丙酮：亲水性有机溶剂（能与水任意混溶）
- 正丁醇、乙酸乙酯：弱亲脂性有机溶剂（能与水分层）
- 三氯甲烷、无水乙醚、苯、石油醚：强亲脂性有机溶剂（能与水分层）

2. 溶剂的类型 按照常用溶剂极性大小可将其分为三类：水、亲水性有机溶剂和亲脂性有机溶剂。各类溶剂的溶解性能及优缺点见表2-1。

表2-1 三大类溶剂的特点

溶剂	溶解成分	优点	缺点
水	①亲水性成分：无机盐、糖类、鞣质、氨基酸、蛋白质、有机酸盐、生物碱盐、苷类 ②酸水溶解碱性成分 ③碱水溶解酸性成分	①极性大，对植物细胞壁穿透力强 ②价廉、易得、使用安全 ③药厂浸提最常用	①易发霉 ②多糖、蛋白质等黏性杂质多，过滤困难 ③苷类成分易酶解 ④水沸点高，浓缩费时
亲水性有机溶剂（乙醇最常用）	①亲水性成分 ②亲脂性成分 ③90%的乙醇可用于提取生物碱、挥发油、树脂、叶绿素 ④80%以上的乙醇不溶解多糖和蛋白质 ⑤60%~70%的乙醇可用于提取苷类 ⑥30%~50%的乙醇可用于提取蛋白质、多糖类成分	①极性较大，穿透力较强 ②溶解范围广，提取较全面 ③提取出的蛋白质、多糖等水溶性杂质少，黏度小，易滤过 ④沸点低，易浓缩 ⑤40%以上乙醇可延缓酯类、苷类的水解 ⑥20%以上的乙醇具有防腐作用，不易霉变	①易燃、易挥发 ②价格比水高
亲脂性有机溶剂	亲脂性成分：挥发油、油脂、叶绿素、树脂、内酯、游离生物碱和苷元等	①选择性强，提出的亲脂性成分较纯 ②不能或不易提出亲水性杂质 ③沸点低，浓缩回收方便	①极性小、穿透力弱，提取时间长 ②易燃、有毒 ③价格贵、对提取设备要求高

需要注意的是，亲水性有机溶剂中因甲醇毒性大、丙酮价格贵，故乙醇最常用。另外，乙酸乙酯和正丁醇都是弱亲脂性有机溶剂，既有一定亲水性又能与水分层，故常用于从中药的水提取液中萃取亲水性有效成分。

3. 被提取成分的性质 溶质的极性大小与其结构中碳链长短及官能团的种类、数目、位置等因素有关。分子中所含官能团的极性越大，数量越多，碳原子数越少，分子极性越强；反之，分子中所含极性官能团越少，碳原子数越多，则分子极性越小。常见官能团的

极性排序如下：

羧基＞酚羟基＞醇羟基＞氨基＞巯基＞醛基＞酮基＞酯基＞醚基＞乙烯基＞烷基

（—COOH＞Ar—OH＞—OH＞—NH_2＞—SH＞—CHO＞C＝O＞—COOR＞—OR＞—CH＝CH—＞—C_nH_{2n+1}）

根据极性大小不同，一般可将中药化学成分为如下三类：

（1）极性（亲水性）成分　无机盐、鞣质、糖类、氨基酸、蛋白质、生物碱盐、苷类、树胶、果胶、黏液质等，一般可溶于水及乙醇；蛋白质、多糖类只能溶于低浓度乙醇。

（2）非极性（亲脂性）成分　挥发油、树脂、脂溶性色素、游离生物碱、苷元、甾醇类、有机酸等，一般可溶于亲脂性有机溶剂或高浓度的乙醇。

（3）中等极性成分　黄酮苷、蒽醌苷、香豆素苷等，一般可溶于水及乙醇。

以上规律不是绝对的，具体成分要具体分析。比如，有的苷元极性很大，而有的苷类化合物的极性却很小。

4. 溶剂的选择原则

（1）“相似相溶”原则，即所选溶剂要与有效成分的极性相似，对有效成分溶解度大，对杂质溶解度小。

（2）溶剂与所溶解的成分不发生化学反应，如果发生也应该是可逆的。

（3）溶剂要价廉、易得、使用安全、易于回收和浓缩。

（三）提取技术

溶剂提取法操作技术可根据所选择溶剂的特性及提取成分的性质来决定。常用提取技术有浸渍法、渗漉法、煎煮法、回流提取法、连续回流提取法等。

1. 浸渍法　指在常温或温热条件下，将药材置于容器内，以适当溶剂浸泡（静态浸出），溶出有效成分的一种方法。

（1）操作流程　将药材置于有盖容器中，加入一定量的溶剂（溶剂用量以能浸过药材稍有过量为宜），并时常振摇和搅拌，浸渍 24 小时以上，滤过得浸出液。药渣继续加入新溶剂，重复提取 2~3 次（后两次时间可适当缩短），合并浸出液，浓缩后可得提取物。

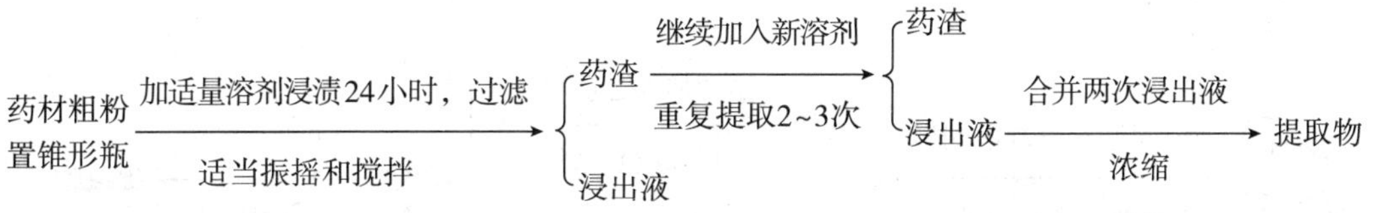

药材粗粉置锥形瓶 —加适量溶剂浸渍24小时，过滤；适当振摇和搅拌→ { 药渣 —继续加入新溶剂；重复提取2~3次→ { 药渣；浸出液 —合并两次浸出液；浓缩→ 提取物 }；浸出液 }

（2）注意事项　①此法以水为溶剂时，提取液富含多糖、蛋白质等营养成分，要注意防止霉变。②加入溶剂的量和浸渍时间可根据需要做适当调整。

（3）适用范围　此法所用溶剂为水（包括酸水和碱水）或稀乙醇，由于在室温或温热条件下进行，所以适用于遇热不稳定的成分以及含大量多糖类成分药材的提取。但此法提取时间长，溶剂用量大，提取效率不高，故其应用有一定的局限性。

2. 渗漉法　指在常温条件下，将药材粉碎装入渗漉筒中，不断添加浸出溶剂使其渗过药粉（动态浸出），从渗漉筒下口渗出有效成分的一种方法。操作流程如下：

药材粉碎→浸润→装筒→排气→浸渍→渗漉和收集渗漉液。

（1）操作流程　将药材粉碎后，加入适量溶剂浸润使其充分膨胀，然后取适量的脱脂棉用溶剂湿润后垫在渗漉筒底部，分次装入已润湿的药粉，力求松紧适宜，上盖一层纱布或一张滤纸，再在上面覆盖一层清洁的细石块或玻璃球。装筒完成后，打开渗漉筒下部的开口，缓缓加入适量溶剂，使药粉间隙的空气排尽后，关闭出口。浸渍 24 小时，打开下部出口开始渗漉，同时不断添加新溶剂，保持溶剂不低于药材表面，溶剂自上而下流经药材的同时溶解有效成分，最终由渗漉筒下口流出得渗漉液，浓缩后得提取物。渗漉装置见图 2-3。

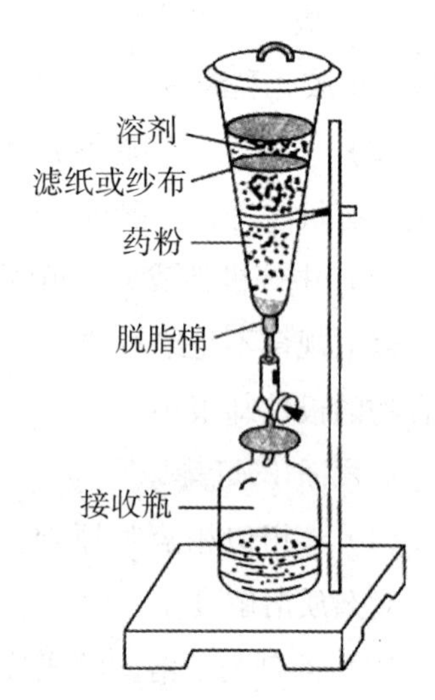

图 2-3　连续渗漉装置

（2）注意事项　①药材粗粉要先浸润；②装筒应松紧适度，每次装粉后用木棍均匀压平，装入量一般约为筒高的 2/3；③渗漉速度需注意调整，用螺旋夹控制流速，一般控制在 1～5mL/min。

（3）适用范围　本法在常温下进行，所用溶剂为水（包括酸水和碱水）及不同浓度乙醇，适用于遇热不稳定成分的提取。因能保持良好的浓度差，故提取效率高于浸渍法。但该法提取时间长，溶剂用量大。

3. 煎煮法　该方法是将药材置于煎煮器中，加水加热煮沸，使有效成分溶解出来，滤过去渣后取煎煮液的一种传统提取方法。

（1）操作流程　将药材饮片置于适当的容器中，加水浸过药面，充分浸泡润湿，加热煮沸一定时间后，滤过得煎煮液。药渣加水继续煎煮，重复提取 2～3 次，合并煎煮液，浓缩即得提取物。

药材饮片置烧杯中 —加适量水充分浸泡润湿／加热煎煮30分钟→ { 药渣；滤液 }

药渣 —继续加入适量水／重复提取2～3次→ { 药渣；滤液 }

滤液 —合并两次滤液／浓缩→ 提取物

（2）注意事项　①提取容器忌用铁器；②小量提取时，一般第一次煎煮 20～30 分钟，大量生产时，第一次煎煮约 1 小时，第二次、第三次煎煮时间可酌减；③加热操作时应注意搅拌防止焦糊。

（3）适用范围　本法简便易行，提取效率较高；所用溶剂为水，无毒安全。但加热温度高，对含挥发性成分及加热易被破坏的成分不宜使用。此外，多糖类成分含量高的中药，用水煎煮后提取液黏度大，滤过困难。

煎煮容器的选择

梁代陶弘景说："温汤忌用铁器。"明代李时珍也曾说过："凡煎药并忌铜铁器，宜用银器瓦罐。"研究表明，使用铜、铁锅煎煮中药时，因为铜、铁的化学性质不够稳定，易与药材中的鞣质等成分发生化学反应，影响药效甚至产生毒副作用，患者服用后可能出现反胃、恶心、呕吐等现象，加重病情。长期用铝锅煎药会对脑神经产生不良影响。陶瓷制成的砂锅、瓦罐传热慢、受热均匀、不容易糊锅，是煎煮中药的最佳容器。如果没有砂锅、瓦罐，也可以用不锈钢、搪瓷制品或玻璃制品代替。

4. 回流提取法　有机溶剂价格高且毒性大，当用有机溶剂加热提取时，为减小溶剂的挥发损失及降低操作者、环境的影响，需采用回流加热装置进行提取。将药材置于回流提取装置中，加热溶剂使之蒸发，经冷凝成为液体流回浸出容器中，循环反复将有效成分浸出。

（1）操作流程　将中药粉碎后，装入烧瓶中，加入适量溶剂充分浸没，上方接通冷凝管，置水浴上加热回流 1～2 小时，滤出提取液，加入新溶剂，重新回流。重复提取 2～3 次，合并提取液，浓缩后可得提取物。回流提取装置见图 2-4。

（2）注意事项　①装入量一般为烧瓶容量的 1/3～1/2；②水浴加热回流，一般第一次保持沸腾约 1 小时，第二次、第三次约为半小时；③为防止暴沸应在烧瓶中加入沸石。

（3）适用范围　本法需加热重复多次，溶剂用量大，操作麻烦。适用对热稳定成分的提取。

5. 连续回流提取法　在回流提取法基础上进行改进，能用少量溶剂进行连续循环回流提取，充分将有效成分浸出的一种方法。在实验室中常使用索氏提取器，其装置见图2-5，由冷凝管、带虹吸管的提取器、烧瓶等部分组成。

（1）操作流程　将中药粉碎后，装于滤纸袋或筒，放入提取器中，药粉高度不得超过虹吸管的顶端。自冷凝管将溶剂加入烧瓶内，水浴加热。烧瓶内溶剂受热气化，通过蒸气管上升到冷凝管，经冷凝管冷却成液体，回滴到提取器内，对药材进行浸泡提取。当提取器内溶剂液面超过虹吸管顶端时，因虹吸作用，可将提取器内溶液全部虹吸回烧瓶中，完成对药材的一次浸泡提取。烧瓶内溶剂继续受热气化、冷凝、回滴、浸泡提取，再虹吸回烧瓶内，而溶解出的成分则留在烧瓶中。如此不断反复循环4~10小时，至有效成分提尽为止。

（2）注意事项　同回流法。

（3）适用范围　连续回流提取法由于在提取过程中，不断加入新溶剂，始终保持较高的浓度差，所以提取效率高。溶剂循环使用，所以用量少。但浸出液受热时间长，故不适用于对热不稳定成分的提取。

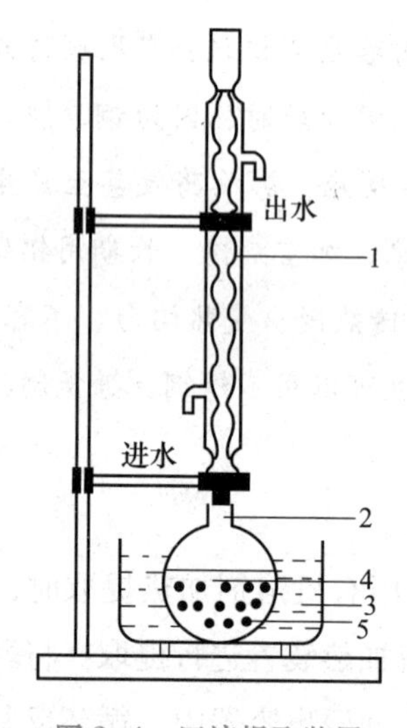

图2-4　回流提取装置

1. 冷凝管　2. 圆底烧瓶　3. 水浴　4. 溶剂　5. 药材

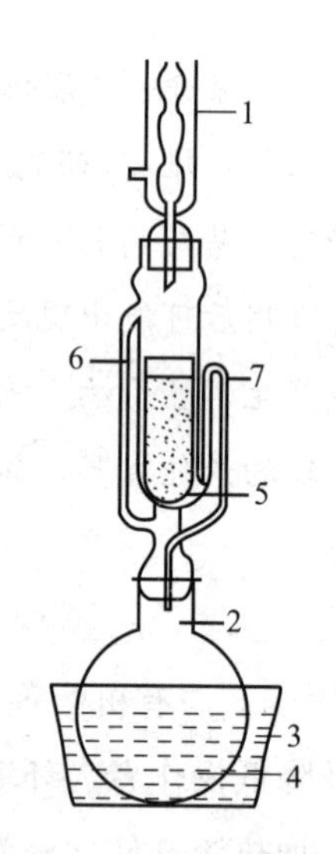

图2-5　索氏提取器

1. 冷凝管　2. 圆底烧瓶　3. 水浴　4. 溶剂

5. 装有药粉的滤纸袋　6. 溶剂蒸气上升管　7. 虹吸管

（四）提取液的浓缩

溶剂提取法所得到的提取液体积较大，浓度较低，给分离提纯工作带来较大的困难，所以提取液需要进行浓缩，常用的浓缩方法主要有以下几种：

1. 蒸发　是通过加热使提取液中溶剂气化挥散而达到浓缩的一种方法。本法适用于水提取液的浓缩。实验室是将水提取液置于蒸发皿中，水浴或直火加热使水分除去。工业生产常将水提取液放入敞口式蒸汽夹层锅中，将水蒸气通入夹层中，利用水蒸气加热使提取液中的水分挥散除去而浓缩。

2. 蒸馏　指将提取液加热使溶剂气化，其蒸气经冷凝管冷却后成为液体而被回收从而使提取液得以浓缩的一种方法。此法适用于有机溶剂提取液的浓缩。此法不仅可以减小有机溶剂蒸气对环境的污染，而且可以对回收的溶剂进行再利用，降低了生产成本。根据溶剂的沸点和有效成分的热稳定性不同，蒸馏法可分为常压蒸馏和减压蒸馏。

（1）常压蒸馏　指在常压条件下用蒸馏法回收溶剂的一种方法。加热的方法可根据溶剂的沸点和性质选择水浴加热或油浴加热等。此法加热温度高，适用于低沸点有机溶剂提取液及对热稳定的有效成分提取液的浓缩。常压蒸馏装置如图 2-6 所示。

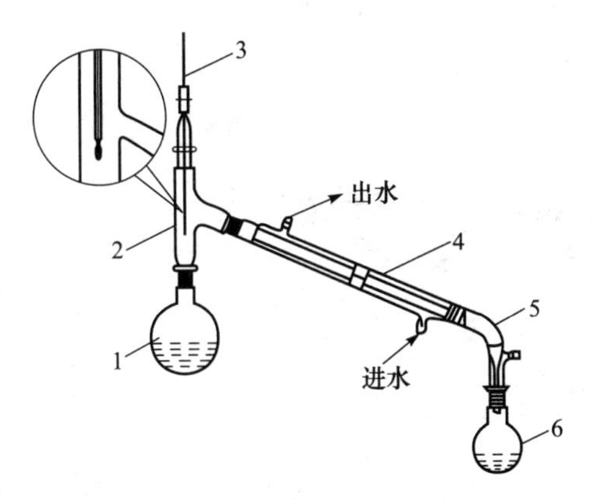

图 2-6　常压蒸馏装置

1. 蒸馏瓶　2. 克氏蒸馏头　3. 温度计　4. 冷凝管　5. 接收管　6. 接收瓶

（2）减压蒸馏　液体的沸点随体系压强的降低而降低，通过减压，可使高沸点溶剂在较低的温度下沸腾气化。此法是将蒸馏装置中的空气抽离以降低气压，致使提取液的溶剂在较低温度时沸腾气化，冷凝后回收溶剂的过程。此法具有加热温度低、浓缩速度快等特点。适用于高沸点有机溶剂提取液及对热不稳定的有效成分提取液的浓缩。减压蒸馏装置如图 2-7 所示。

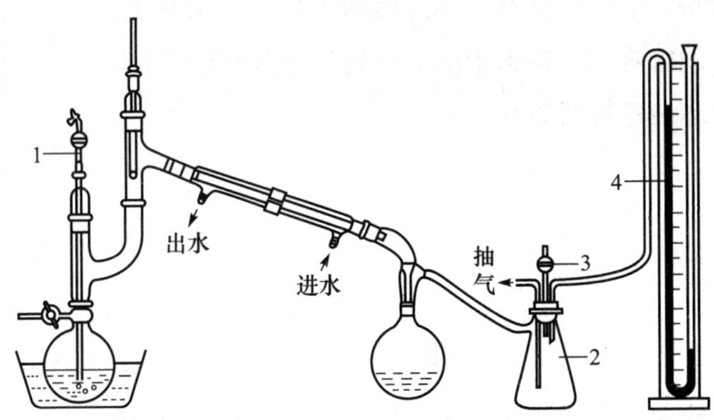

图 2-7　减压蒸馏装置

1. 毛细管　2. 安全瓶　3. 活塞　4. 压力表

二、水蒸气蒸馏法

水蒸气蒸馏法用于提取具有挥发性、能随水蒸气蒸馏而不被破坏、不溶或难溶于水、与水不发生化学反应的中药化学成分，如麻黄碱、挥发油、槟榔碱、丹皮酚、蓝雪醌等。

将中药粉碎后，置于蒸馏瓶中，装入量约为蒸馏瓶容量的1/3，加入适量水充分浸润，然后加热水蒸气发生器使水沸腾，产生水蒸气通入蒸馏瓶，药材中的挥发性成分受热随水蒸气一并蒸馏被带出，经冷凝管冷却成液体收集于接收瓶中，馏出物与水的分离可根据具体情况来决定。水蒸气蒸馏装置如图 2-8 所示。此法适用于具挥发性，遇热稳定，脂溶性有效成分的提取。

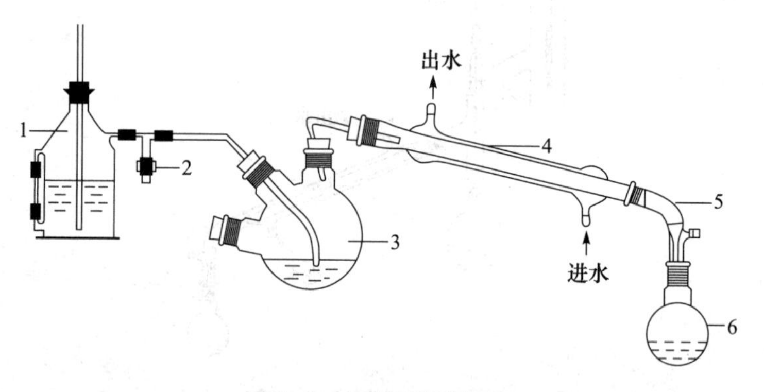

图 2-8 水蒸气蒸馏装置

1. 水蒸气发生器 2. 螺旋夹 3. 蒸馏瓶 4. 冷凝管 5. 接收管 6. 接收瓶

三、 升华法

某些固体物质在低于其熔点的温度下加热，不经过液体阶段，直接转化为气体，称之为升华；气体冷却后又凝固为原来的固体，称之为凝华。中药中具有升华性质的成分，可用此法提取。例如茶叶中的咖啡因，樟木中的樟脑均具有升华性，可用升华法提取。升华装置见图 2-9。

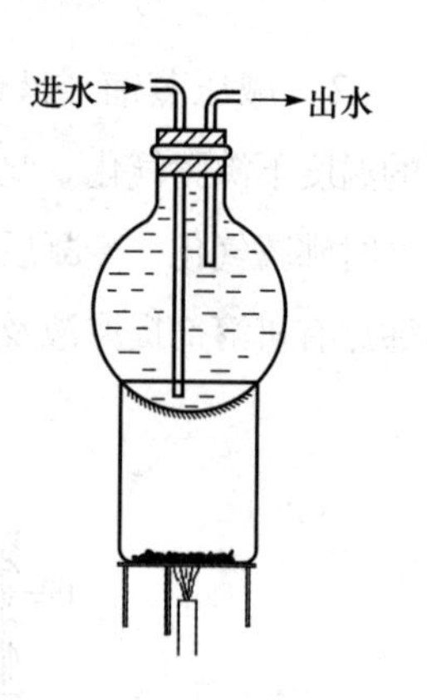

图 2-9 升华装置

李时珍与升华法

明代李时珍在《本草纲目》中记载：“煎樟脑法：用樟木新者切片，以井水浸三日三夜，入锅煎之，柳木频搅。待汁减半，柳上有白霜，即滤去滓，倾汁入瓦盆内。经宿，自然结成块也。……又炼樟脑法：用铜盆，以陈壁土为粉糁之，却糁樟脑一重，又糁壁土，如此四五重。以薄荷安土上，再用一盆覆之，黄泥封固，于火上款款炙之。须以意度之，不可太过、不及。勿令走气。候冷取出，则脑皆升于上盆，如此升两三次，可充片脑也。”

四、超临界流体萃取法

超临界流体萃取法是用超临界流体来代替常规溶剂对中药有效成分进行萃取分离的新型技术，集提取和分离于一体。所谓超临界流体是处于临界温度（T_c）和临界压力（P_c）以上时，形成一种介于既非液体又非气体的特殊相态，称为“超临界流体”。这种流体同时具有液体和气体的双重特性，它的密度与液体相似，黏度与气体相近，扩散力和渗透力均大大强于液体，且其极性随压力增大而增强，因此，超临界流体对许多物质有很强的溶解能力。

可以作为超临界流体的物质很多，如 CO_2、NH_3、C_2H_6、C_7H_{16}等，由于 CO_2的临界温度（T_c=31.4℃）接近室温，临界压力（P_c=7.37MPa）也不太高，且无毒、安全、价廉，与大多数物质不发生化学反应，所以在中药超临界流体萃取中最常用。超临界二氧化碳萃取技术适用于提取分离挥发性、脂溶性、高热敏性及易氧化分解成分。对极性大或分子量大的成分萃取较难，且所用设备属高压设备，投资大，运行成本高。

超临界流体萃取工艺流程

超临界流体萃取工艺流程如图 2-10 所示。将药材投入萃取器（6）中，对萃取器（6）和分离器（7）分别进行加热和冷却，当达到所选定温度时，开启 CO_2气瓶阀门及阀门（12）进气，启动高压阀（4）对系统加压，当达到预定压力时，调节减压阀（9），使分离器（7）内压力达到设定值，打开放空阀门（10）调节流量。通过各阀门的调节，使萃取过程中通过的流量及萃取器内压力、分离器内压力都稳定在设定的操作条件后，关闭阀门（10），打开阀门（11），开始进行循环萃取，萃取达到一定时间后，打开阀门（8）放出萃取物。

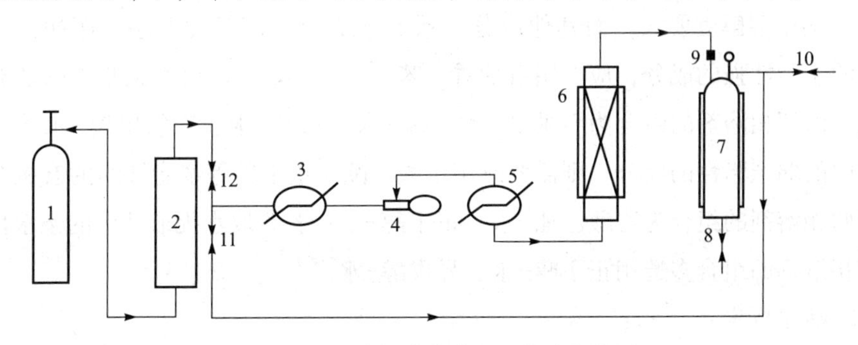

图 2-10　超临界流体萃取工艺流程简图

1. CO_2 气瓶　2. 纯化器　3. 冷凝器　4. 高压泵　5. 加热器　6. 萃取器　7. 分离器　8. 放油阀　9. 减压阀　10，11，12. 阀门

扫一扫，看课件

第二节　中药化学成分的分离

中药化学成分用以上各种方法得到的提取物仍是混合物，需进一步分离和纯化，才能得到所需要的有效成分。中药化学成分常用的分离方法主要有两相溶剂萃取法、沉淀法、色谱法，其次还有结晶法、盐析法、膜分离法和分馏法等。

一、 两相溶剂萃取法

两相溶剂萃取法是指在提取液中加入一种与其不相混溶的溶剂（萃取剂），经充分混合，某种成分则由提取液中转溶至萃取剂中，而其他成分仍保留在提取液中，静置，待两相界面完全清晰，即可分离两相，两相中的溶剂再经浓缩处理即可得到需要的组分或单体化合物。

（一）萃取原理

两相溶剂萃取法是利用混合物中各组分在两种互不相溶的溶剂中分配系数的不同而达到分离的。其中分配系数是指在一定的温度和压力下，达到萃取平衡时，溶质成分 A 在上下两相溶剂中的浓度比为一常数。

$$K_A = \frac{C_{上}}{C_{下}}$$

混合物中各组分在同一两相溶剂系统中分别有各自不同的分配系数，各组分分配系数相差越大，则分离效果越好。

（二）萃取剂的选择原则

萃取剂与提取液应不相混溶，充分振摇静置后能较好地分层；有效成分（或其他成分）在萃取剂中溶解度要大，而其他成分（或有效成分）溶解度要小。例如：若萃取水提取液中的亲脂性强的成分，应选用石油醚、苯、三氯甲烷或乙醚等亲脂性强的有机溶剂作萃取剂，即两相溶剂的组合为石油醚-水、苯-水、乙醚-水、三氯甲烷-水等；若萃取水提取液中的弱亲脂性的成分，则需要改用乙酸乙酯、正丁醇等亲脂性弱的有机溶剂作萃取剂，即两相溶剂的组合为乙酸乙酯-水、正丁醇-水；若萃取水提取液中的亲水性强的皂苷，则两相溶剂的组合多选用正丁醇-水、异戊醇-水。

（三）操作技术

到目前为止，两相溶剂萃取法的操作技术主要有 pH 梯度萃取法、简单萃取法、逆流连续萃取法等。

1. 简单萃取法　是一种常用的简便萃取技术，小量萃取，一般可在分液漏斗中进行，见图 2-11、图 2-12。

操作步骤：检漏→加液→排气→振摇→排气→静置→分液。

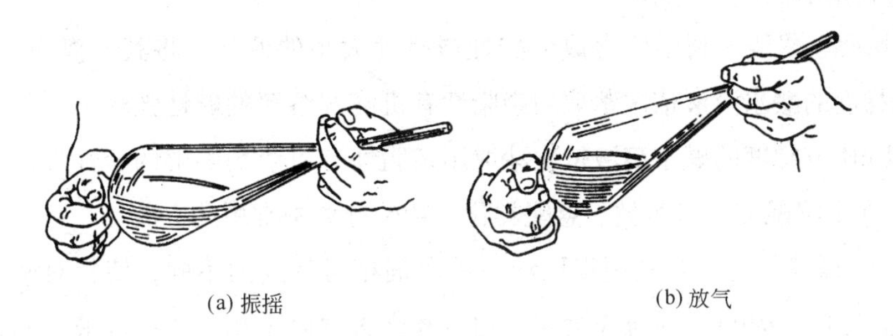

(a) 振摇　　(b) 放气

图 2-11　振摇分液漏斗示意图

（1）检漏　关闭漏斗下口径活塞，向漏斗中加入适量的自来水，观察活塞周围和下口径是否漏水。若不漏水，将上口玻璃塞塞好（勿使玻璃塞的凹槽对准漏斗上口颈部的小孔），倒置漏斗观察是否漏水，若不漏，将活塞旋转 180°后再倒置观察，若还是不漏水，则漏斗活塞和玻璃塞的密封性能合格，可以使用。

（2）加液　关好分液漏斗的活塞，将其放在铁架台的铁圈上。打开上口玻璃塞，依次从上口倒入适量提取液和萃取剂，塞紧顶塞（注意塞子不能涂凡士林）。

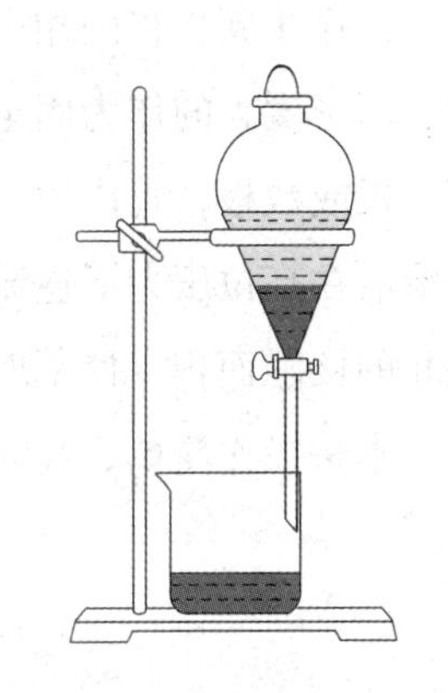

图 2-12　小量萃取装置

（3）振摇、放气、静置　取下分液漏斗，用右手的食指根部顶住漏斗的上口玻璃塞并握住漏斗，漏斗颈下活塞枕在左手虎口上，并用左手拇指、食指和中指控制漏斗的活塞，开始上下振摇（要慢）数次后，旋开活塞，将漏斗中的气体放出（称放气）。关闭活塞后再振摇再放气（如此重复 2~3 次）。再振摇 2~3 分钟后将分液漏斗放回铁圈中直立静置。

（4）分液　待两相分层后，旋转上口玻璃塞，使玻璃塞的凹槽对准漏斗上口颈部的小孔，再慢慢开启活塞，放出下层溶液（当两层液体界面接近活塞时，旋紧活塞静置片刻，然后稍旋开活塞缓慢流出剩余下层溶液，直至分界面恰好切住活塞小孔上边缘，立即旋紧活塞），而上层溶液则从分液漏斗上口倒入锥形瓶中，切不可从下口流出。

操作要点：选用的萃取溶剂第一次用量一般为水提取液的 1/3，以后的用量可适当减少为水提取液的 1/6~1/4；一般萃取 3~4 次即可，但亲水性较大的成分不易转溶于有机溶剂层时，需增加萃取次数或更换萃取溶剂。为避免乳化现象的发生，萃取时，由轻轻振摇改为水平旋转振摇，将三氯甲烷萃取剂改用三氯甲烷-乙醚的混合溶剂作萃取剂或加大有机溶剂的剂量。若乳化现象已形成，则可采取以下措施：①将乳化层分出，再用新溶剂萃取；②将乳化层抽滤；③将乳化层稍稍加热或冷冻；④放置 24 小时以上；⑤滴加数滴戊醇；⑥加入少量电解质；⑦用玻璃棒或金属丝搅拌。乳化现象较严重时，可以采用逆流连续萃取法进行萃取。

2. pH 梯度萃取法　利用所含成分酸性或碱性大小的差异，将其分离而常用的方法。如以 pH 成梯度的酸水溶液依次萃取用亲脂性有机溶剂溶解的碱性强弱不同的生物碱混合物，或者以 pH 成梯度的碱水溶液依次萃取用亲脂性有机溶剂溶解的酸性强弱不同的酸性混合成分。在生物碱类、黄酮类、蒽醌类化合物的分离中常用此方法。

3. 逆流连续萃取法　是利用提取液与萃取剂相对密度的不同，使相对密度小的一相作为流动相（或移动相），逆流连续穿过相对密度大的固定相，使提取液中的某种成分较彻底地转溶到萃取剂中的一种连续萃取技术。如图 2-13 所示。

操作步骤：将两相中密度小的溶液作为流动相置于高位贮存器（下口处带有活塞）中，而密度大的作为固定相置于萃取管内。萃取管的数目可根据分配效率的需要来决定选用一根或数根，管内用小瓷圈或小的不锈钢丝圈填充。开启高位贮存器活塞，则贮存器中的溶液在高位压力下逆流而上流入萃取管的同时被瓷圈撞击成细滴，增大了与萃取管内固定相的接触面积，使萃取更加完全，同时两相溶剂在萃取管内会自然分层。

本法操作简单、耗时少、萃取较完全，能有效防止乳化现象的发生。

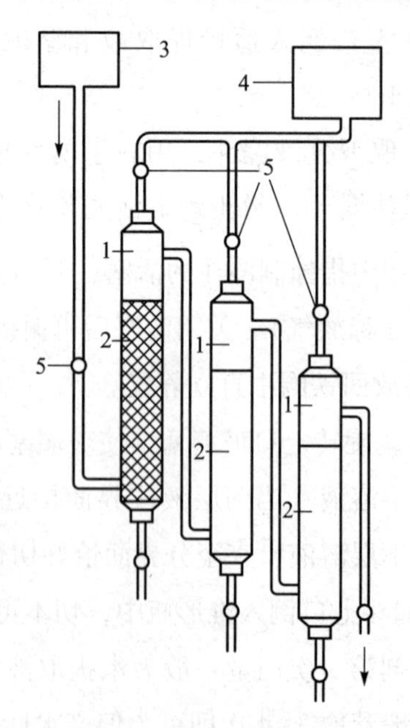

图 2-13　逆流连续萃取装置

1. 萃取管　2. 填料层　3. 高位容器（相对密度小的液体）
4. 低位容器（相对密度大的液体）　5. 旋塞

二、沉淀法

沉淀法是指在中药提取液中加入试剂或溶剂，使某些成分（有效成分或杂质）从溶液中沉淀析出而得以分离的方法。采用沉淀法进行分离时，若有效成分生成沉淀，则要求反应必须可逆，若沉淀物为杂质，则可以将沉淀物直接过滤除去即可。依据加入试剂或溶剂的不同，沉淀法主要有水醇沉淀法、酸碱沉淀法、专属试剂沉淀法、铅盐沉淀法等。

（一）水醇沉淀法

在中药提取液中加入另一种溶剂以改变原提取液溶剂的极性，使一部分成分沉淀析出，从而实现分离。主要分为水提醇沉法和醇提水沉法两种。

1. 水提醇沉法　于水提取浓缩液中加入乙醇，使含醇量达80%以上，可使多糖、蛋白质等亲水性成分沉淀析出。

2. 醇提水沉法　于醇提取浓缩液中加入10倍量以上的水，可沉淀亲脂性成分，如树脂、叶绿素等。

（二）酸碱沉淀法

对于酸性或碱性有效成分，可加入酸或碱以调节溶液的pH，并改变分子的存在状态（游离型或解离型），从而改变溶解度而实现分离。酸碱沉淀法主要分为酸溶碱沉法和碱溶酸沉法两类。

1. 酸溶碱沉法　一些难溶于水的游离生物碱遇酸生成生物碱盐而溶于酸水中，再加碱碱化，又重新生成游离生物碱，使其水溶性降低而沉淀析出。本法适用于生物碱的提取和分离。

2. 碱溶酸沉法　具有内酯结构的化合物遇碱开环生成羧酸盐而溶于碱水中，再加酸酸化，又重新环合成内酯结构而从溶液中沉淀析出，与其他成分分离；酸性成分遇碱成盐而溶于水，遇酸成游离状态而沉淀析出。本法适用于酚类成分、酸类成分和内酯类成分的提取和分离。

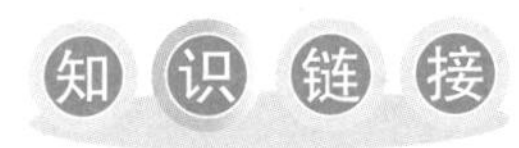

铅盐沉淀法

铅盐沉淀法是利用醋酸铅能与许多中药化学成分生成难溶的铅盐或络盐沉淀而与杂质分离的方法，是分离某些化学成分的经典方法之一。

中性醋酸铅可沉淀具有邻二酚羟基和羧基的成分；碱式醋酸铅沉淀范围较广，可沉淀含酚羟基和羧基的成分及中性皂苷等。

（三）专属试剂沉淀法

某些试剂能选择性地沉淀某类成分，称为专属试剂沉淀法。如在生物碱盐的溶液中，加入某些生物碱沉淀试剂，则生物碱生成不溶性复盐而析出；胆甾醇能沉淀甾体皂苷，可使甾体皂苷与三萜皂苷分离；蛋白质溶液能沉淀鞣质，可用于分离或除去鞣质等。

三、 结晶法与重结晶法

结晶法是利用混合物中各种成分在溶剂冷热情况下溶解度的差别，使所需成分以结晶状态析出而与其他成分相分离的一种方法，是分离纯化固体成分的重要方法之一。重结晶法是指将纯度低的结晶处理成纯度高的结晶的方法。二者从操作角度上看差别是起始物不同。

（一）操作步骤

结晶法的操作步骤包括：选择适宜的溶剂、制备饱和的结晶溶液、趁热滤过、静置冷却、抽滤得结晶、重结晶、干燥除去残留溶剂等。其操作要点如下：

1. 选择适宜的结晶溶剂

（1）溶剂不与结晶物质发生化学反应。

（2）对结晶物质的溶解度，热时溶解度大，冷时溶解度小。

（3）对可能存在的杂质，冷热均溶或均不溶，前者可使杂质留在母液中，后者可趁热滤过除去。

（4）沸点适中。过低易挥发损失，过高则不易除去。

（5）能析出较好的结晶。

常用的单一结晶溶剂有水、冰醋酸、甲醇、乙醇、丙酮、乙酸乙酯、三氯甲烷等；混合结晶溶剂有乙醇-水、乙酸-水、丙酮-水、吡啶-水、乙醚-甲醇、乙醚-丙酮、乙醚-石油醚、苯-石油醚等。

结晶溶剂的选择方法

可先查阅有关的文献资料，参考同类型化合物的性质及其所选的结晶溶剂；或遵循“相似相溶”规律，结合被提纯物的极性来选择。若无资料可查，也不清楚被提纯物的溶解性能，则只能通过小量摸索实验来决定。取约 0.1g 样品置小试管中用滴管逐滴加入溶剂，若样品在 1mL 冷或温热的溶剂中均能全部溶解，则此溶剂不适用；若加入溶剂已达到4mL，样品尚不溶，则此溶剂也不适用；在1~4mL的沸腾溶剂中样品均能溶解，将试管冷却，若有结晶析出，则此溶剂适用，若不能析晶，则此溶剂仍不适用，需改用其他溶剂。

2. 趁热滤过和抽滤　将制备好的热溶液需趁热滤过，除去不溶性杂质，注意避免在滤过过程中有结晶析出。若热溶液含有色素杂质可加活性炭煮沸十分钟脱色后，趁热滤过，装置见图2-14。

抽滤使结晶与溶剂分离，再用少量溶剂洗涤可得结晶。上述操作所得的结晶为粗结晶，仍含有杂质，需反复进行重结晶后才可得到纯品，装置见图2-15。

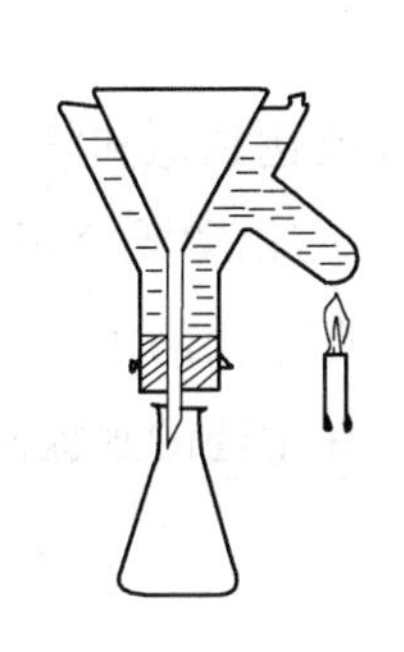

图2-14　保温漏斗

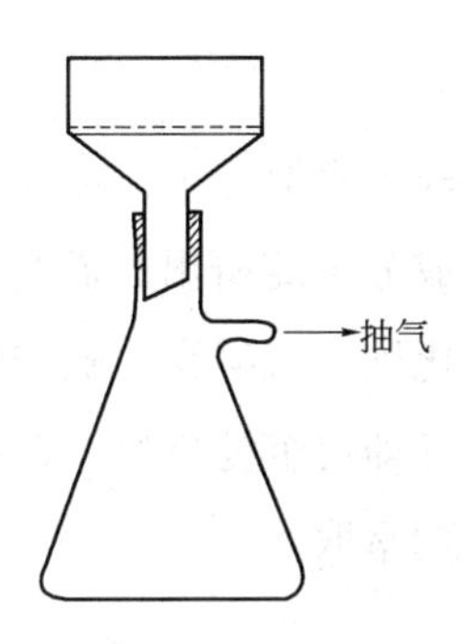

图2-15　减压抽滤装置

（二）影响结晶的因素

选择合适的溶剂是结晶法的关键，此外还应注意其他影响结晶形成的因素，如纯度、溶液的浓度、结晶温度和时间等。

1. 纯度　杂质的存在会阻碍或延缓结晶的形成，可选用适当的溶剂或用活性炭吸附等方法除去杂质。

2. 欲结晶成分的含量　因结晶是同类分子自相排列的过程，因此，欲结晶成分在混合物中的含量越高越容易结晶。若含量很低难以在单一溶剂中获得结晶，可改用混合溶剂结晶。

3. 溶液浓度　溶液浓度大，结晶快，得到的晶体细碎，含杂质多；反之，溶液浓度小，结晶慢，但晶形大、纯度高。

4. 温度和时间　结晶温度低、时间长，形成的结晶好。

5. 晶种　加入晶种或用玻璃棒摩擦器壁，可加快结晶析出的速率。

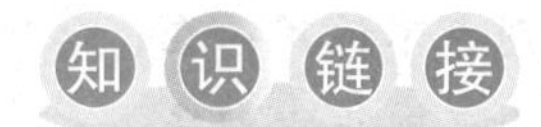

晶种

在结晶过程中，通过加入不溶物，形成晶核，以加快结晶的生长，此加入的不溶物即为晶种。如某些有机化合物结晶过程较慢，为加快结晶，在接近饱和时用玻璃棒刮容器的内壁，其实就是让玻璃碎屑充当晶种；再如水晶（内部常有些细沙），也可充当晶种；$CuSO_4$饱和溶液中加入无水 $CuSO_4$（充当晶种），就会析出胆矾，取出该胆矾，从表面上取下一些晶体也可以做晶种。

四、 盐析法

盐析法是在中药的水提液中，加入无机盐至一定浓度或达到饱和状态，使某些在水中溶解度较小的化学成分沉淀析出，而与在水中溶解度较大的化学成分相分离的一种方法。常用的无机盐有氯化钠、硫酸镁、硫酸钠和硫酸铵等。如在三七的水提液中加入硫酸镁至饱和状态，三七皂苷即可沉淀析出。在实际操作中亦可先在中药的水提液中加入一定量的食盐，再用有机溶剂萃取。

五、 透析法

透析法也称渗析法，属于膜分离法。透析法是利用多孔膜两侧溶液的浓度差使小分子溶质从浓度高的一侧通过膜孔扩散到浓度低的一侧，使大、小分子得以分离的方法。此方法适用于分离和纯化分子量较大的中药化学成分，如皂苷、蛋白质、多肽、多糖等。其中大分子化合物成分被截留在半透膜内，一些小分子化合物成分通过半透膜进入膜外溶液中。见图 2-16。

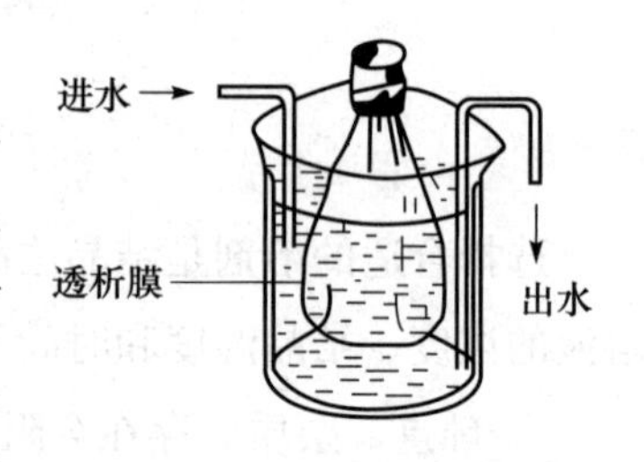

图 2-16 透析法示意图

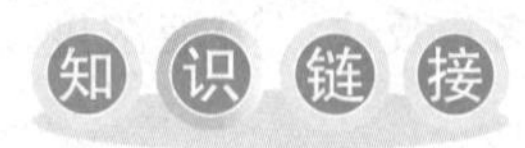

膜分离法

膜分离法是以外界能量或化学位差为推动力，依靠膜的选择性透过作用进行物质的分离、纯化与浓缩的一种方法。常用的膜分离操作技术主要包括反渗透、纳滤、超滤和微滤四种。

纯溶剂自发地穿过半透膜向溶液（或从低浓度向高浓度）一侧流动的现象叫渗透。在外界压力推动下，使溶液中的溶剂透过膜向纯溶剂侧流动的现象叫反渗透。纳滤、超滤、微滤和反渗透一样都是以压力为推动力的膜分离过程。它们膜的孔径由大到小的顺序是微滤>超滤>纳滤>反渗透，而推动力与膜的孔径成反比。

一般来说，微滤是将胶体或更大尺寸的微粒同真溶液分开。超滤是截留大分子溶质，允许小分子溶质和溶剂通过，从而将大分子与小分子物质分开；纳滤（纳米级过滤的简称）其截留分子量介于反渗透膜和超滤膜之间。膜分离法对无机物、有机物和生物制品等均适用，尤其适用于对热过敏物质的分离。

六、 分馏法

在分馏柱内经过反复气化、冷凝、回流等步骤将沸点相近的混合物进行分离的方法称为分馏法。目前精密的分馏设备能够将沸点相差仅1~2℃的混合物分开。在中药化学成分研究中，挥发油和一些液体生物碱适用此法分离。

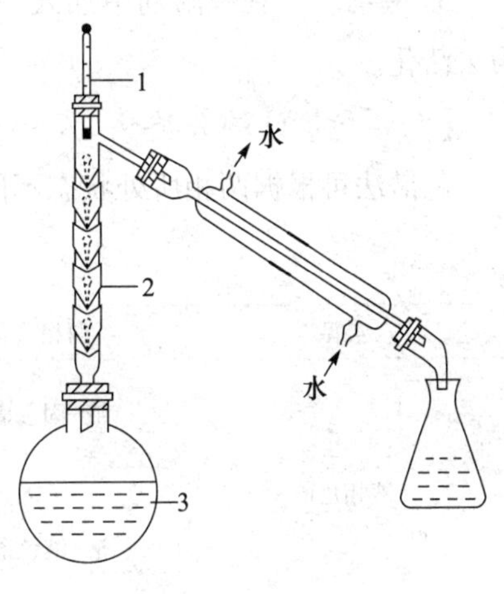

图2-17 简单分馏装置

1. 温度计 2. 分馏柱 3. 烧瓶

操作步骤：简单分馏操作步骤和蒸馏大致相同，其装置见图2-17。将待分馏的混合物放入圆底烧瓶中，加入沸石。柱的外围可用石棉布包住，这样可减少柱内热量的散发。选用合适的热浴进行加热，液体沸腾后要注意调节浴温，使蒸气慢慢升入分馏柱的同时还要有相当量的液体沿柱流回烧瓶中。在有馏出液滴出后，调节浴温使馏出液体的速度控制在2~3滴/秒，这样可以得到比较好的分馏效果，待低沸点组分蒸完后，再渐渐升高温度。

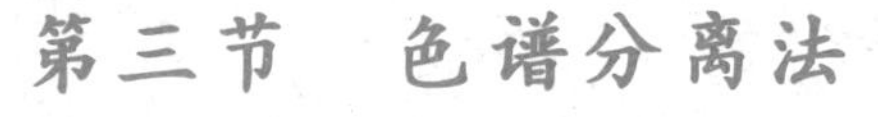

第三节 色谱分离法

扫一扫，看课件

混合物中结构相似、理化性质相近的有效成分或杂质，应用传统的分离方法难以分离或除去时，色谱法却能将它们很好地进行分离。色谱法从20世纪初发明以来，经历了整整一个世纪的发展到今天已经成为分离、纯化和检识中药化学成分的重要方法之一，其具有分离效率高、分析速度快、检测灵敏度高、样品用量少、日趋仪器化和自动化等特点，越来越广泛应用于各个领域。

一、概述

（一）基本概念

1. 色谱法　又称层析法，是利用混合物中各组分在固定相和流动相之间的作用力和亲和力（吸附、分配、离子交换、分子筛）的差异性，混合物中各组分随流动相运动速度各不相同，达到相互分离的方法。

2. 固定相　是指在色谱分离中固定不动的一相，固定相一般为固体或液体。

3. 流动相　也称移动相，是指带动化学成分向前移动的另一相。流动相一般为液体或气体，前者称为液相色谱，后者称为气相色谱。在薄层色谱或纸色谱中流动相又称展开剂，在柱色谱中又称洗脱剂。

4. 活化　在一定温度下加热除去吸附剂中的水分，使其活性增强，吸附能力提高的过程称为活化。

5. 去活化　在吸附剂中加入一定量的水分，使其活性减弱，吸附能力降低的过程称为去活化。

（二）色谱法的分类

色谱法可根据两相所处状态不同、色谱原理不同及操作形式不同进行分类，见表2-2。

表2-2　色谱法分类

类型	两相状态	色谱原理	操作形式
液相色谱	液-固色谱	吸附原理	①薄层色谱 ②柱色谱
	液-液色谱	分配原理	①薄层色谱 ②柱色谱 ③纸色谱
气相色谱	气-固色谱（GSC）	吸附色谱	柱色谱
	气-液色谱（GLC）	分配色谱	柱色谱
凝胶色谱	液-固色谱	凝胶色谱	柱色谱
离子交换色谱	液-固色谱	离子交换色谱	柱色谱

二、吸附色谱法

吸附色谱法是以吸附剂作为固定相，以溶剂作为流动相的液-固色谱法。主要适用于中等分子量（即相对分子质量小于1000）的低挥发性、脂溶性成分的分离和检识。

（一）分离原理

吸附色谱法是利用吸附剂对样品中各成分物理吸附能力的不同及流动相对它们的解吸附能力的不同，使各成分相互分离的方法。极性强的成分被吸附得牢，不易被流动相解吸附，移动得慢；反之，极性弱的成分被吸附弱，易被流动相解吸附，移动得快，最终因各成分移动速度不同得以分离。

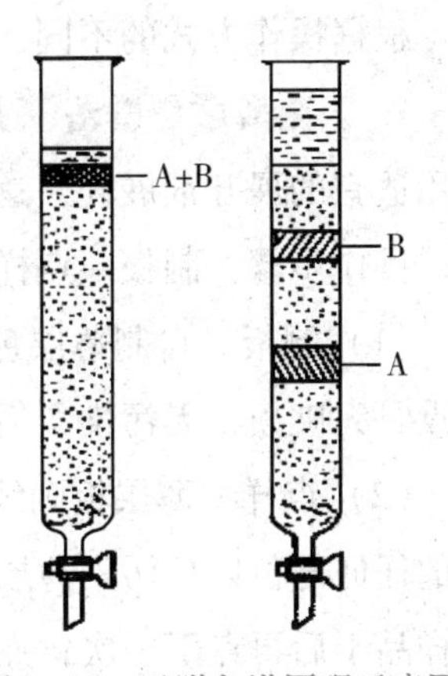

图 2-18 吸附色谱原理示意图

（二）吸附剂

1. 氧化铝 为极性弱碱性吸附剂，适用于生物碱等碱性成分和甾体、强心苷等中性成分的分离，对于生物碱的分离效果最为理想。

2. 硅胶 是中等极性的酸性吸附剂，吸附能力比氧化铝稍弱，中药中的各类成分无论是亲脂性成分还是亲水性成分都可用硅胶分离，碱性成分一般不宜采用。

吸附剂的吸附能力除与自身的结构特点有关外，还与其含水量有关。含水量愈高，吸附能力愈弱。依据含水量的多少，可将吸附剂分为五个级别，分别用Ⅰ、Ⅱ、Ⅲ、Ⅳ、Ⅴ表示，Ⅰ级含水量最低，吸附能力最强，Ⅴ级含水量最高，吸附能力最弱。

（三）流动相

吸附色谱法中的流动相是由一种或几种溶剂按一定的比例混合而成的溶剂系统。

吸附剂、流动相、被分离成分是色谱分离的三要素，遵循相似者易吸附规律，即极性吸附剂对极性大的溶质组分易吸附；流动相溶剂极性增强，则吸附剂对溶质组分的吸附能力减弱；溶质即使被极性较强的吸附剂吸附，一旦加入极性更强的流动相，也可被洗脱下来。三要素关系见表 2-3。

表 2-3 被分离成分、吸附剂及流动相三者之间的关系

被分离成分极性	流动相极性	吸附剂活性
大	大	弱
小	小	强

若分离某些酸性成分或碱性成分，可在所选溶剂中加入少量的酸（如醋酸、甲酸等）或碱（如氨水、二乙胺等），也可将一小杯挥发性酸或碱置于展开缸内，以提高分离效果。

总之，为了找到合适的色谱条件，获得比较理想的分离效果，应全面、综合地考虑吸附剂、溶剂（流动相）、被分离成分三者之间既相互依赖又相互制约的关系。

（四）操作技术

根据操作方式的不同，吸附色谱法有吸附薄层色谱法和吸附柱色谱法两种。

1. 吸附薄层色谱法　是将吸附剂均匀铺在玻载板上，把欲分离的样品点在薄层上，选用适宜的展开剂展开，达到相互分离的方法。

操作步骤：制板→点样→展开→显色→测量及计算 R_f 值。

（1）制板　自制薄层色谱板要求薄层厚度适中且均匀、表面平整、光滑、无气泡、无麻点、无破损、无污染、活化后无开裂。

（2）点样　薄层板画线时只能使用铅笔；画线、点样，不能用手接触薄层板前沿线以下的任何部位以免污染薄层板；每个样品点完后，样点直径应小于 2~3mm，必须在前一滴样品干后再点下一次；点样量大时可以选择细带状点样；点加多个样点时，点样器不得混淆，多个样点间隔为 2cm 且处于同一条直线上；除对热不稳定的样点外，可用红外灯或吹风机对样点加热，除去样点上残留的溶剂，以免对下一步展开造成不良影响；轻轻点样以防点样器损坏薄层表面。

（3）展开　上行法展开前，预先用展开剂饱和层析缸和点好样的薄层板（15~30 分钟），再将薄层板点有样液的一端浸入展开剂中，但勿使展开剂浸泡样点，待展开剂上行到距离薄层板顶端 1~2cm 时取出薄层板，放置通风处使展开剂自然挥干，或用红外灯、吹风机吹干或干燥箱烘干。注意：在展开过程中要恒温恒湿，否则会改变 R_f 值和影响分离效果，降低重现性。上行法见图 2-19。

（4）显色　有色化合物在日光下可直接通过颜色斑点定位检测，无色化合物先在 254nm 或 365nm 波长下用紫外灯照射，看是否有荧光斑或暗斑，若没有斑点或斑点不清晰，再通过显色剂定位，即采用喷雾法（图 2-20），将显色剂直接喷洒在薄层板上，可立即显色或稍加热后显色。

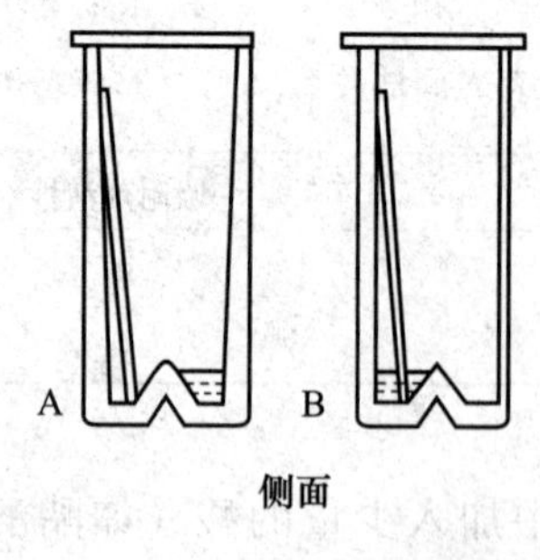

图 2-19　上行单向展开示意图

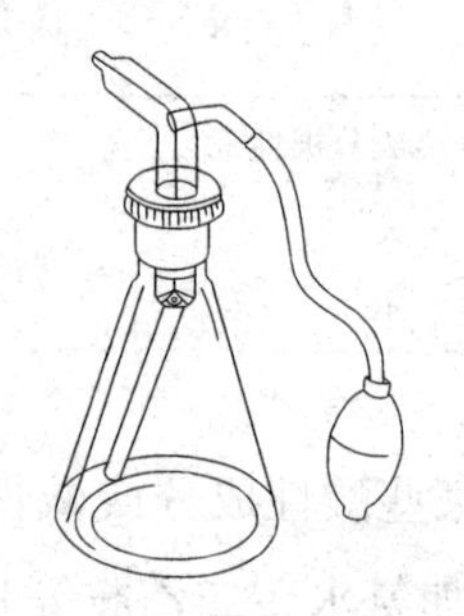

图 2-20　显色剂手动喷雾器

（5）测量及计算 R_f值　R_f值与极性成反比，样品中极性大的成分，R_f值小；样品中极性小的成分，R_f值大。

2. 吸附柱色谱法　是将吸附剂（固定相）装入大小适宜的色谱柱中，使样品随洗脱剂（流动相）沿一个方向移动而达到分离的方法。其中极性强的成分被吸附得牢固，移动速率慢，在固定相中滞留时间长，后流出色谱柱，反之，极性弱的成分则先流出色谱柱。见图 2-21。

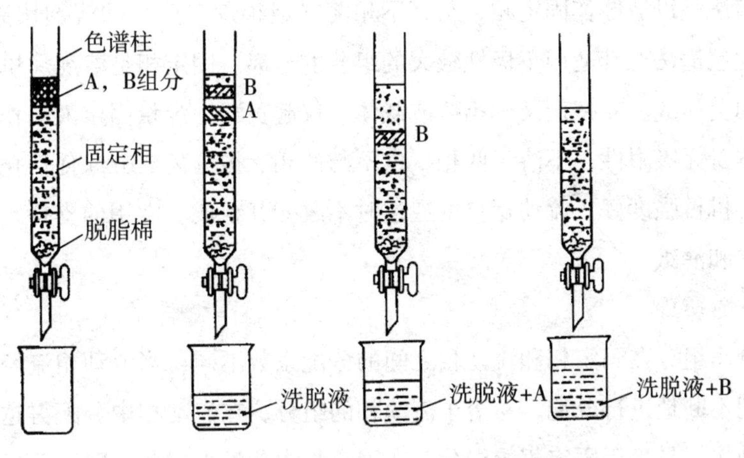

图 2-21　常压柱色谱装置及分离过程示意图

操作步骤：柱及吸附剂的选择→装柱→加样→洗脱→收集→检测→合并。

操作要点：色谱柱要洁净、干燥；柱下的活塞不要涂润滑剂；装柱要紧密、均匀、无裂缝、无气泡；柱中吸附剂上、下面最好加入石英砂；应尽量选用极性小的溶剂装柱和溶解样品，以利样品在柱上形成狭窄的原始谱带；最好用移液管或滴管将待分离样品液转移至柱中；洗脱速度一般为每分钟流出大约 1/200 柱留体积；对于梯度洗脱需注意标记不同溶剂的分界管号；洗脱剂要连续不断地加入柱内，并使柱中洗脱剂液面始终保持高于石英砂面；每次更换洗脱剂的品种或比例，都是依据流出液中所需成分的量而定；一个色带与另一色带的洗脱液的接收不要交叉；收集的容器大小要以样品量而定。

湿法装柱

先将洗脱剂装入管内，约为柱高的四分之三，然后将吸附剂与洗脱剂混合均匀，调成糊状，缓缓倾入色谱柱中，并打开下端活塞，控制流出速度为 1 滴/秒。用木棒或套有橡皮管的玻璃棒轻轻敲击柱身，使装填紧密，并排除气泡，当装入量约为柱的四分之三时，再在上面加一层0.5cm的石英砂或滤纸或玻璃棉或脱脂棉，以保证吸附剂上端顶部平整，不受流入的洗脱剂干扰，如果吸附剂顶端不平，易产生不规则的色带。湿法装柱效果较好，是目前常用的方法。

三、 分配色谱法

分配色谱法是以液体作固定相，与其不相溶（或很少混溶）的溶剂作流动相的液-液色谱法，分配色谱法尤其适用于极性较大的组分的分离。固定相是溶剂（也称固定液）被涂渍在支持剂上而成。支持剂又称担体或载体，仅起负载一定量固定液的作用，它必须是惰性材料，本身无吸附性，不溶于两相，也不与两相、被分离成分起任何化学反应，有较大的表面积，机械强度好，流动相自由通过时不改变其组成。常用的支持剂有硅胶、硅藻土、纤维素粉和滤纸。

（一）分离原理

利用被分离组分在固定相和流动相之间的分配系数不同，当流动相流经固定相时，各组分在两相间不断地进行分配，易溶于流动相的组分，在流动相中分配得越多，随流动相移动的速度越快；易溶于固定相的组分，在固定相中分配得越多，随流动相移动的速度越慢。经过一段时间，随流动相的移动，各成分得以分离。

（二）分类

分配色谱根据固定相和流动相极性大小的不同可分为正相分配色谱和反相分配色谱，见表2-4。

表2-4 正相分配色谱和反相分配色谱

类型	固定相	流动相	适用范围	色谱行为	支持剂
正相分配色谱	极性大的溶剂，如水、不同pH溶液、甲醇、乙醇等	亲脂性有机溶剂	常用于分离极性较大的成分，如生物碱盐、糖类、苷类等	极性较小的成分，随流动相迁移速度较快，R_f较大或先出柱	硅胶、滤纸、硅藻土、纤维素粉
反相分配色谱	亲脂性有机溶剂	极性较大的溶剂，如水、甲醇、乙醇、乙腈等	常用于分离极性小的脂溶性成分，如油脂等	极性较大的成分，随流动相迁移速度较快，R_f较大或先出柱	硅胶（键合上长度不同的烷基）

（三）操作技术

分配色谱法按操作方式分为分配薄层色谱、分配柱色谱、纸色谱等。分配薄层和柱色谱与吸附薄层和柱色谱操作基本相同，不再赘述。

1. 纸色谱法分离原理 是以滤纸为支持剂，以滤纸纤维上吸附的水分或其他物质

（如甲酰胺或缓冲溶液）为固定相，用与水不相溶的有机溶剂作为流动相进行展开（即正相分配色谱），根据各组分在两相溶剂中分配系数的不同而达到分离的一种分配色谱法。

2. 操作步骤 滤纸的准备→点样→展开→显色→测量和计算 R_f值。

操作要点：色谱滤纸要求质地均匀、平整无折痕、边缘整齐，应有一定的机械强度，不易断裂；纸纤维松紧和厚度适宜（过于疏松易使斑点扩散，过于紧密则流速太慢）；滤纸上无杂质；不与所用显色剂起作用；滤纸对溶剂的渗透速率应适当，渗透速率太快，易引起斑点拖尾，速率太慢，耗费时间太长；对 R_f值相差很小的各组分，宜采用慢速滤纸；以丁醇为主的溶剂系统黏度较大，展开速度慢，一般选用快速或中速滤纸；以石油醚、三氯甲烷等为主的溶剂系统，展开速度较快，宜选用中速或慢速滤纸；一般定性分析用较薄的滤纸，厚质滤纸则用于制备。

其他色谱法

1. 高效液相色谱法（HPLC） 是采用高压输液泵将规定的流动相泵入装有填充剂（固定相）的色谱柱，对混合物进行分离测定的液-液或液-固色谱法，根据分离原理可分为吸附色谱和分配色谱。

2. 气相色谱法（GC） 是将待分离物质或其衍生物气化，通过载气（流动相）带入色谱柱（内部装填固定相）从而达到分离的气-液或气-固色谱法。适用于易挥发成分的分离、鉴定和定量分析。

3. 离子色谱法 利用混合物中各成分与离子交换树脂进行离子交换的能力不同而分离。用于分离可离子化的成分。

4. 凝胶色谱法 是以凝胶为固定相，根据凝胶的分子筛机制，将分子量相差较大的混合物或高分子化合物组分按分子大小依次被洗脱、分离的液-固色谱法。

小结

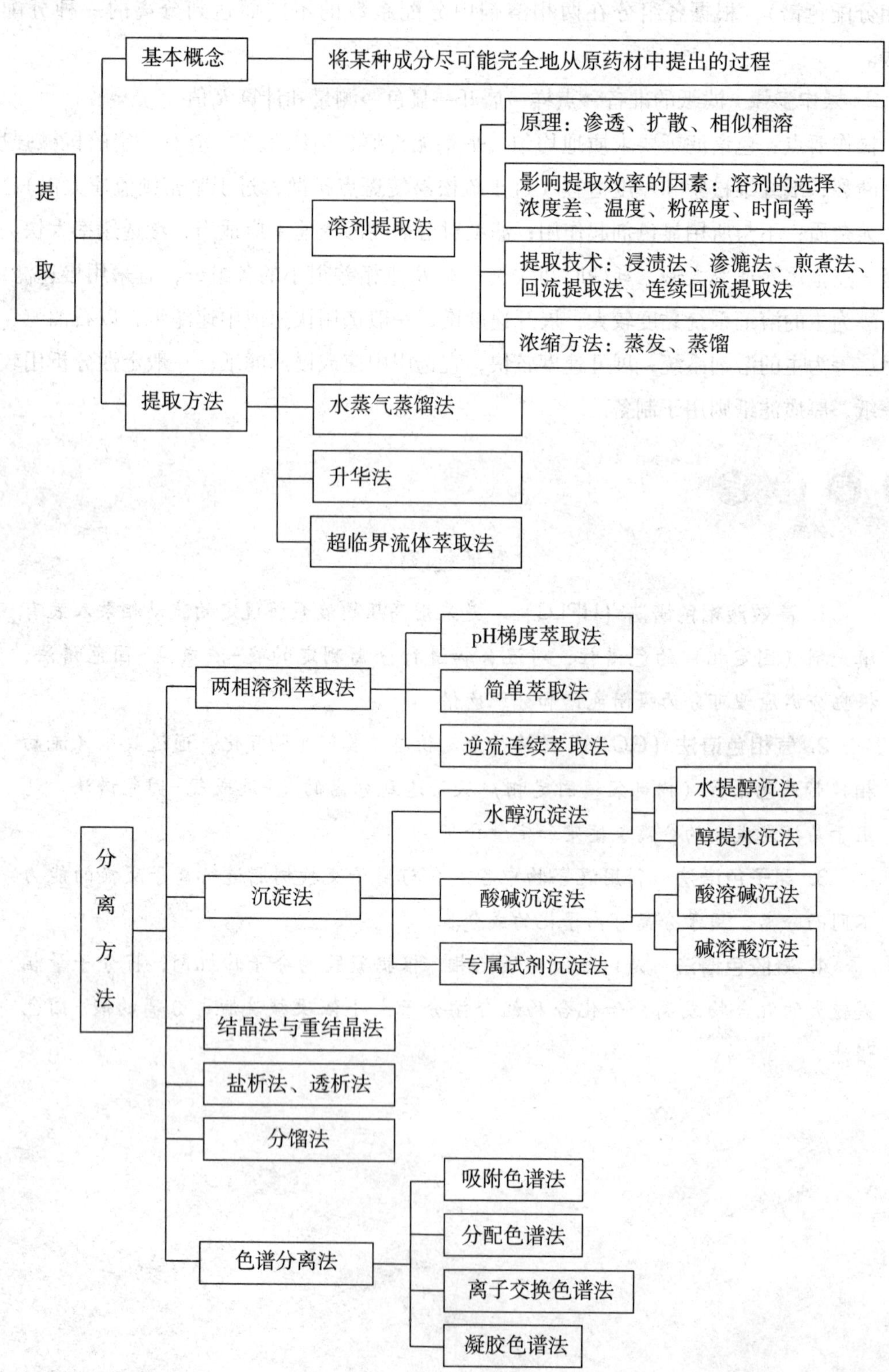
提取
基本概念
将某种成分尽可能完全地从原药材中提出的过程
提取方法
溶剂提取法
原理：渗透、扩散、相似相溶
影响提取效率的因素：溶剂的选择、浓度差、温度、粉碎度、时间等
提取技术：浸渍法、渗漉法、煎煮法、回流提取法、连续回流提取法
浓缩方法：蒸发、蒸馏
水蒸气蒸馏法
升华法
超临界流体萃取法
分离方法
两相溶剂萃取法
pH梯度萃取法
简单萃取法
逆流连续萃取法
沉淀法
水醇沉淀法
水提醇沉法
醇提水沉法
酸碱沉淀法
酸溶碱沉法
碱溶酸沉法
专属试剂沉淀法
结晶法与重结晶法
盐析法、透析法
分馏法
色谱分离法
吸附色谱法
分配色谱法
离子交换色谱法
凝胶色谱法

复习思考

一、单项选择题

1. 下列溶剂中能与水互溶的是(　　)

A. 正丁醇　B. 石油醚　C. 三氯甲烷

D. 丙酮　E. 苯

2. 溶解化学成分范围最广的提取溶剂是(　　)

A. 水　B. 乙酸乙酯　C. 三氯甲烷

D. 乙醇　E. 正丁醇

3. 用于提取遇热不稳定成分且提取效率较高的方法是(　　)

A. 浸渍法　B. 渗漉法　C. 煎煮法

D. 回流提取法　E. 连续回流提取法

4. 相对密度大于水的亲脂性有机溶剂是(　　)

A. 石油醚　B. 三氯甲烷　C. 苯

D. 乙醚　E. 乙酸乙酯

5. 煎煮法常用的溶剂是(　　)

A. 水　B. 乙醇　C. 丙酮

D. 乙酸乙酯　E. 三氯甲烷

6. 渗漉法不能使用的溶剂是(　　)

A. 水　B. 乙醇　C. 酸水

D. 碱水　E. 三氯甲烷

7. 下列溶剂中亲脂性最强的是(　　)

A. 石油醚　B. 乙醇　C. 乙醚

D. 正丁醇　E. 乙酸乙酯

8. 某药材中既含有亲水性有效成分也含有亲脂性有效成分，提取该药材中的有效成分可选择的溶剂是(　　)

A. 水　B. 碱水　C. 乙醚

D. 乙醇　E. 乙酸乙酯

9. 中药有效成分提取最常用的方法是(　　)

A. 超临界流体萃取　B. 升华法　C. 溶剂提取法

D. 水蒸气蒸馏法　E. 两相溶剂萃取法

10. 以下提取方法中不能使用有机溶剂的是(　　)

A. 浸渍法　B. 渗漉法　C. 煎煮法

D. 回流提取法　E. 连续回流提取法

11. 煎煮法不宜使用的器皿是(　　)

A. 铁器　　B. 瓷器　　C. 陶器

D. 紫砂锅　　E. 不锈钢锅

12. 影响提取效率的关键因素是(　　)

A. 温度　　B. 时间　　C. 浓度差

D. 药物粉碎度　　E. 溶剂的选择

13. 乙醇提取液的浓缩用(　　)

A. 回流法　　B. 蒸馏法　　C. 煎煮法

D. 蒸发法　　E. 连续回流提取法

14. 用索氏提取器提取的方法是(　　)

A. 浸渍法　　B. 渗漉法　　C. 煎煮法

D. 回流提取法　　E. 连续回流提取法

15. 下列溶剂中极性最强的是(　　)

A. 水　　B. 乙醇　　C. 乙醚

D. 甲醇　　E. 丙酮

16. 两相溶剂萃取法分离混合物中各组分的原理是(　　)

A. 各组分的结构类型不同

B. 各组分的分配系数不同

C. 各组分的化学性质不同

D. 两相溶剂的极性相差大

E. 两相溶剂的极性相差小

17. 从中药水煎液中萃取有效成分不能使用的溶剂是(　　)

A. 乙醇　　B. 乙醚　　C. 三氯甲烷

D. 正丁醇　　E. 乙酸乙酯

18. 中药的水提液中有效成分是亲水性物质，应选用的萃取溶剂是(　　)

A. 丙酮　　B. 乙醇　　C. 正丁醇

D. 三氯甲烷　　E. 甲醇

19. 醇提水沉法可以除去(　　)

A. 生物碱盐　　B. 树胶　　C. 苷

D. 鞣质　　E. 树脂

20. 中药水提液中，有效成分是多糖，欲除去无机盐，采用(　　)

A. 分馏法　　B. 透析法　　C. 沉淀法

D. 两相溶剂萃取法　　E. 结晶法

21. 采用乙醇沉淀法除去水提液中多糖等杂质，应使乙醇浓度达到(　　)

A. 50%以上　　B. 60%以上　　C. 70%以上

D. 80%以上　　E. 90%以上

22. 不能影响结晶的因素是(　　)

A. 杂质的多少　　B. 结晶的温度　　C. 结晶溶液的浓度

D. 欲结晶成分含量的多少　　E. 欲结晶成分熔点的高低

23. 混合物进行硅胶吸附柱色谱分离的结果是(　　)

A. 极性大的先流出　　B. 极性小的先流出　　C. 熔点低的先流出

D. 熔点高的先流出　　E. 易挥发的先流出

24. 硅胶吸附柱色谱常用的洗脱剂类型是(　　)

A. 以水为主　　B. 以亲脂性有机溶剂为主　　C. 碱水

D. 以醇为主　　E. 酸水

25. 正相分配色谱常用的固定相为(　　)

A. 三氯甲烷　　B. 甲醇　　C. 水

D. 正丁醇　　E. 乙醇

26. 根据操作方式的不同，色谱法主要有(　　)

A. 柱色谱、薄层色谱和纸色谱

B. 气相色谱和液相色谱

C. 硅胶色谱和聚酰胺色谱

D. 吸附色谱法、分配色谱法

E. 正相分配色谱和反相分配色谱

27. 纸色谱的色谱行为是(　　)

A. 化合物极性大 R_f值小　　B. 化合物极性大 R_f值大　　C. 化合物极性小 R_f值小

D. 化合物溶解度大 R_f值小　　E. 化合物酸性大 R_f值小

二、配伍选择题

[28~32]

A. 浸渍法　　B. 渗漉法　　C. 煎煮法

D. 回流法　　E. 连续回流提取法

28. 提取非挥发性、对热稳定的成分以水为溶剂时常用(　　)

29. 用有机溶剂加热提取一般采用(　　)

30. 一种省溶剂、效率高的连续提取方法，但有提取物受热时间较长的缺点(　　)

31. 提取有效成分遇热不稳定或含大量淀粉等多糖中药成分时采用(　　)

32. 不加热，提取比较安全，但费时、消耗溶剂量大的方法是(　　)

[33~36]

A. 水　　B. 乙醇　　C. 甲醇

D. 正丁醇　　E. 石油醚

33. 有一定亲水性但能与水分层(　　)

34. 亲脂性最强的溶剂是(　　)

35. 与水混溶，但误食会伤害眼睛(　　)

36. 毒性小，可用于提取多数类型中药成分的溶剂是(　　)

[37~41]

A. 分馏法　　B. 酸碱沉淀法　　C. 两相溶剂萃取法

D. 透析法　　E. 结晶法及重结晶法

37. 适合酸、碱或两性化合物分离精制的方法是(　　)

38. 利用有效成分在溶剂冷热情况下溶解度的显著差异进行分离的方法是(　　)

39. 利用在互不相溶的两相溶剂中分配系数的不同进行分离的方法是(　)

40. 利用沸点不同时行分离的方法是(　　)

41. 利用分子大、小不同进行分离的方法是(　　)

三、多项选择题

42. 中药 80%乙醇提取液中可以沉淀除去(　　)

A. 生物碱　　B. 树脂　　C. 蛋白质

D. 多糖　　E. 苷

43. 中药水提取液中可能含有(　　)

A. 生物碱盐　　B. 苷元　　C. 鞣质

D. 多糖　　E. 蛋白质

44. 属于亲脂性有机溶剂的是(　　)

A. 乙醚　　B. 丙酮　　C. 甲醇

D. 乙醇　　E. 正丁醇

45. 用溶剂提取法从中药中提取化学成分的方法有(　　)

A. 升华法　　B. 渗漉法　　C. 煎煮法

D. 水蒸气蒸馏法　　E. 超临界流体萃取法

46. 中药化学成分分离方法主要有(　　)

A. 两相溶剂萃取法　　B. 水蒸气蒸馏法　　C. 色谱法

D. 结晶法　　E. 沉淀法

47. 水提液中的有效成分是亲脂性的，选择的萃取溶剂应为(　　)

A. 水　　B. 乙醚　　C. 乙醇

D. 苯　　E. 三氯甲烷

48. 适用于碱溶酸沉淀法分离的成分主要有(　　)

A. 酸性成分　　B. 中性成分　　C. 碱性成分

D. 内酯类成分　　E. 挥发油

49. 可用乙醇沉淀法分离的成分有(　　)

A. 生物碱　　B. 多糖类　　C. 萜类

D. 蛋白质　　E. 脂类

50. 结晶法选择溶剂的原则是(　　)

A. 沸点不能太高

B. 对欲结晶的成分，冷热溶解度差别大

C. 溶剂对杂质应冷热都不溶或都溶

D. 首选常见溶剂水、乙醇、甲醇、丙酮

E. 可选混合溶剂

扫一扫，看课件

第三章 生物碱

【学习目标】

1. 掌握生物碱的结构特征、溶解性、碱性和沉淀反应。
2. 熟悉生物碱的分类、提取、分离原理和方法。
3. 了解生物碱的生物活性、分布及存在形式。

第一节 概 述

一、 含义

生物碱是指生物体内的一类含氮有机化合物。大多具有较复杂的环状结构，氮原子结合在环内；多呈碱性，可与酸成盐；多具有显著的生物活性。也有少数生物碱分子中的氮原子在环外，如秋水仙碱、麻黄碱、益母草碱等。一般来说，生物界除生物体必需的含氮有机化合物（如氨基酸、氨基糖、肽类、蛋白质、核苷酸及 B 族维生素）外，其他含氮有机化合物均可视为生物碱。

二、 分布及存在形式

生物碱主要分布于植物界，自 1806 年德国学者 F. W. Sertürner 第一次从鸦片中分离出吗啡以来，迄今已从中药中分离得到一万多种生物碱。它们广泛存在于植物中，如麻黄、苦参、黄连等；在动物体中也有存在，如存在于蟾酥毒汁中的蟾酥碱。

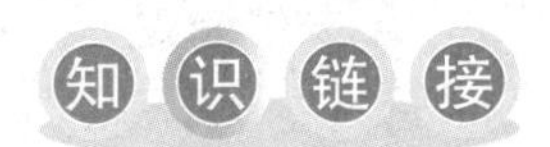

生物碱的分布规律

生物碱主要分布于高等植物中。已发现有100多个科属的双子叶植物中含有生物碱，如双子叶植物中的毛茛科、木兰科、防己科、茄科、豆科、罂粟科、茜草科、芸香科、马兜铃科等；单子叶植物的百合科、百部科、石蒜科等。少数裸子植物如麻黄科麻黄属、三尖杉科三尖杉属、松柏科松属及云杉属、油杉属也存在生物碱。

生物碱在植物体内各个器官和组织都可能存在，但对某种植物来说，多集中存在于某一组织或器官。如黄柏中的生物碱主要分布在树皮中；益母草中的生物碱分布在植物的全草中；防己的生物碱主要分布在根中。

生物碱在植物体内的含量差别较大，如金鸡纳树皮中生物碱含量为15%以上；麻黄中生物碱含量为1%~2%，一般植物体中生物碱的含量在1%左右。另外，生物碱的含量与产地和采集时间有关，如产于山西大同的麻黄，其生物碱的含量可达1.5%，而其他地区在1.2%左右；秋末时采集的又较春分时采集的高20%。

由于植物的生源关系，同一植物体中常含有几种或几十种结构相似的生物碱。如在夹竹桃科的植物长春花中已分离出70多种结构相似的吲哚类生物碱。受植物间亲缘关系的影响，同科属植物往往也含有结构相同或类似的生物碱，如毛茛科黄连属的多种植物中均含有小檗碱。

在植物体内，大多数生物碱与植物中共存的草酸、柠檬酸、硫酸、盐酸等酸性成分结合，以生物碱盐的形式存在，少数碱性极弱的生物碱以游离态存在；极少数生物碱以苷、酯、酰胺和氮氧化物形式存在。

三、 生物活性

生物碱大多具有明显的生物活性，是中药中应用最早、最多的一类有效成分。如吗啡、延胡乙素具有镇痛作用；小檗碱、苦参生物碱具有抗菌消炎作用；利血平有降血压作用；麻黄碱有止咳平喘作用；奎宁有抗疟作用；苦参碱、氧化苦参碱等有抗心律失常作用；喜树碱、长春新碱、三尖杉碱、紫杉醇等有抗癌作用等。

知识链接

吗 啡

吗啡是从阿片中分离出来的生物碱，为无色或白色结晶或粉末，难溶于水，易吸潮。具有强烈的镇痛、镇静作用，能抑制大脑呼吸中枢和咳嗽中枢的活动，使呼吸减慢并有镇咳作用。临床上吗啡常制成硫酸盐、盐酸盐等形式作为晚期癌症患者的止痛剂。

吗啡极易成瘾，长期使用可使记忆力减退，进而出现幻觉等精神失常症状，大剂量使用还会因呼吸停止而死亡。因此，吗啡已经成为受到全世界关注的毒品，其使用受到严格管制。作为有志青年，要遵纪守法，珍爱生命，远离毒品。

第二节 结构与分类

生物碱类化合物种类繁多，结构复杂，其分类方法也比较复杂，如按植物来源分类、按生源关系分类、按化学结构分类等，目前多采用化学结构分类法。见表 3-1。

表 3-1 生物碱的主要结构类型及实例

结构类型	代表化合物	生物活性
1. 有机胺类（氮原子在环外）	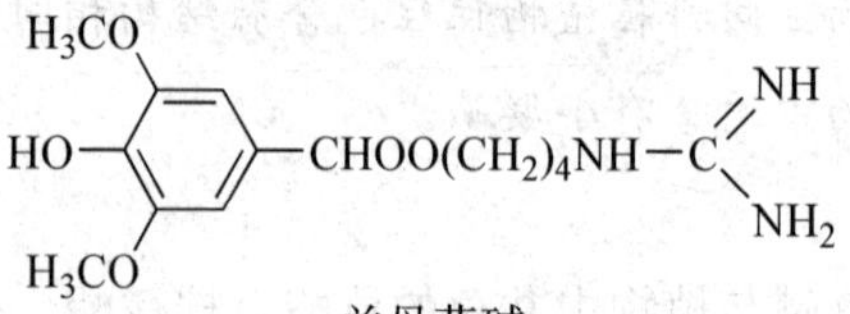 益母草碱	益母草碱是中药益母草的有效成分，具有收缩子宫、镇静及利尿等作用
2. 含氮杂环类 （1）吡咯烷类 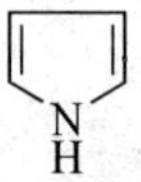 吡咯	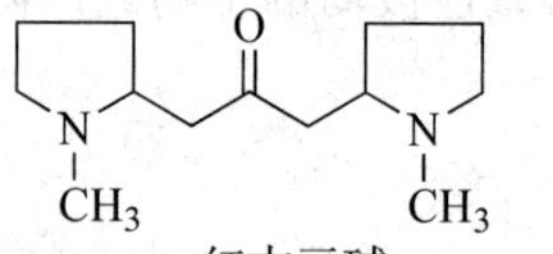 红古豆碱	红古豆碱存在于颠茄、曼陀罗等茄科植物中。具中枢镇静作用和外周抗胆碱作用，其活性较阿托品弱，但抑制胃肠道蠕动和胃液分泌的作用相对较强
（2）吡啶类 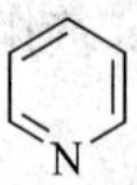 吡啶	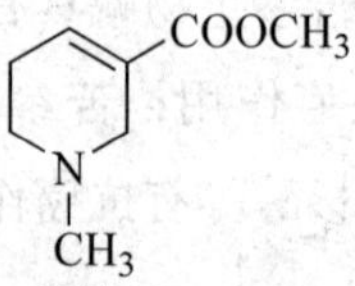 槟榔碱	槟榔碱是中药槟榔的主要有效成分之一，具有拟胆碱和驱绦虫作用

续表

结构类型	代表化合物	生物活性
	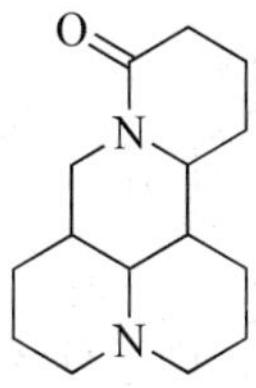 苦参碱	苦参碱是中药苦参的主要有效成分之一，具有抗乙型肝炎病毒作用和抗癌活性
（3）莨菪烷类 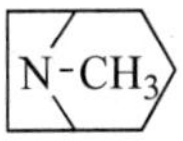 N-CH_3 莨菪烷	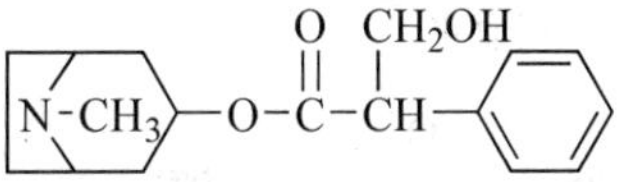 莨菪碱	莨菪烷类生物碱主要存在于茄科植物洋金花、颠茄叶、天仙子等药材中。莨菪碱具有解痉镇痛、解有机磷中毒和散瞳作用
	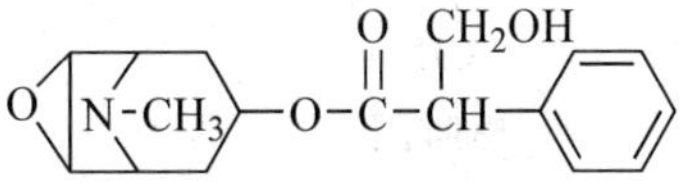 东莨菪碱	东莨菪碱具有解有机磷中毒和麻醉前镇静剂作用
（4）喹啉衍生物 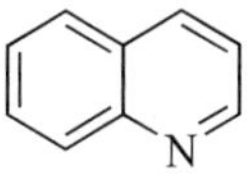 喹啉	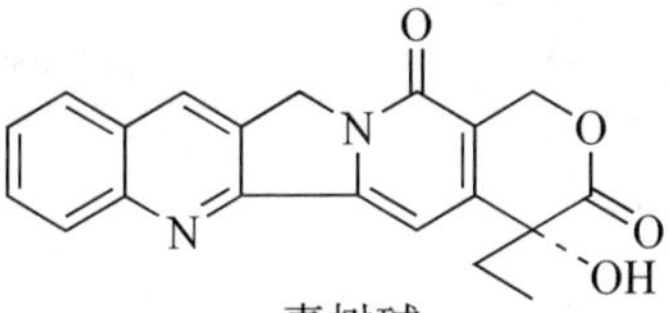 喜树碱	喜树碱存在于喜树的木部、根皮和种子中，具有抗癌活性，对直肠癌和白血病有疗效
（5）异喹啉类 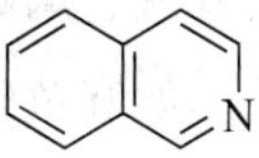 异喹啉	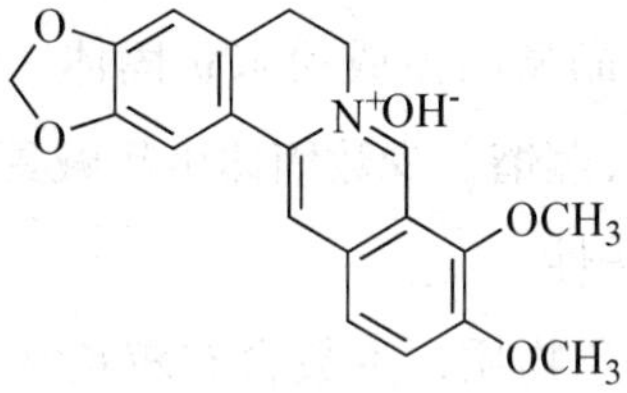 小檗碱	小檗碱是中药黄连的主要有效成分之一，具有抗菌消炎等作用
	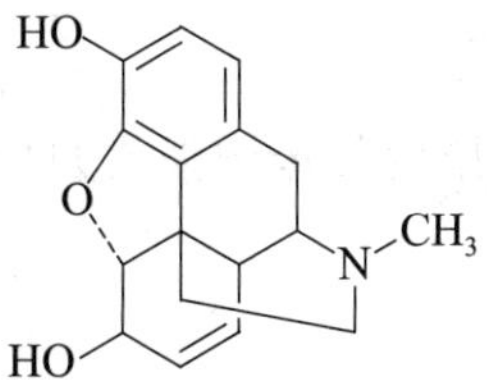 吗啡	吗啡存在于罂粟中，具有镇痛等作用

续表

结构类型	代表化合物	生物活性
(6) 吲哚类 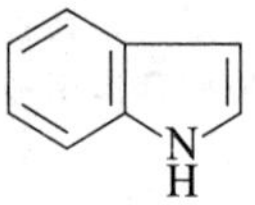 吲哚	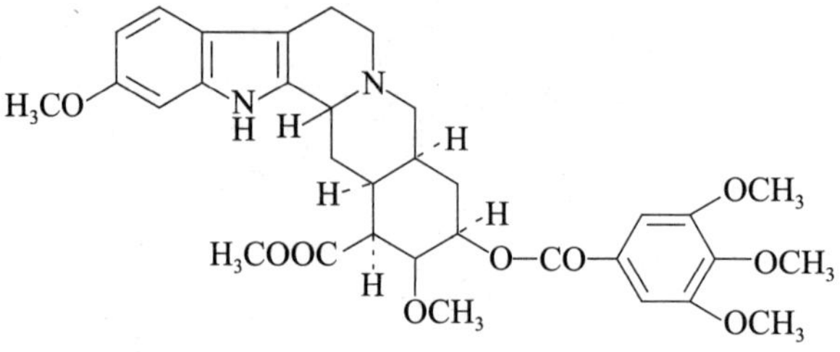 利血平	利血平是萝芙木的有效成分，具有降压作用
(7) 嘌呤类 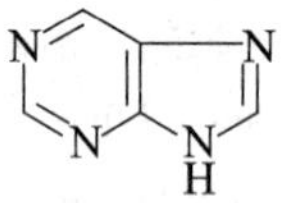 嘌呤	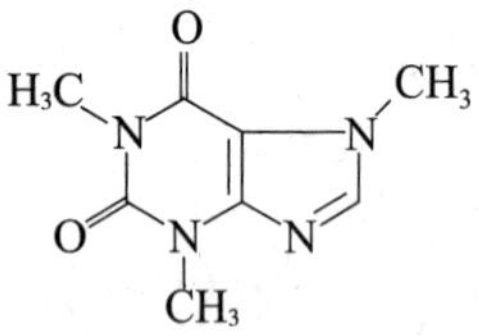 咖啡因	咖啡因具有兴奋中枢神经的作用

第三节　理化性质

一、性状

1. 形态　大多数生物碱是结晶型固体或粉末状固体，少数为液体，如槟榔碱、烟碱等在常温下为液体，并能随水蒸气蒸馏。少数固体生物碱具有挥发性和升华性，如麻黄碱能随水蒸气蒸馏，咖啡碱具有升华性。

2. 颜色　大多数生物碱为无色物质，少数含有较长共轭体系的生物碱具有颜色，如小檗碱为黄色，血根碱为红色。还有一些生物碱在可见光下不显色，但在紫外光下可显各种不同颜色的荧光。

3. 气味　生物碱多具苦味，成盐后苦味增强，如盐酸小檗碱的苦味强于小檗碱。个别生物碱具有甜味，如甜菜碱。

二、旋光性

具有手性碳原子或本身为手性分子的生物碱都有光学活性，且多数为左旋光性。生物碱的旋光性易受温度、pH 和溶剂等因素影响，如烟碱在中性条件下呈左旋光性，在酸性条件下为右旋光性。

生物碱的生物活性和旋光性密切相关，一般左旋体生物活性强于右旋体，如左旋莨菪碱的散瞳作用比右旋莨菪碱大100倍。

三、溶解性

1. 脂溶性生物碱 易溶于亲脂性有机溶剂，特别易溶于三氯甲烷，可溶于甲醇、乙醇、丙酮，难溶于水。

2. 水溶性生物碱 主要是季铵型生物碱，因其碱性强，离子化程度大，故可溶于水、甲醇、乙醇，难溶于亲脂性有机溶剂。

3. 两性生物碱 具有酚羟基或羧基，呈酸碱两性，既溶于酸水，又可溶于碱水。

4. 具有内酯结构或内酰胺结构的生物碱 在碱水溶液中，其内酯（或内酰胺）结构可开环形成羧酸盐而溶于水，加酸酸化又环合析出。

5. 生物碱盐 易溶于水，可溶于甲醇、乙醇，难溶于亲脂性有机溶剂。个别生物碱盐难溶于水，如盐酸小檗碱。

四、碱性

根据 Lewis 酸碱电子理论，凡是能给出电子的电子授予体为碱；能接受电子的电子受体为酸。生物碱分子中的氮原子具有孤电子对，能给出电子或接受质子而显碱性。

$$\text{—}\ddot{N}: + H^+ = \left(\text{—}N:H\right)^+$$

生物碱　　　　生物碱盐

生物碱的碱性强度表示方法

生物碱的碱性强度一般用生物碱共轭酸的解离常数 pK_a 表示，pK_a 值越大，碱性越强。根据 pK_a 值将生物碱分为强碱、中强碱、弱碱、极弱碱，其对应的 pK_a 如下所示：

强碱	中强碱	弱碱	极弱碱
$pK_a>11$	$pK_a=7\sim11$	$pK_a=2\sim7$	$pK_a<2$

季铵碱一般为强碱，如小檗碱 $pK_a=11.50$，呈强碱性。

生物碱的碱性强弱与分子结构密切相关，主要是氮原子成键时的杂化方式和成键后的化学环境，如诱导效应、共轭效应等。

1. 氮原子孤电子对的杂化方式 生物碱分子中氮原子上孤电子对的杂化方式有三种

形式，sp^3、sp^2和 sp，在这三种杂化方式中，p 电子成分比例越大，越易供电子，则碱性越强，因此其碱性为 $sp^3>sp^2>sp$。如异喹啉碱性小于四氢异喹啉，季铵碱（如小檗碱）因羟基以负离子形式存在而呈强碱性。

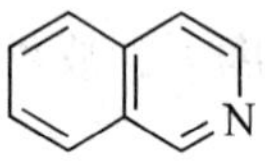

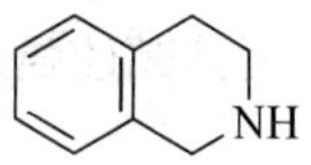

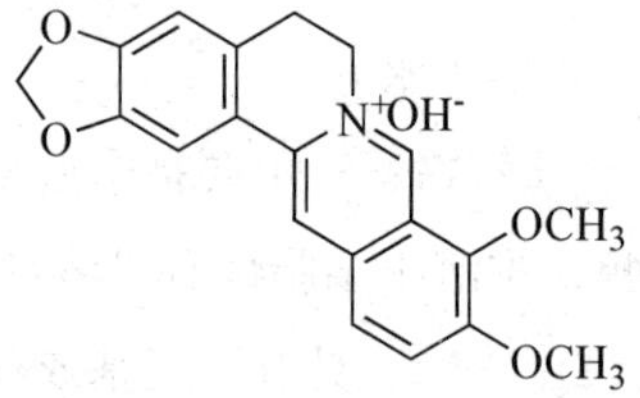

异喹啉（$pK_a=5.4$） 四氢异喹啉（$pK_a=9.5$） 小檗碱（$pK_a=11.5$）

2. 诱导效应　如果生物碱分子结构中氮原子附近存在供电子基团（如烷基）能使氮原子电子云密度增加，而使其碱性增强。但是叔胺碱性弱于仲胺，其原因是叔胺结构中的三个甲基阻碍了氮原子接受质子的能力，因而碱性降低。

	NH_3	$CH_3—NH_2$（伯胺）	$CH_3—NH—CH_3$（仲胺）	$(CH_3)_3N$（叔胺）
pK_a	9.75	10.64	10.70	9.74

如果生物碱分子结构中氮原子附近存在吸电子基团（如苯基、羰基、酯基、醚基、羟基、双键等），能使氮原子电子云密度降低，而使其碱性减弱，如麻黄碱、去甲麻黄碱的碱性小于苯异丙胺。

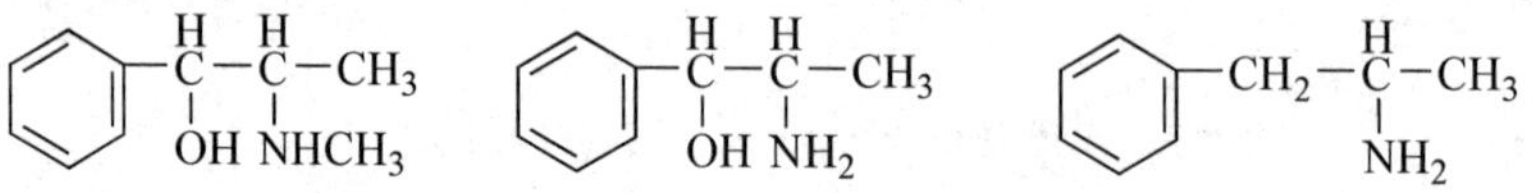

麻黄碱（$pK_a=9.58$） 去甲麻黄碱（$pK_a=9.0$） 苯异丙胺（$pK_a=9.8$）

3. 共轭效应　生物碱分子结构中氮原子的孤电子对处于 p-π 共轭体系时，可使其碱性减弱，如苯胺氮原子上孤电子对与苯环 π-电子形成 p-π 共轭体系，而使碱性比环己胺弱得多。

苯胺（$pK_a=4.58$） 环己胺（$pK_a=10.14$）

若氮原子处于酰胺结构中，其孤电子对与羰基的π-电子形成p-π共轭，碱性很弱。如：

胡椒碱（pK_a=1.42）　　咖啡因（pK_a=1.22）

4. 空间效应　生物碱中的氮原子质子化时，如受到空间效应的影响，可使其碱性增强或减弱。如东莨菪碱（pK_a=7.50）分子结构中，氮原子附近的环氧结构形成空间位阻，使其碱性弱于莨菪碱（pK_a=9.65）。

莨菪碱（pK_a=9.65）　　东莨菪碱（pK_a=7.50）

此外，氢键效应也可能影响生物碱的碱性强弱。由于生物碱种类多，结构复杂，因此，在分析生物碱的碱性强弱时，需进行综合分析。重点考虑氮原子的杂化和所处的化学环境。常见基本结构生物碱碱性强弱的一般顺序为：

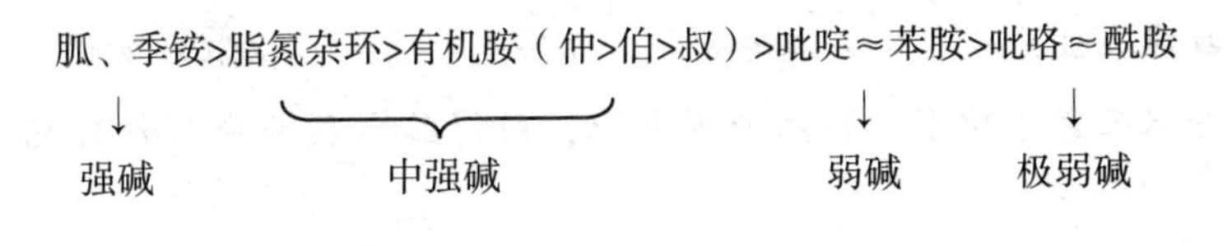

第四节　检　识

一、化学检识

1. 沉淀反应　生物碱在酸性水溶液或稀醇中能和某些试剂生成难溶于水的复盐或络合物的反应称为生物碱沉淀反应，这些试剂称为生物碱沉淀试剂。

生物碱沉淀反应主要用于预试中药中是否含有生物碱，在进行生物碱提取时可用于检查生物碱是否提取完全及生物碱的精制。另外，在生物碱的定性鉴别时，这些试剂可用于试管定性反应和平面色谱的显色剂。

生物碱沉淀试剂的种类很多，大多是重金属盐、碘化物复盐和大分子酸。常用生物碱沉淀试剂见表3-2。

表3-2　常用生物碱沉淀试剂

试剂名称	化学组成	反应现象及产物
碘-碘化钾（Wagner试剂）	$KI-I_2$	红棕色沉淀
碘化铋钾（Dragendorff试剂）	$KBiI_4$	橘红色至黄色沉淀
碘化汞钾（Mayer试剂）	$HgI_2 \cdot 2KI$	类白色沉淀（若加过量试剂，沉淀又被溶解）
硅钨酸（Bertrand试剂）	$SiO_2 \cdot 12WO_3$	淡黄色或灰白色沉淀
苦味酸（Hager试剂）	2,4,6-三硝基苯酚	晶形沉淀（反应必须在中性溶液中）
雷氏铵盐（硫氰酸铬铵）	$NH_4[Cr(NH_3)_2(SCN)_4]$	难溶性复盐，有一定晶形和熔点（或分解点）

生物碱沉淀反应要在酸性水溶液或稀醇中进行；在反应前应排除蛋白质、鞣质、多肽等干扰成分才能得到较可靠的结果；对生物碱定性鉴别时，应用三种以上生物碱沉淀试剂，均阳性或阴性方有可信性；仲胺类生物碱（如麻黄碱）一般不易与生物碱沉淀试剂反应，因此，在结果判断时需慎重。

生物碱沉淀反应排除干扰的方法

水溶液中的蛋白质、多肽、鞣质等可与生物碱沉淀试剂产生沉淀，出现假阳性反应，故应在被检液中除去这些成分。方法是：将酸水提取液碱化，以三氯甲烷萃取，分取三氯甲烷层，再用酸水萃取，所得酸水层部分可作为沉淀反应的溶液。

2. 显色反应　某些试剂能与个别生物碱反应生成不同颜色的溶液，这些试剂称为生物碱显色试剂。显色反应用于生物碱的检识和区别个别生物碱。常用生物碱显色试剂见表3-3。

表3-3 常用生物碱显色试剂

试剂名称	试剂组成	反应现象
Fröhde 试剂	1%钼酸钠或5%钼酸铵的浓硫酸溶液	乌头碱呈黄棕色；吗啡呈紫色转棕色；黄连素呈棕绿色；利血平呈黄色转蓝色
Mandelin 试剂	1%钒酸铵的浓硫酸溶液	莨菪碱呈红色；奎宁呈淡橙色；吗啡呈蓝紫色；可待因呈蓝色；士的宁呈蓝紫色至红色
Marquis 试剂	浓硫酸中含有少量甲醛	吗啡呈橙色至紫色；可待因呈洋红色至黄棕色

二、 色谱检识

生物碱的色谱检识方法常用的有薄层色谱法、纸色谱法等，它们具有微量、快速和准确等优点，在实际工作中广泛应用于检识生物碱的纯度和品种、中药材和中成药的质量等。

1. 薄层色谱法　吸附剂常采用硅胶和氧化铝，以三氯甲烷为基本溶剂作展开剂，根据生物碱的极性强弱适当加入其他溶剂调整展开剂的极性，达到较好的分离效果。

由于硅胶呈弱酸性，直接用于分离和检识生物碱时，与碱性强的生物碱可形成盐而使斑点 R_f 值很小或拖尾，或形成复斑，影响检识效果。因此，以硅胶作吸附剂，需要在碱性条件下进行，以克服其酸性。一般加碱的方法有三种：一种是湿法制板时，用0.1%～0.5%mol/L的氢氧化钠溶液代替水，使硅胶薄层显碱性；第二种是在中性展开剂中加入一定量的二乙胺或氨水，使展开剂显碱性；第三种是在色谱槽中放一盛有氨水的小杯，产生氨蒸气使色谱空间显碱性。

薄层展开后，有色生物碱可直接观察斑点；具有荧光的生物碱在紫外光下显出荧光斑点；绝大多数生物碱的薄层色谱可用改良碘化铋钾试剂显色，显示橘红色斑点。

一般来说，硅胶和氧化铝适合检识脂溶性生物碱。若生物碱的极性较大，则可用分配薄层色谱。在分配薄层中，若以甲酰胺为固定相，常用于检识弱极性或中等极性的生物碱；若以水为固定相，则用于检识水溶性生物碱。

2. 纸色谱法　生物碱的纸色谱多为正相分配色谱，适合水溶性生物碱、生物碱盐和脂溶性生物碱的分离与检识。

纸色谱的固定相一般用水、甲酰胺或酸性缓冲液。以水为固定相时，展开剂常用正丁醇-醋酸-水（4∶1∶5上层）；以甲酰胺为固定相时，展开剂多用苯、三氯甲烷、乙酸乙酯等亲脂性有机溶剂为主的溶剂系统（使用前用甲酰胺饱和）；选用酸性缓冲液为固定相，常采用多层缓冲纸色谱的方式将生物碱全部以游离碱或盐的形式展开。

纸色谱法所用的显色剂与薄层色谱相同，但试剂中不能含有硫酸。

第五节　提取与分离

一、提取

生物碱在植物体内以多种形式在，提取时，首先应分析生物碱的性质和存在形式，除个别具有挥发性的生物碱（如麻黄碱）可用水蒸气蒸馏法提取外，大多数用溶剂提取法，常用溶剂有酸水、乙醇和亲脂性有机溶剂。

（一）酸水提取法

根据生物碱具有碱性，易溶于酸水的性质，选用适宜的酸水进行提取。一般用0.5%~1%的盐酸、硫酸为溶剂，选用浸渍法或渗漉法提取。酸水提取液体积较大，浓缩困难，水溶性杂质多，可采用以下三种方法做进一步处理。

1. 离子交换树脂法　酸水提取液通过强酸型阳离子交换树脂柱，使生物碱盐阳离子交换在树脂上，而非碱性化合物随溶液流出柱。树脂用氨水碱化，使生物碱从树脂上游离出来，再将树脂用有机溶剂洗脱。洗脱液浓缩后即可得到游离的总生物碱。离子交换过程如下：

$$R^-H^+ + BH^+Cl^- \rightleftharpoons R^-BH^+ + HCl$$

阳离子交换树脂　生物碱盐　　生物碱被交换到树脂上

$$R^-BH^+ + NH_3 \cdot H_2O \rightleftharpoons R^-NH_4^+ + B + H_2O$$

生物碱游离

离子交换树脂法所得到的生物碱纯度高，有机溶剂用量少，离子交换树脂再生后可反复使用。

2. 萃取法　酸水提取液用碱液（氨水、石灰水等）碱化，使生物碱盐转变为游离生物碱，再用亲脂性有机溶剂（三氯甲烷、乙醚等）萃取，合并萃取液，回收溶剂，即可得到总生物碱。

3. 沉淀法　酸水提取液加碱液碱化，使生物碱游离，在水中的溶解度降低而沉淀析出。如生物碱为水溶性季铵碱，因游离时可溶于水，与水溶性杂质共存于碱水液中，若需分离季铵碱，则可用雷氏铵盐试剂沉淀。

酸水提取法的总流程如下：

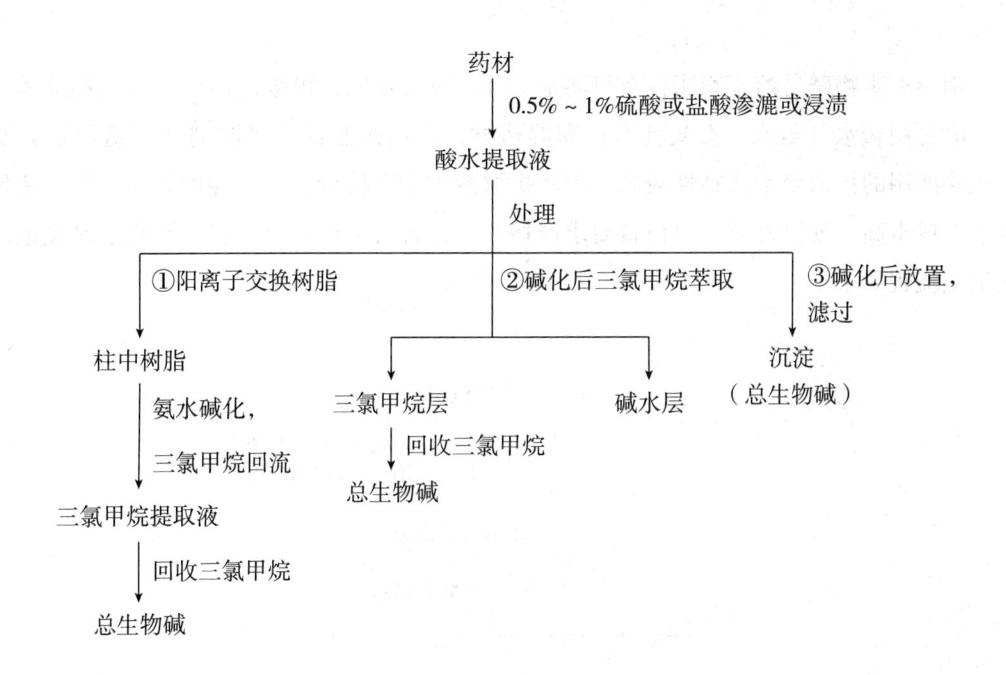

（二）醇类溶剂提取法

利用生物碱及其盐都可以溶于乙醇的性质进行提取，可采用回流、浸渍或渗漉等方法。提取时常用60%～95%乙醇或酸性乙醇。此法提取液易浓缩，水溶性杂质少，但脂溶性杂质较多，如树脂及脂溶性色素等，需进一步处理。将乙醇提取浓缩液加酸水，使生物碱转变成水溶性的生物碱盐，与不溶于水的脂溶性杂质分离，再用亲脂性有机溶剂萃取，除去脂溶性杂质，酸水溶液碱化后用三氯甲烷萃取，以除去水溶性杂质，回收溶剂即得总生物碱。醇类溶剂提取的一般工艺流程如下：

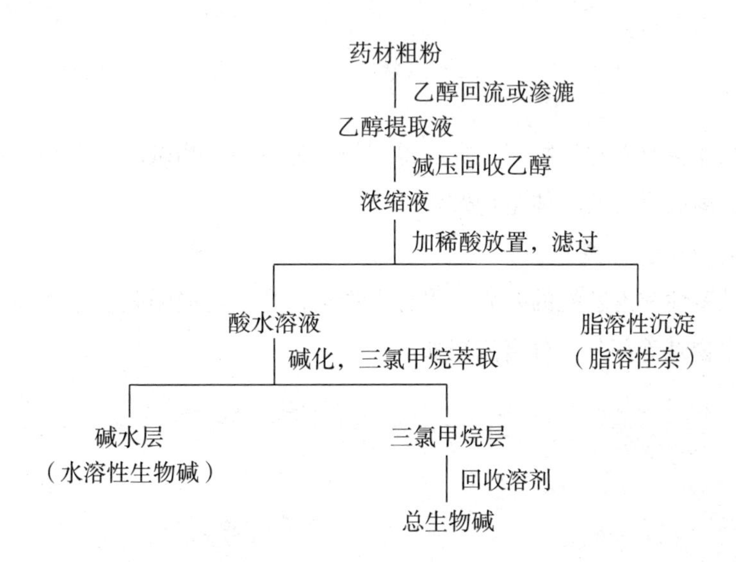

（三）亲脂性有机溶剂提取法

利用游离生物碱易溶于亲脂性有机溶剂的性质进行提取，可采用回流或连续回流等方法。一般先用碱水（氨水、石灰乳等）润湿药材，再用亲脂性有机溶剂（三氯甲烷）提取。此法所用的提取溶剂选择性较高，因此提取液中杂质较少，产品纯度较高，但本法操作复杂，成本高，安全性差，对设备要求严格，不适合大生产。以亲脂性有机溶剂提取的一般工艺流程如下：

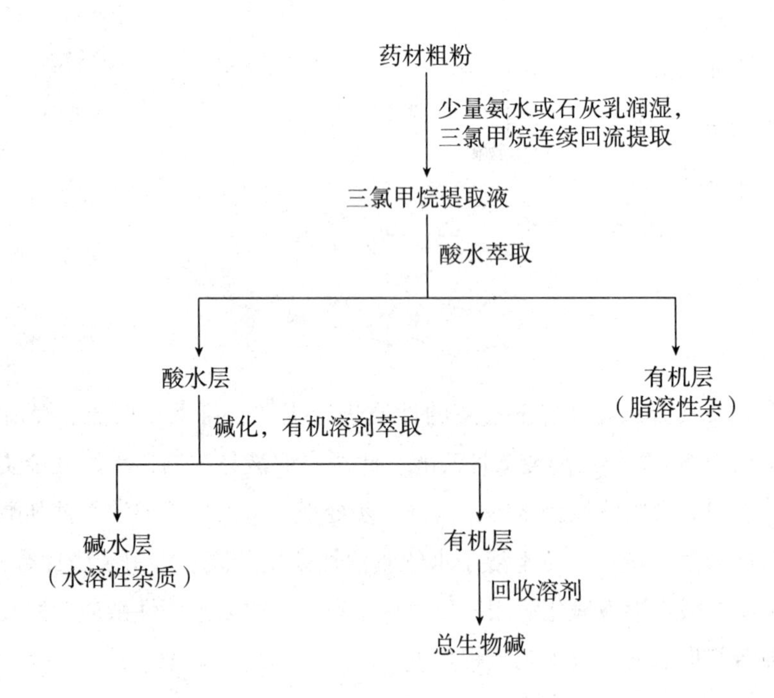

二、 分离

一种药材往往含有多种生物碱，提取得到的多是各种生物碱的混合物。根据需要，还要将其进一步分离成所需的单体生物碱。

（一）总生物碱的分离

根据生物碱碱性和溶解性的差异，将总生物碱初步分离成弱碱性生物碱、中强碱性生物碱和强碱性生物碱等部分。分离流程如下：

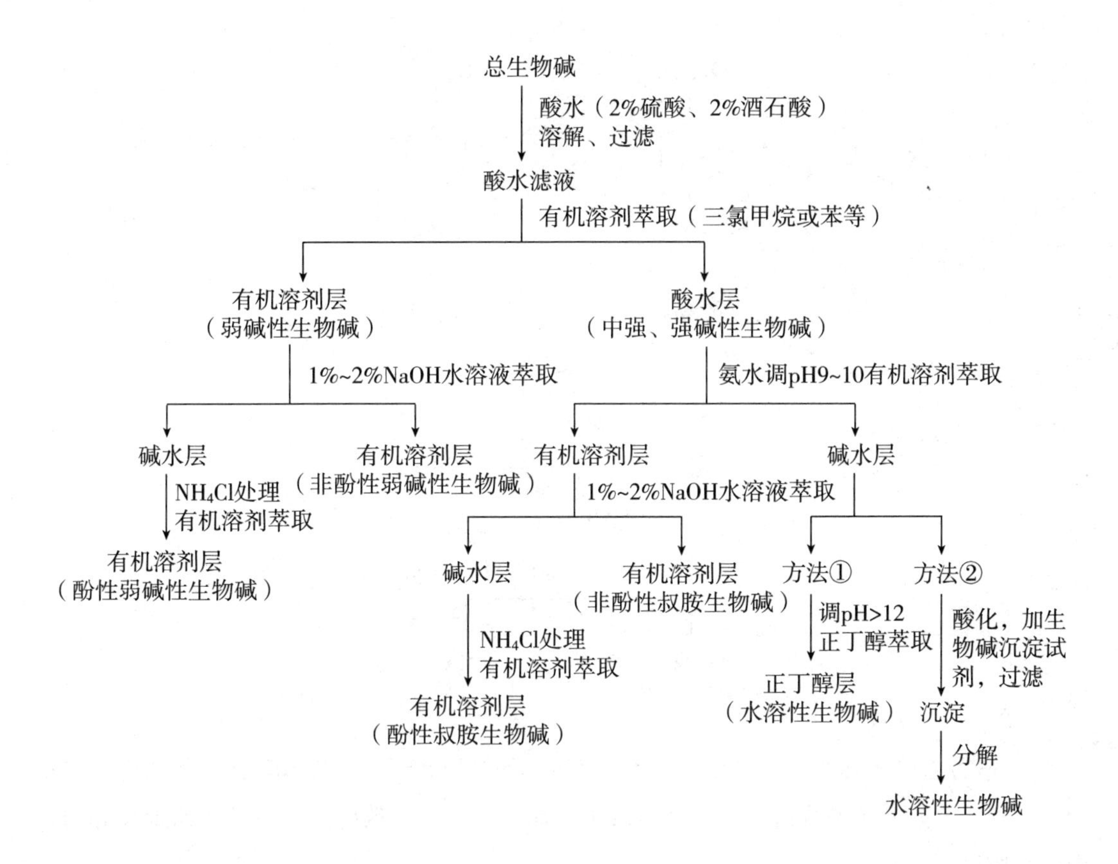

（二）生物碱单体的分离

1. 利用生物碱碱性的不同进行分离　例如莨菪碱（$pK_a=9.65$）与东莨菪碱（$pK_a=7.50$）的分离。

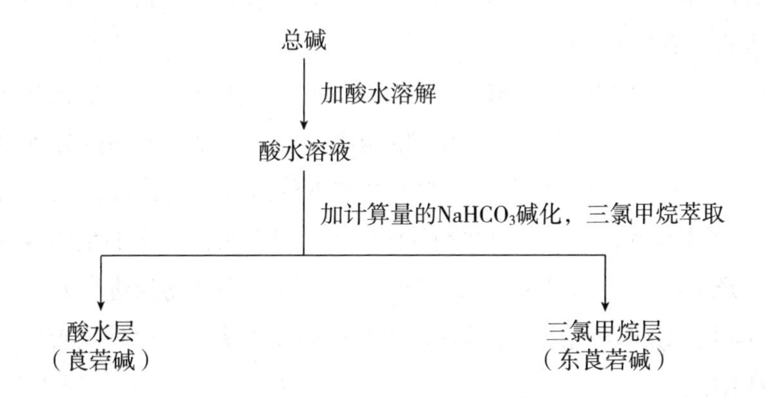

2. 利用游离生物碱在有机溶剂中溶解度的不同分离　例如苦参总碱与氧化苦参碱的分离，氧化苦参碱为苦参碱的氮氧化物，亲水性强，在乙醚中溶解度很小，而苦参碱可溶于乙醚，借此可将两者分离。

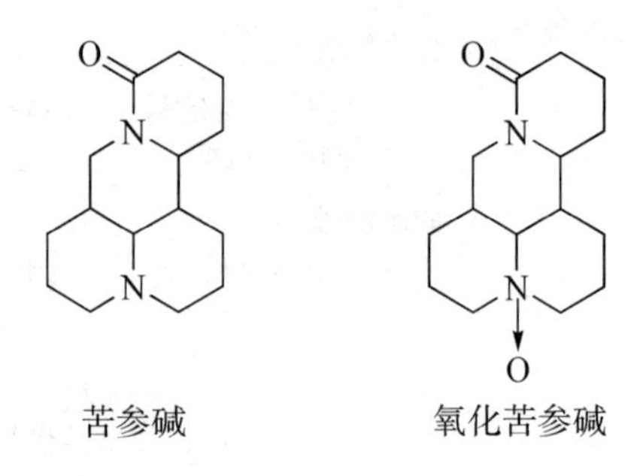

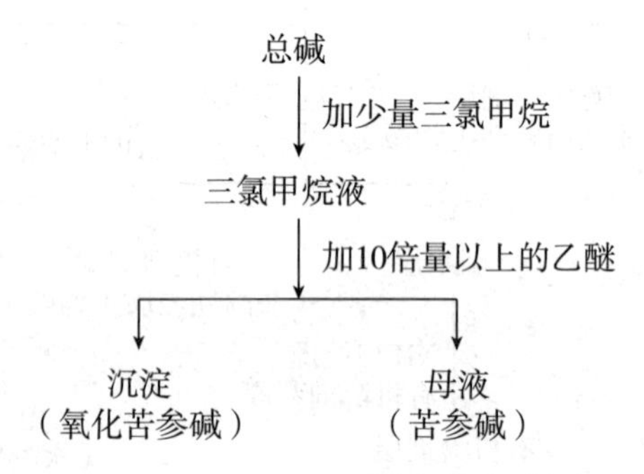

3. 利用生物碱或生物碱盐在水中溶解度的不同进行分离　例如麻黄碱和伪麻黄碱的分离，利用草酸麻黄碱难溶于水，在溶液中结晶析出，草酸伪麻黄碱易溶于水而留在母液中的性质进行分离。

4. 利用生物碱特殊功能基不同进行分离　具有酚羟基的生物碱，除有碱性外还具有弱酸性，可与 NaOH 溶液生成酚盐而溶于水，而非酚性生物碱不溶于碱水，可利用此性质将两者分离。如吗啡和可待因的分离，利用吗啡结构中具有酚羟基，可待因无酚羟基，用 NaOH 溶液萃取将两者分离。

具有内酯或内酰胺结构的生物碱，可与 NaOH 溶液在加热条件下皂化开环生成溶于水的羧酸盐，酸化后环合，与不具有这类结构的化合物分离。如喜树碱的分离。

5. 利用色谱法进行分离　结构相似的生物碱用色谱法分离，选用氧化铝和硅胶作吸附剂，用苯、三氯甲烷和乙醚等有机溶剂为洗脱剂。对于组分较多的生物碱，需反复操作才能达到较好的分离效果。若分离效果不理想，可采用制备性薄层进行分离。

在实际工作中，还可采用离子交换法、大孔树脂吸附法、葡聚糖凝胶法、高效液相色谱法和气相色谱法等。

三、 实例： 黄连中小檗碱的提取分离与检识

黄连为毛茛科植物黄连 *Coptis chinensis* Franch、三角叶黄连 *C. deltoidea* C. Y. Cheng 或云连 *C. teeta* Wall. 的根茎，分别可称为“味连”“雅连”“云连”，是临床常用的中药。黄连味

苦性寒，具有清热燥湿、清心除烦、泻火解毒等功效。根据主治的不同，黄连可炮制成酒黄连、姜黄连、萸黄连等。酒黄连善清上焦火热，用于目赤口疮。姜黄连清胃和胃止呕，用于寒热互结、湿热中阻、痞满呕吐。萸黄连舒肝和胃止呕，用于肝胃不和、呕吐吞酸。

（一）化学成分

黄连的有效成分为异喹啉类生物碱，已经分离出来的有小檗碱、巴马汀、黄连碱、甲基黄连碱、药根碱和表小檗碱等。结构如下：

	R_1	R_2	R_3	R_4	R_5
小檗碱	$—CH_2—$		CH_3	CH_3	H
巴马汀	CH_3	CH_3	CH_3	CH_3	H
黄连碱	$—CH_2—$		$—CH_2—$		H
甲基黄连碱	$—CH_2—$		$—CH_2—$		CH_3
药根碱	H	CH_3	CH_3	CH_3	H
表小檗碱	CH_3	CH_3	$—CH_2—$		H

《中国药典》把小檗碱（以盐酸小檗碱计）、表小檗碱、黄连碱和巴马汀列为定量指标成分，规定含小檗碱不得少于5.0%，含表小檗碱、黄连碱和巴马汀的总量不得少于3.3%。

小檗碱的互变异构

小檗碱有季铵式、醇式和醛式的互变异构，通常是以季铵式存在，溶液为红棕色。如果在水溶液中加入过量的碱，可抑制季铵离子的解离，使其部分转变为醛式或醇式，溶液变为棕色或黄色。醇式或醛式小檗碱具有亲脂性，可溶于亲脂性有机溶剂。

季铵式（红棕色） 醇式（黄色） 醛式（黄色）

小檗碱的三种互变异构体

（二）理化性质

小檗碱又称黄连素，黄色针状结晶。小檗碱为季铵型生物碱，能缓慢溶于冷水，易溶于热水和热乙醇，呈强碱性。小檗碱的盐酸盐、硝酸盐、硫酸盐等均为黄色结晶，小檗碱的硫酸盐在水中的溶解度较大，而盐酸盐几乎不溶于水。

（三）提取与分离

利用小檗碱的硫酸盐易溶于水的性质，可用稀硫酸浸渍或渗漉提取小檗碱，然后结合盐析法使小檗碱硫酸盐转化为盐酸盐，再利用小檗碱盐酸盐在冷热水中溶解度的差异进行精制，其工艺流程如下：

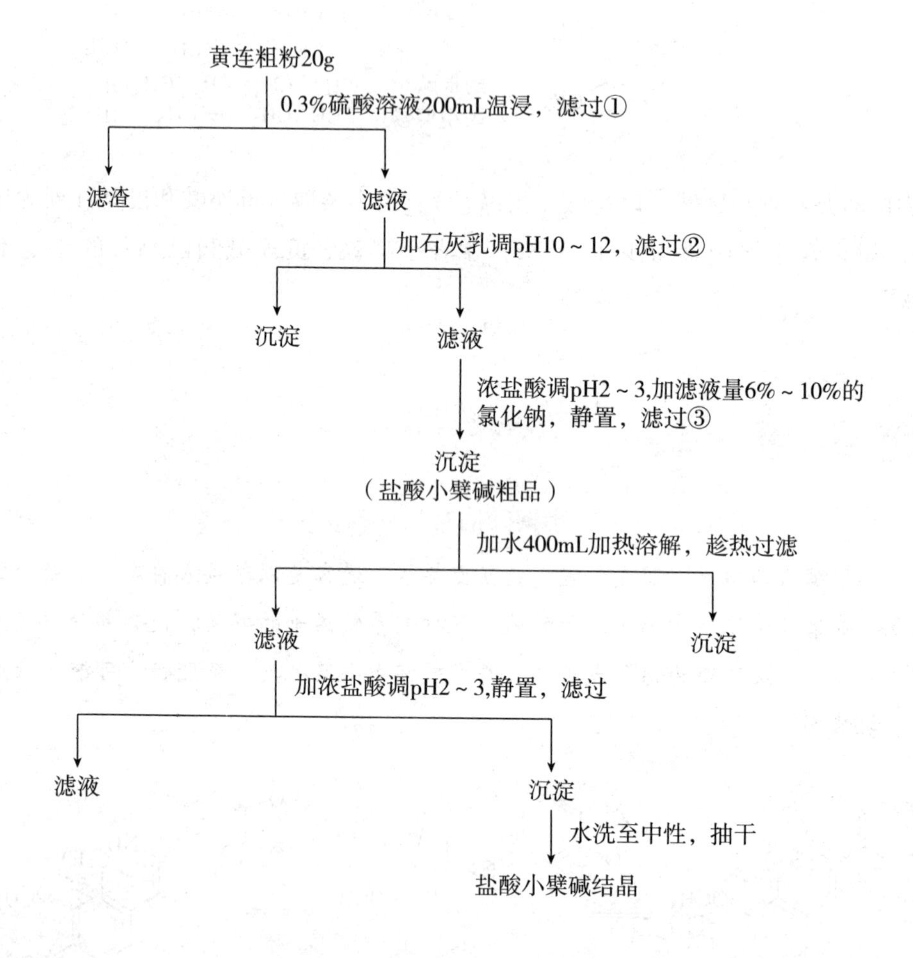

工艺分析：

①提取时硫酸浓度应控制在0.2%～0.3%，浓度过高会生成硫酸氢盐，水溶性（1∶150）下降，影响提取效率。

②用石灰乳调pH10～12，使小檗碱从硫酸盐转变为游离状态，并可沉淀黏液质、果胶

等多糖类杂质。

③盐析 NaCl 浓度不超过 10%，否则易造成盐酸小檗碱细小结晶呈悬浮状，难以滤过。

（四）检识

1. 沉淀反应　小檗碱能与生物碱沉淀试剂发生沉淀反应，可用于检识。

2. 丙酮试验　在小檗碱盐酸盐水溶液中，加入氢氧化钠使呈强碱性，滴加丙酮数滴，即可生成黄色结晶性的小檗碱丙酮加成物。

3. 漂白粉试验　在小檗碱的酸水溶液中，加入适量的漂白粉（或通入氯气），溶液显樱红色。

4. 没食子酸-浓硫酸反应　在小檗碱盐酸盐水溶液中，加入 5%没食子酸乙醇溶液 2~3 滴，蒸干，趁热加入硫酸数滴，即显深绿色。

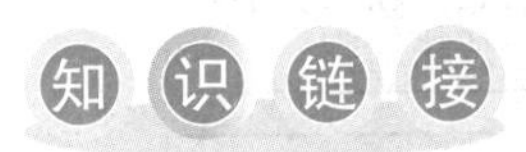

盐酸小檗碱

盐酸小檗碱对痢疾杆菌、大肠杆菌、金黄色葡萄球菌等有抑制作用。临床主要用于治疗胃肠炎、细菌性痢疾等肠道感染。

口服盐酸小檗碱不良反应较少，偶有恶心、呕吐、皮疹等，少数人有轻度腹或胃部不适，便秘或腹泻，停药后即消失。

含生物碱类成分的
常用中药

小结

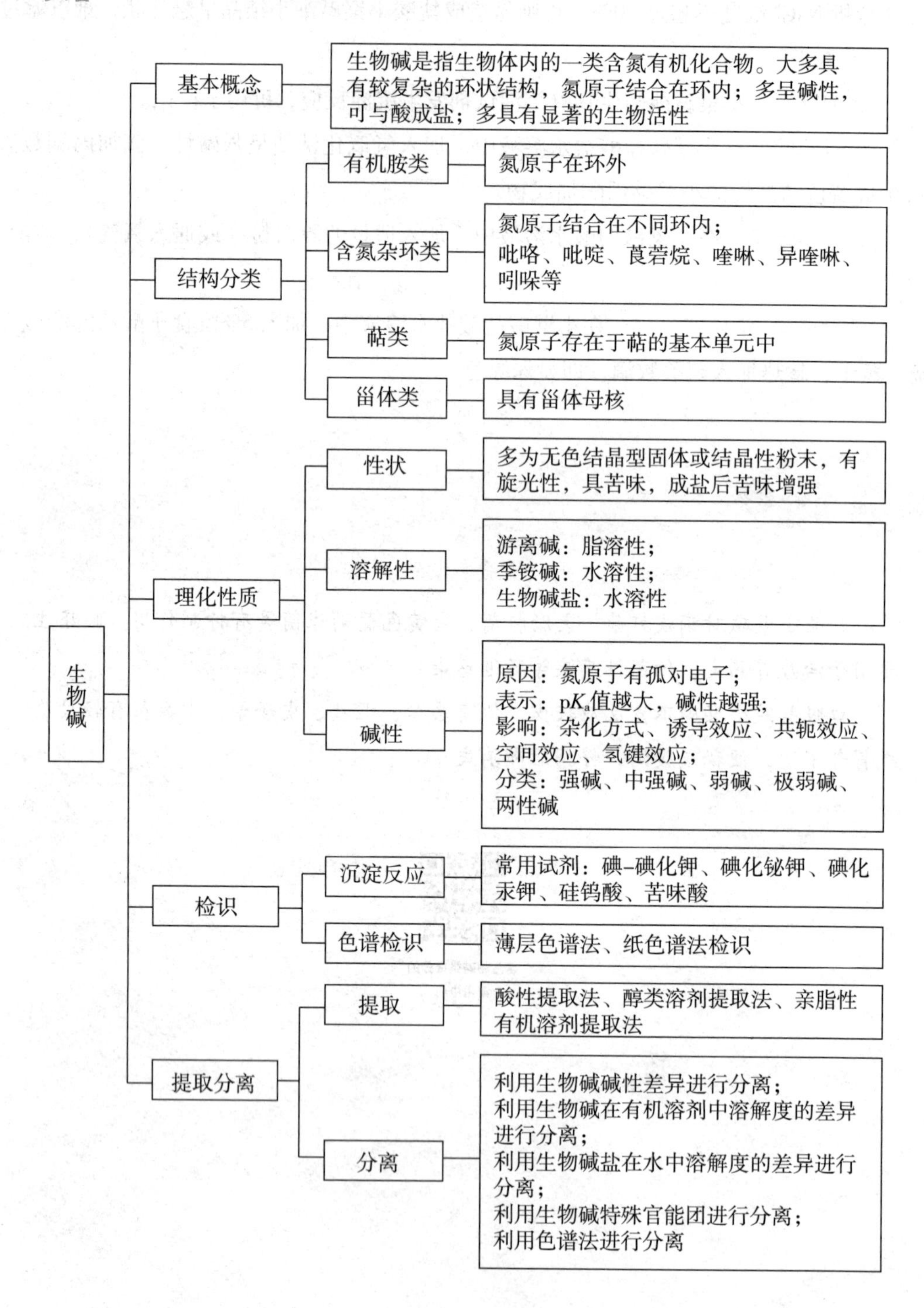
生物碱
基本概念
生物碱是指生物体内的一类含氮有机化合物。大多具有较复杂的环状结构，氮原子结合在环内；多呈碱性，可与酸成盐；多具有显著的生物活性
结构分类
有机胺类
氮原子在环外
含氮杂环类
氮原子结合在不同环内；
吡咯、吡啶、莨菪烷、喹啉、异喹啉、吲哚等
萜类
氮原子存在于萜的基本单元中
甾体类
具有甾体母核
理化性质
性状
多为无色结晶型固体或结晶性粉末，有旋光性，具苦味，成盐后苦味增强
溶解性
游离碱：脂溶性；
季铵碱：水溶性；
生物碱盐：水溶性
碱性
原因：氮原子有孤对电子；
表示：pK_a值越大，碱性越强；
影响：杂化方式、诱导效应、共轭效应、空间效应、氢键效应；
分类：强碱、中强碱、弱碱、极弱碱、两性碱
检识
沉淀反应
常用试剂：碘-碘化钾、碘化铋钾、碘化汞钾、硅钨酸、苦味酸
色谱检识
薄层色谱法、纸色谱法检识
提取分离
提取
酸性提取法、醇类溶剂提取法、亲脂性有机溶剂提取法
分离
利用生物碱碱性差异进行分离；
利用生物碱在有机溶剂中溶解度的差异进行分离；
利用生物碱盐在水中溶解度的差异进行分离；
利用生物碱特殊官能团进行分离；
利用色谱法进行分离

复习思考

一、单项选择题

1. 生物碱结构最显著的特征是(　　)

A. 含有 N 原子　　B. 含有 C 原子　　C. 含有 S 原子

D. 含有苯环　　E. 含有共轭体系

2. 生物碱碱性的表示方法常用(　　)

A. pK_b　　B. K_b　　C. pH

D. pK_a　　E. K_a

3. 对生物碱盐溶解度比较小的溶剂是(　　)

A. 乙醚　　B. 甲醇　　C. 乙醇

D. 酸水　　E. 水

4. 与生物碱反应产生黄色至橘红色沉淀的试剂是(　　)

A. 碘化汞钾　　B. 碘化铋钾　　C. 雷氏铵盐

D. 苦味酸　　E. 硅钨酸

5. 下列碱性最强的生物碱是(　　)

A. 季铵碱类　　B. 哌啶类　　C. 吡啶类

D. 吡咯类　　E. 苯胺类

6. 游离生物碱和生物碱盐都易溶解的溶剂是(　　)

A. 三氯甲烷　　B. 正丁醇　　C. 乙醚

D. 水　　E. 乙醇

7. 生物碱总碱的三氯甲烷溶液，用酸性不同的 pH（由高到低）缓冲溶液萃取，最先萃取的生物碱是(　　)

A. 碱性弱的　　B. 中等碱性　　C. 碱性强的

D. 酰胺类　　E. 吡啶类

8. 麻黄碱的结构类型是(　　)

A. 吡咯类　　B. 吡啶类　　C. 喹啉类

D. 异喹啉类　　E. 有机胺类

9. 可用水蒸气蒸馏法提取的生物碱是(　　)

A. 小檗碱　　B. 麻黄碱　　C. 莨菪碱

D. 东莨菪碱　　E. 苦参碱

10. 使东莨菪碱的碱性比莨菪碱弱的影响因素是(　　)

A. 氮原子的杂化方式　　B. 电性效应　　C. 空间位阻

D. 分子内氢键　　E. 同离子效应

11. 生物碱沉淀反应的条件是(　　)

A. 碱水　　B. 酸水　　C. 水

D. 苯　　E. 95%乙醇

12. 常用于检识生物碱类成分的沉淀试剂是(　　)

A. 三氯化铁　　B. 三氯化铝　　C. 碘化铋钾

D. 醋酸镁　　E. 盐酸-镁粉

13. 常用于分离季铵碱的是(　　)

A. 氯水　　B. 碘化铋钾　　C. 碘化汞钾

D. 碘-碘化钾　　E. 雷氏铵盐

14. 生物碱的薄层色谱法常用的显色剂是(　　)

A. 三氯甲烷　　B. 改良的碘化铋钾　　C. 醋酸

D. 三氯化铝　　E. 三氧化铁

15. 酸溶碱沉淀法适合提取、分离的成分是(　　)

A. 生物碱　　B. 强心苷　　C. 黄酮

D. 蒽醌　　E. 皂苷

16. 分离苦参碱和氧化苦参碱是利用两者(　　)

A. 在苯中的溶解度不同

B. 在三氯甲烷中的溶解度不同

C. 在乙醚中的溶解度不同

D. 在乙醇中的溶解度不同

E. 在水中的溶解度不同

17. 常利用草酸盐溶解度的不同分离的生物碱是(　　)

A. 麻黄生物碱　　B. 颠茄生物碱　　C. 黄连生物碱

D. 三颗针生物碱　　E. 苦参生物碱

二、配伍选择题

[18~21]

A. 小檗碱　　B. 麻黄碱　　C. 吗啡

D. 阿托品　　E. 苦参碱

18. 属于酸碱两性的是(　　)

19. 属于季铵碱的是(　　)

20. 具有酰胺结构的是(　　)

21. 是莨菪碱的外消旋体的是(　　)

[22~24]

A. 异喹啉生物碱　　B. 萜类生物碱　　C. 有机胺类生物碱

D. 吲哚类生物碱　　E. 甾体生物碱

22. 小檗碱属于(　　)

23. 麻黄碱属于(　　)

24. 利血平属于(　　)

[25~29]

A. 深绿色　　B. 樱红色　　C. 橘红色沉淀

D. 红棕色沉淀　　E. 类白色沉淀

25. 小檗碱与含氯石灰试剂反应呈(　　)

26. 小檗碱与没食子酸-浓硫酸试剂反应呈(　　)

27. 生物碱与碘化铋钾试剂反应产生(　　)

28. 生物碱与碘化汞钾试剂反应产生(　　)

29. 碘-碘化钾试剂反应产生(　　)

三、多项选择题

30. 影响生物碱碱性强弱的因素有(　　)

A. 氮原子的杂化方式　　B. 诱导效应　　C. 氢键效应

D. 空间位阻　　E. 共轭效应

31. 多数生物碱一般具有的性质是(　　)

A. 结晶或粉末状固体　　B. 有挥发性　　C. 黄色

D. 有碱性　　E. 有显著的生物活性

32. 生物碱的提取方法有(　　)

A. 酸水提取法　　B. 乙醇提取法　　C. 色谱法

D. 碱溶酸沉法　　E. 亲脂性有机溶剂提取法

33. 生物碱的分离依据是(　　)

A. 根据生物碱碱性的差异进行分离

B. 根据游离生物碱在有机溶剂中的溶解度的差异进行分高

C. 根据生物碱盐在水中的溶解度的差异进行分离

D. 根据季铵型生物碱与其他游离生物碱在水中的溶解度的差异进行分离

E. 根据生物碱的极性不同利用色谱法进行分离

34. 生物碱沉淀反应可用于(　　)

A. 预试中药中生物碱的存在

B. 分离过程中跟踪生物碱

C. 判断生物碱提取是否完全

D. 分离纯化水溶性生物碱

E. 生物碱薄层色谱法的显色剂

35. 含有小檗碱的中药有(　　)

A. 黄连　　B. 黄柏　　C. 大黄

D. 三颗针　　E. 黄芩

扫一扫，看课件

第四章
糖和苷类

【学习目标】

1. 掌握糖和苷类化合物的基本结构特点、理化性质和检识方法。
2. 熟悉糖和苷类化合物的分类、提取分离原理及方法。
3. 了解糖和苷类化合物的生物活性、分布及存在形式。

第一节 糖 类

一、概述

糖类广泛存在于自然界中，是植物光合作用的主要产物，占植物干重的80%~90%，葡萄糖、麦芽糖、乳糖等常见糖类为人类的活动提供主要能量。一直以来中药中的糖类被认为是无效成分，但近年研究表明中药中存在的多糖也具有独特的生物活性及生理作用，是一个有待开发的巨大宝库。

二、结构及分类

糖类是多羟基醛或多羟基酮及其分子间脱水形成一系列缩聚物的总称，根据其能否水解及水解产物的情况分为单糖、低聚糖、多糖三类。自然界存在的单糖有200余种，以五碳糖和六碳糖最为常见，如阿拉伯糖、D-葡萄糖、D-果糖等，而单糖的衍生物以糖醇和醛糖较为常见。中药中常见的低聚糖大多是由2~3个单糖分子组成的二糖或三糖，如麦芽糖（葡萄糖+葡萄糖）、蔗糖（葡萄糖+果糖）、龙胆糖（果糖+2葡萄糖）、芸香糖（葡萄糖+鼠李糖）等。中药中常见的多糖有淀粉、菊糖、树胶、果胶、黏液质、纤维素以及肝素、硫酸软骨素、香菇多糖、茯苓多糖、猪苓多糖等。糖类化合物主要结类型见表 4-1。

表 4-1　糖类化合物主要结构类型

结构类型		结构特点	代表化合物
单糖	醛糖	多羟基醛	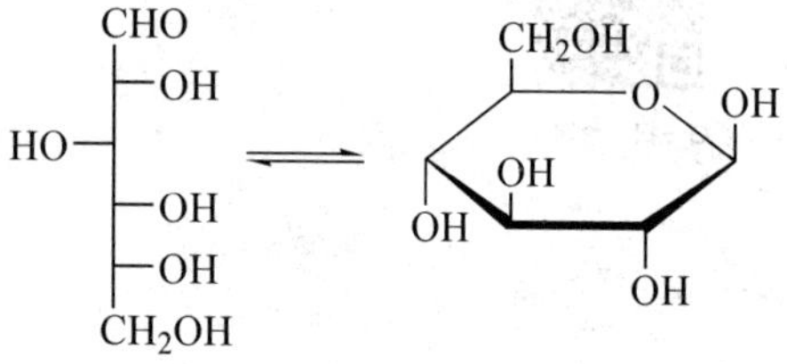 β-D-葡萄糖
	酮糖	多羟基酮	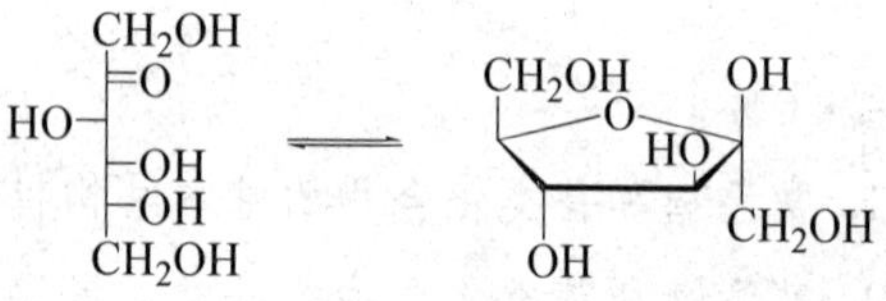 D-果糖
	去氧糖	6-去氧糖或2,6-二去氧糖	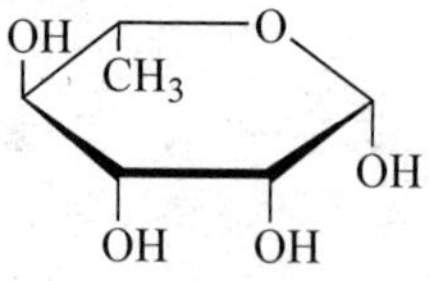 L-鼠李糖；D-洋地黄毒糖 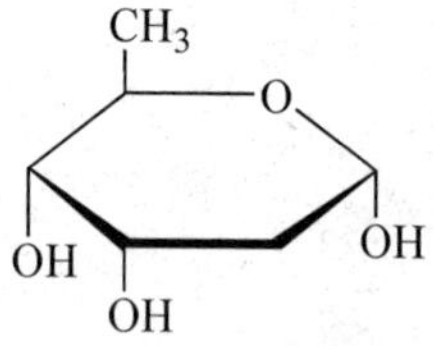
	糖酸	伯羟基被氧化为羧基	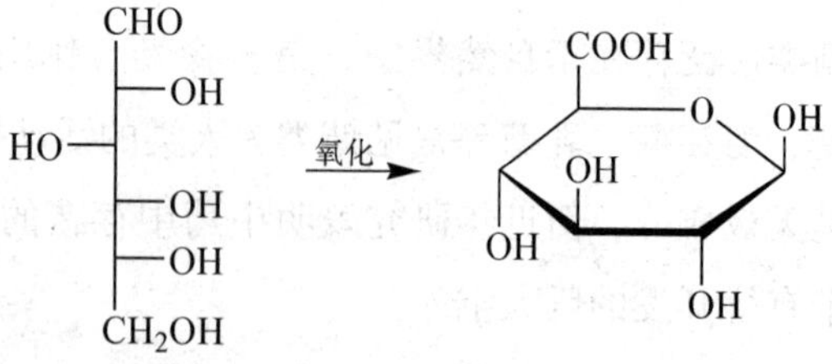 D-葡萄糖 —氧化→ D-葡萄糖醛酸
	糖醇	醛基或酮基还原为羟基	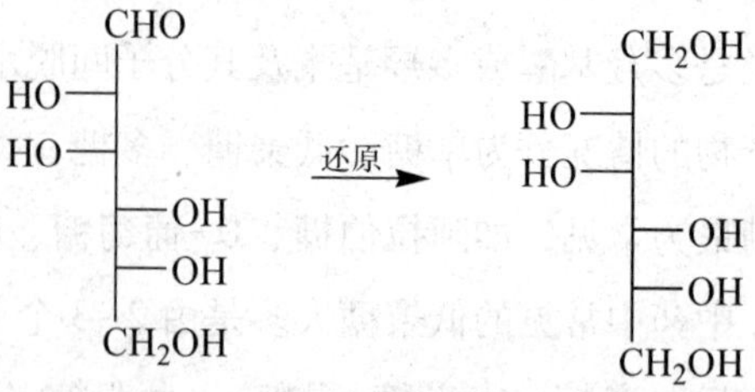 D-甘露糖 —还原→ 甘露醇

续表

结构类型	结构特点	代表化合物
低聚糖（又称寡糖）	由 2~9 个单糖分子脱水聚合而成	麦芽糖
多糖	由 10 个及以上单糖分子脱水聚合而成	淀粉、菊糖、树胶、果胶、黏液质、纤维素

单糖的 D/L 构型

单糖的结构常用费歇尔（Fischer）投影式和哈沃斯（Haworth）投影式表示。单糖的 D/L 构型以末位手性碳（*）原子上取代基（多为羟基或羟甲基）的方向不同而确定，在 Fischer 投影式中向右的为 D-型糖，向左的为 L-型糖，在 Haworth 投影式中向上的为 D-型糖，向下的为 L-型糖。如：

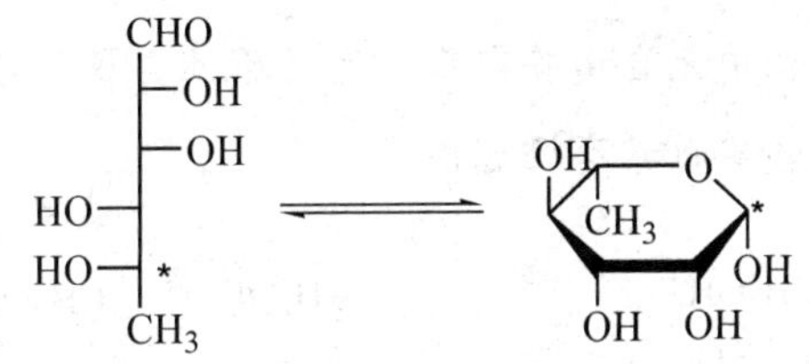

费歇尔（Fischer）投影式　　哈沃斯（Haworth）投影式

L-鼠李糖

三、理化性质和检识

（一）理化性质

单糖多为白色结晶，有甜味，易溶于水，可溶于稀醇，难溶于高浓度乙醇，不溶于苯、三氯甲烷等亲脂性有机溶剂，具有旋光性和还原性。

低聚糖的性质与单糖类似，多为结晶性固体，有甜味，易溶于水，难溶或不溶于乙醇等有机溶剂。含有游离半缩醛（酮）羟基的糖称为还原糖，反之则称为非还原糖，非还原糖被酶或酸水水解成单糖后具有还原性。

$$蔗糖 + H_2O \xrightarrow{H_2SO_4} 葡萄糖 + 果糖$$

蔗糖　　葡萄糖　　果糖

多糖与单糖和低聚糖的性质有较大差别。因分子量大，多为无定形粉末，无甜味和还原性，不溶于冷水或可溶于热水成胶体溶液，也不溶于乙醇等有机溶剂。被酶或酸水水解成单糖后具有还原性。

还原糖与非还原糖

低聚糖根据有无自由的苷羟基（又称半缩醛羟基），可分为还原性低聚糖和非还原性低聚糖。如麦芽糖的结构中保留有自由苷羟基，因而有还原性，属于还原性低聚糖。蔗糖的结构中无自由苷羟基，无还原性，属于非还原性低聚糖，这类糖经水解以后所生成的单糖具有还原性。

麦芽糖(还原性糖)　　蔗糖（非还原性糖）

（二）检识方法

1. α-萘酚-浓硫酸（Molish）反应　取供试液 1mL 于试管中，加 5%α-萘酚乙醇溶液 1~3 滴，摇匀后沿试管壁缓缓加入浓硫酸，若在两液层交界处有紫红色环产生，表明有还原性糖。其原理是多糖类遇浓硫酸被水解成单糖，浓硫酸又使单糖脱水成糠醛衍生物与α-萘酚发生酚醛缩合反应，生成紫色缩合物。

操作注意事项：沿试管壁缓缓加入浓硫酸，勿振摇，否则无分层现象。

$$\text{糖} \xrightarrow{\text{浓}H_2SO_4} HOH_2C\text{-(呋喃环)-}CHO \xrightarrow[\text{浓}H_2SO_4]{\alpha\text{-萘酚}} \text{紫红色复合物}$$

2. 碱性酒石酸铜（Fehling 试剂）反应　取供试液于试管中，加入等量斐林试剂，置水浴中加热，如产生氧化亚铜砖红色沉淀，表明供试液中含有还原糖。多糖和苷经水解后也可产生此类反应。

$$R\text{-}CHO+2Cu(OH)_2+NaOH \xrightarrow{\triangle} R\text{-}COONa+3H_2O+Cu_2O\downarrow$$

3. 氨性硝酸银（Tollen 试剂）反应　还原性糖与 Tollen 试剂反应产生金属银，呈银镜或黑色沉淀。

$$R\text{-}CHO+AgNO_3+NH_3\cdot H_2O \xrightarrow[\triangle]{OH^-} R\text{-}COONH_4+Ag\downarrow$$

四、 提取

糖类是极性大的中药成分，能溶于水和稀醇，不溶于亲脂性有机溶剂，从中药中提取糖时，一般都是用水或稀醇提取，由于多种物质共存的助溶作用，用乙醇回流提取也可提出单糖和一些低聚糖。水提液中的多糖常与其他成分共存，可利用多糖不溶于高浓度乙醇的性质，边搅拌边往水提取液缓慢加入乙醇使浓度达 80%以上，使多糖析出沉淀，过滤收集沉淀物，初步纯化富集多糖，称水提醇沉法，如果多糖为无效成分也用同法除去。

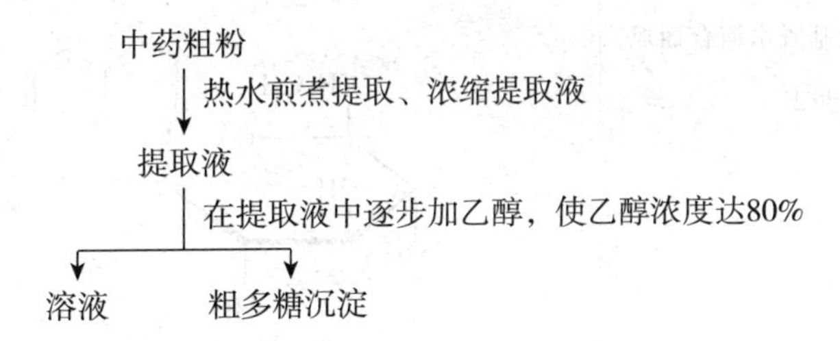

第二节　苷　类

一、 概述

苷也称“甙”，又称为配糖体，是糖或糖的衍生物的半缩醛羟基与非糖物质（苷元）脱水缩合而成的一类化合物，苷经水解后生成糖和非糖物质（苷元）两部分。糖普遍存在于植物内，与糖共存的天然化合物均可与糖结合成苷，故苷类化合物在植物体中分布非常广泛。苷的结构如下所示：

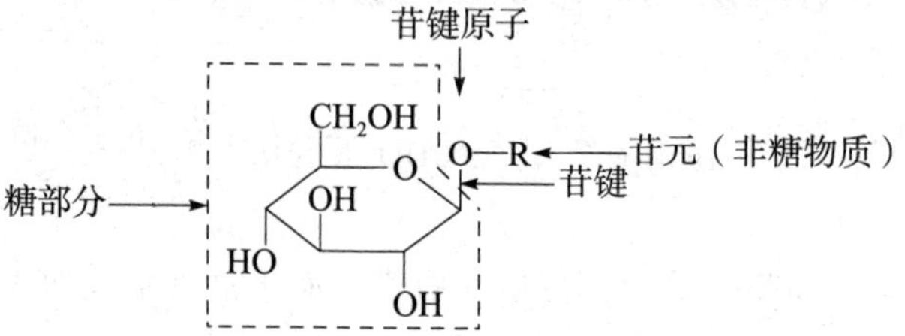

二、 结构及分类

苷类涉及的范围较广，苷元的结构类型差别很大，性质和生物活性各异，同时在植物中的存在和分布情况也很不相同，因此可将苷类按不同方式进行分类，根据组成苷键的原子不同，可分为氧苷（O-苷）、氮苷（N-苷）、硫苷（S-苷）、碳苷（C-苷）四种类型。

表 4-2 苷类化合物的结构类型

结构类型	结构特点	实例
氧苷	苷元上的酚羟基或醇羟基与糖的端基碳上的羟基脱水缩合而成，苷键原子为氧原子	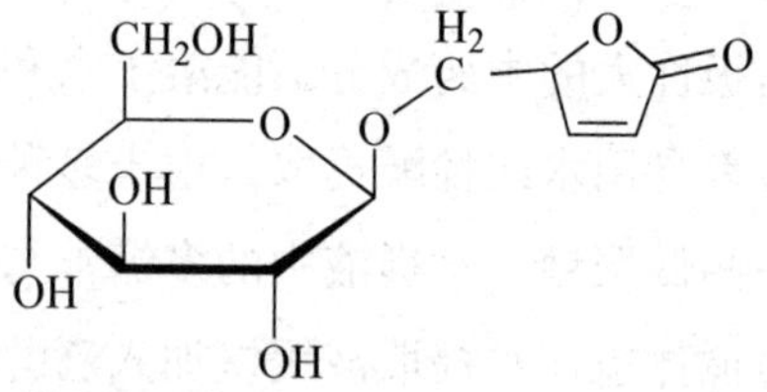 毛茛苷 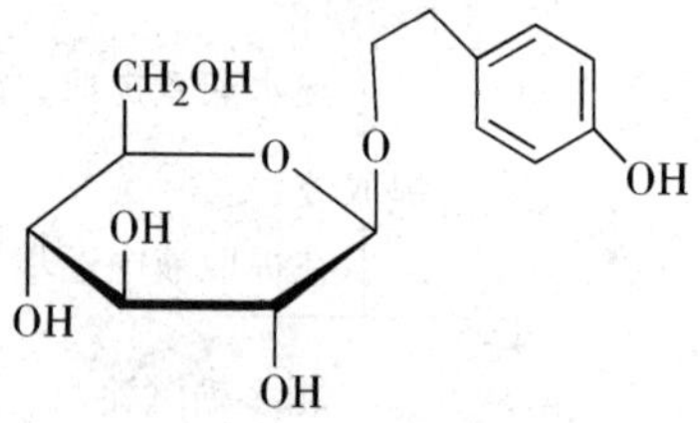 红景天苷
氮苷	苷元上的氨基与糖的端基碳上的羟基脱水缩合而成，苷键原子为氮原子	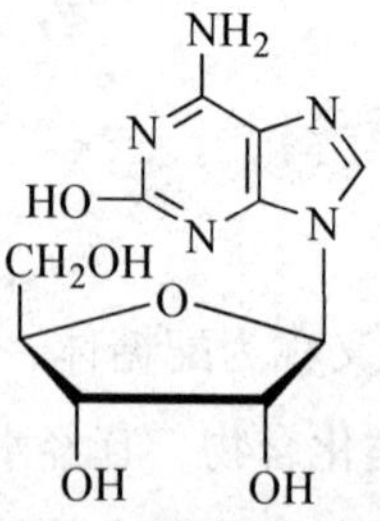 巴豆苷

续表

结构类型	结构特点	实例
硫苷	苷元上的巯基（-SH）与糖的端基碳上的羟基脱水缩合而成，苷键原子为硫原子	$H_2C{=}\overset{H}{C}-\overset{H_2}{C}-C(=N-O-SO_3^-K^+)-S-glc$ 黑芥子苷
碳苷	苷元碳上活性氢与糖的端基碳上的羟基脱水缩合而成，苷键原子是碳原子	芦荟苷

苷的其他分类方法

1. **按存在状态分** 原生苷（原存于植物体内的苷）；次生苷（原生苷水解失去部分糖的苷）。

2. **按糖的数目分** 单糖苷；双糖苷；三糖苷等。

3. **按苷元种类分** 黄酮苷；蒽醌苷；香豆素苷等。

三、 理化性质

1. 性状 糖基少的苷为无色结晶状，糖基多的苷为具有吸湿性的无定形粉末。苷类一般是苦味，少数为甜味，有些苷类对黏膜具有刺激作用，如皂苷、强心苷等。苷类本身无还原性，但水解后产生的游离糖具有还原性。

2. 旋光性 苷类多数呈左旋，但水解后生成的糖常是右旋的，比较水解前后旋光性的变化，可用于检识苷类的存在。但低聚糖和多糖分子中含有苷键，水解后混合物也是右旋的。

3. 溶解性　苷类因含有糖基，大多具有亲水性，可溶于水及亲水性有机溶剂，难溶于乙醚、苯等亲脂性有机溶剂。苷元因失去糖基而亲脂性增强，不溶或难溶于水，可溶或易溶于乙醇、丙酮、三氯甲烷、乙醚、苯等有机溶剂。苷的溶解性与糖基的数目及种类、苷元的结构及取代基的极性大小有较大关系，若苷元的结构较为简单，所含极性基团较多或连接的糖基越多，则亲水性增强，反之则亲脂性增强。碳苷的溶解性较为特殊，既不溶于水也难溶于有机溶剂。

4. 水解性　苷中的苷键在一定条件下会断裂，生成相应的水解产物。植物原存的原生苷（又称第一苷）经水解失去部分糖，生成含较少糖的苷类，称为次生苷（又名第二苷）。通过苷键的裂解可以了解苷元的结构，糖的种类和数目，苷元与糖、糖与糖之间的连接方式。苷键裂解的方法主要有酸水解、酶水解。

（1）酸水解　将苷放在5%~10%盐酸或硫酸水溶液或乙醇液中加热，因为酸水解的条件较剧烈，无论是单糖苷还是多糖苷经酸水水解后均生成苷元和单糖，而且在酸水解过程中苷元结构可能会被破坏，所以水解的温度与时间需根据苷元的性质而定。

为获得真正的苷元，防止酸水解过程中苷元结构发生变化，可用两相酸水解法，即在反应混合液中加入与水不相混溶的有机溶剂，使水解的苷元及时进入有机溶剂中，避免了长时间与酸接触而被破坏。

苷的酸催化裂解难易规律可概述如下：N-苷>O-苷>S-苷>C-苷；五碳糖苷>甲基五碳糖苷>六碳糖苷>七碳糖苷>糖醛酸苷。

（2）酶水解　植物体中的苷常与其水解酶共存，酶具有高度专属性，即一种酶仅能水解一种特定构型的苷键，例如β-果糖苷酶专使果糖苷键水解，麦芽糖酶专使α-葡萄糖苷键水解。酶水解条件温和（30~40℃），不会破坏苷元结构，可得到真正的苷元，水解生成物多为次生苷与单糖，也可得到苷元与低聚糖。

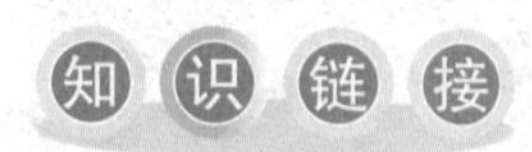

苦杏仁苷的水解

苦杏仁苷 $\xrightarrow{H_2O}$ 葡萄糖 + [苦杏仁腈] ⟶ 苯甲醛 + HCN

苦杏仁苷属于氰苷（氧苷键），在植物中酶的作用下可水解生成苷元苦杏仁腈，因苷元结构为α-羟腈，稳定性差，易分解失效，常用焯法和清炒法炮制，目的是为了降低苦杏仁酶的活性，一般炮制品的苦杏仁苷煎出率比生品高1.73倍。苦杏仁苷在体内水解产生的氢氰酸能抑制呼吸中枢，达到镇咳、平喘作用，但过量使用令呼吸中枢麻痹，导致服用者呼吸困难而死。在配方与制剂中需严格控制用量以防中毒。

四、 检识

苷类的检识包括苷元的检识和糖的检识，由于各类苷中的苷元结构差异较大，性质各异，其检识方法参见相关章节。苷类经水解后生成还原糖也可以发生Molish反应和Fehling反应，借此可用于苷的检识。

五、 提取

苷类化合物因苷元结构差别大，所连接糖的种类和数量也不同，彼此间性质差异大，很难有统一的方法。常用的系统溶剂提取流程如下：

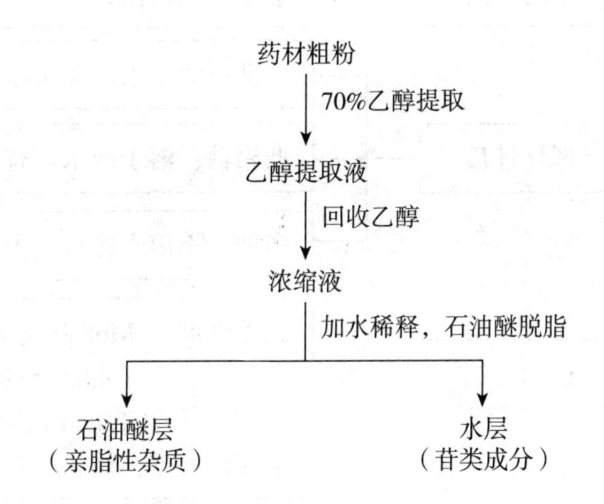

1. 原生苷的提取 植物体中的苷常与其水解酶共存，因此提取原生苷时要破坏或抑制共存酶的活性。常用的方法有：

（1）将药材直接投入到沸水中进行提取。

（2）将药材先用一定量的碳酸钙拌匀后再用沸水提取。

（3）用甲醇或60%以上的乙醇等作为提取溶剂提取。若用水为溶剂提取时，还要避免与酸、碱的接触，且所得提取液需进一步分离水溶性杂质。

2. 次生苷或苷元的提取 提取次生苷或苷元时，可利用酶将苷类水解成次生苷或苷元后提取。常用的方法是在提取药材中加入适量的温水，温度控制在35℃左右，放置24～48小时，用不同浓度的乙醇提取次生苷；或先酶解再酸水解后用醇、苯、三氯甲烷等提取苷元。

先提取后水解：先将苷类化合物从药材中提取出来，再用酸水解等方法将提取的苷类水解成次生苷或苷元，再选用正丁醇萃取次生苷或用亲脂性有机溶剂萃取苷元。

先水解后提取：此法是先将药材中苷类水解成次生苷或苷元，再选用亲水性或亲脂性有机溶剂进行提取的方法。水解的方式可以采用酶水解、酸水解，也可将酶水解与酸水解结合使用，即先将药材中的苷类用酶进行水解，再用酸水解成次生苷或苷元。

含苷类成分的
常用中药

小结

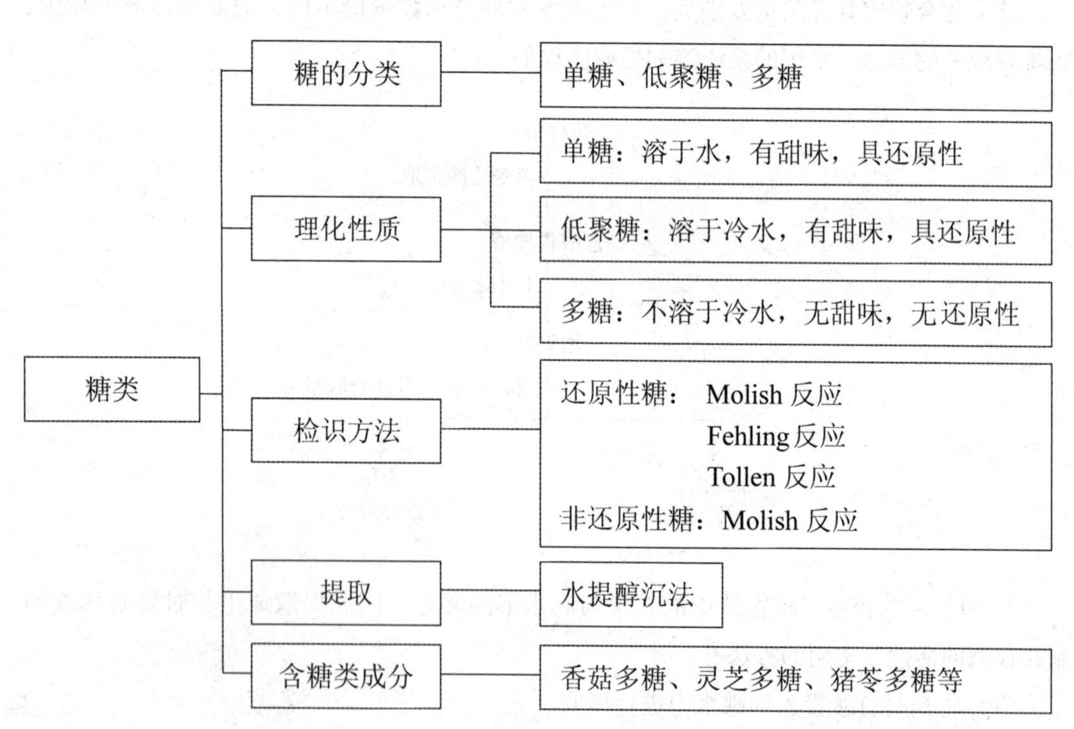

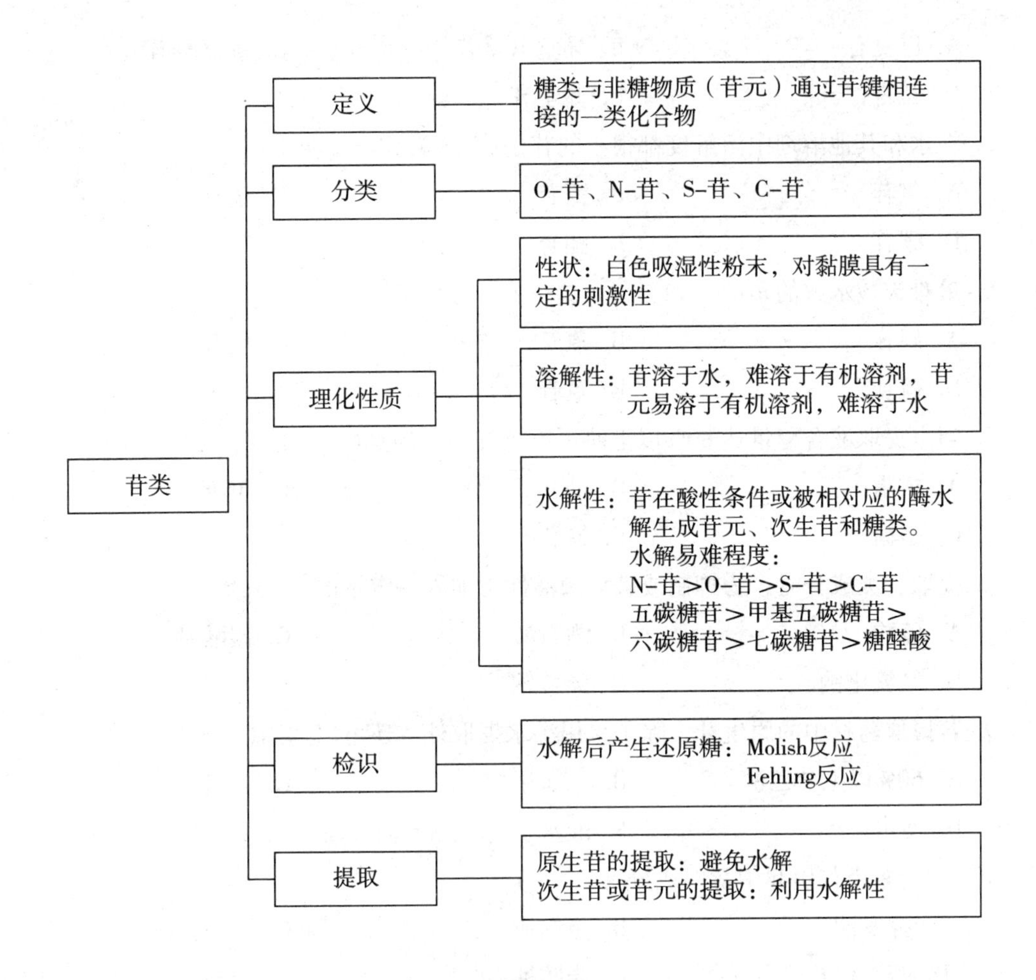

复习思考

一、单项选择题

1. 糖的确切含义是(　　)

A. 碳水化合物　　B. 多元醇类化合物　　C. 多羟基醛类化合物

D. 多羟基酮类化合物　　E. 多羟基醛（或酮）及其缩聚物

2. 下列哪种糖属于酮糖(　　)

A. 葡萄糖　　B. 鼠李糖　　C. 果糖

D. 甘露醇　　E. 麦芽糖

3. 根据苷原子分类，属于硫苷的是(　　)

A. 山慈菇苷　　B. 萝卜苷　　C. 巴豆苷

D. 芦荟苷　　E. 天麻苷

4. 水解后可产生氢氰酸的是(　　)

A. 巴豆苷　B. 异垂盆草苷　C. 垂盆草苷
D. 苦杏仁苷　E. 芥子苷

5. 在水和其他溶剂中溶解度都很小的苷是(　　)
A. 氧苷　B. 氮苷　C. 硫苷
D. 碳苷　E. 酯苷

6. 最难被酸水解的是(　　)
A. 碳苷　B. 氮苷　C. 氧苷
D. 硫苷　E. 氰苷

7. 当水提取液含醇量达80%以上时可以沉淀除去的是(　　)
A. 树脂　B. 油脂　C. 单糖
D. 多糖　E. 氰苷

8. 提取苷类成分时，为抑制或破坏酶活性常加入一定量的(　　)
A. 硫酸　B. 酒石酸　C. 碳酸钙
D. 氢氧化钠　E. 碳酸钠

9. 若提取药材中的原生苷，除了采用沸水提取外，还可以选用(　　)
A. 60%以上热乙醇　B. 三氯甲烷　C. 乙醚
D. 冷水　E. 酸水

10. 中药苦杏仁引起中毒的成分是(　　)
A. 挥发油　B. 蛋白质　C. 苦杏仁酶
D. 苦杏仁苷　E. 脂肪油

11. 糖或苷与Molish试剂反应的阳性现象是(　　)
A. 红色　B. 黄色　C. 蓝色
D. 紫红色环　E. 砖红色沉淀

12. 苦杏仁镇咳有效成分为苦杏仁苷水解产生的(　　)
A. 龙胆二糖　B. 野樱苷　C. 苯甲醛
D. 氢氰酸　E. α-羟基苯乙腈

13. 可以区别还原糖和苷的鉴别反应是(　　)
A. Molish反应　B. 菲林试剂反应　C. 碘化铋钾反应
D. 双缩脲反应　E. 茚三酮反应

14. 酶的活性温度通常是(　　)
A. 20~30℃　B. 30~40℃　C. 40~50℃
D. 50~60℃　E. 60~70℃

二、配伍选择题

[15~19]

A. S-苷　　B. O-苷　　C. N-苷

D. C-苷　　E. 氰苷

15. 天麻苷属于(　　)

16. 苦杏仁苷属于(　　)

17. 芦荟苷属于(　　)

18. 巴豆苷属于(　　)

19. 黑芥子苷属于(　　)

三、多项选择题

20. 下列糖属于多糖的是(　　)

A. 黏液质　　B. 蔗糖　　C. 树胶

D. 果胶　　E. 菊糖

21. 下列有关苷的论述，正确的是(　　)

A. 苷由苷元、苷键和糖基组成

B. 氮苷比氧苷易水解

C. 在酸催化下，碳苷最难水解

D. 苷有水解性

E. 苷元难溶于水

22. 可用于检识糖的反应有(　　)

A. 三氯化铁反应　　B. 苯胺试剂反应　　C. 托伦试剂反应

D. Molish 试剂反应　　E. 斐林试剂反应

23. 自中药中提取原生苷可采用(　　)

A. 冷水浸渍法

B. 沸水煎煮法

C. 60%以上乙醇回流提取法

D. 乙醚连续回流提取法

E. 酸水渗漉法

24. 自中药中提取原生苷，为抑制或破坏酶的活性，可采用(　　)

A. 在中药中加入碳酸钙　　B. 在中药中加入酸水加热　　C. 沸水提取

D. 甲醇提取　　E. 30~40℃保温

扫一扫，看课件

第五章 黄酮类化合物

【学习目标】

1. 掌握黄酮类化合物的理化性质、检识方法及提取分离方法。
2. 熟悉黄酮类化合物的定义、结构类型、分类依据及其特点。
3. 了解黄酮类化合物的分布特点和生物活性。

案例导入

一患者20岁，因身体不适，感觉咽部干燥、灼热，咽痛症状逐渐加重，后来出现吞咽疼痛。咽痛放射至两侧耳部及颈部。经医生诊断后为急性咽炎，给予该患者服用清开灵颗粒，治疗效果显著。

问题：因清开灵颗粒含有黄芩苷，其抗菌范围较广，其中对金黄色葡萄球菌、铜绿假单胞菌的抑制作用最强。黄芩苷属于黄酮类化合物，那么黄酮类化合物是怎样的一种物质？有怎样的结构特点及理化性质？如何提取分离？

第一节 概 述

黄酮类化合物是一类广泛存在于自然界重要的化学成分，因其结构上具有羰基且为黄色而得名。黄酮类化合物具有多方面的生物活性，且毒性较低，因此一直是国内外重点研究和开发利用的对象。截至2010年，已发现黄酮类化合物总数超过了10000种。

黄酮的传统含义是指以2-苯基色原酮为母核的化合物的总称。随着研究不断发展，现代含义是泛指二个苯环（A 环和 B 环）通过三碳链相互连接而成的一系列化合物的总称，具有 6C-3C-6C 基本骨架。

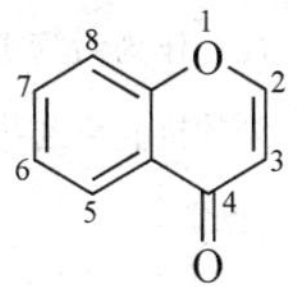

色原酮 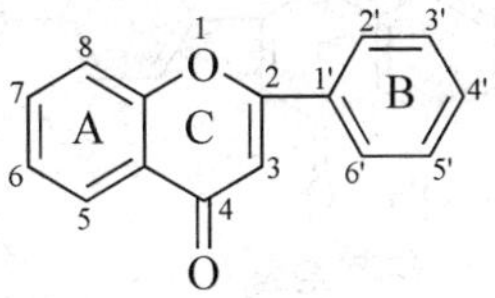　　2-苯基色原酮 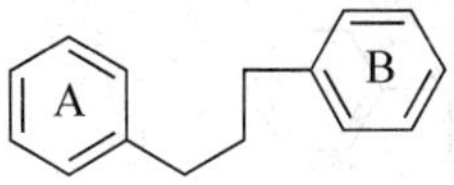　　6C-3C-6C

黄酮类广泛存在于众多科属的植物中，其中豆科、芸香科、菊科、伞形科、唇形科、姜科和鼠李科等植物中数量居多，藻类中数量较少。黄酮类化合物在植物体内常与糖结合成苷类或以游离的形式存在；经多年的研究表明，黄酮类化合物具有清热解毒、杀菌、消炎、镇静、降压、防癌等生物活性，临床使用广泛。例如，二氢槲皮素具有抗炎作用，槲皮素、桑色素具有抗菌抗病毒作用；芸香苷、葛根素、香叶木素和金丝桃苷用于治疗心脑血管系统的疾病等。

大豆异黄酮的生物活性

黄酮类化合物能够针对肿瘤细胞和癌细胞，诱发其死亡，从而起到抗肿瘤抗癌作用，而对正常组织及细胞的凋亡起减缓作用。如大豆异黄酮是大豆生物活性物中最有医疗价值的活性成分，大豆异黄酮对体外白血病细胞的分裂周期产生阻滞，而不引起周围正常细胞的活动。

第二节　结构与分类

黄酮类化合物结构各异，数量繁多，根据其基本母核中 B 环连接的位置（C_2位或 C_3位）、三碳链是否成环以及三碳链的氧化程度等三个方面进行分类，见表 5-1。

表5-1 黄酮类化合物主要结构类型

结构类型	代表化合物	生物活性
1. 黄酮类 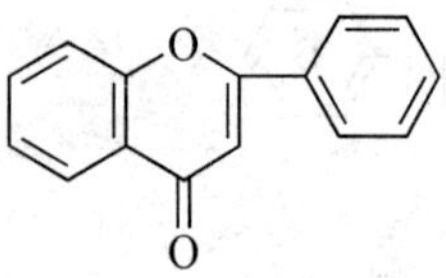 O; O 典型2-苯基色原酮	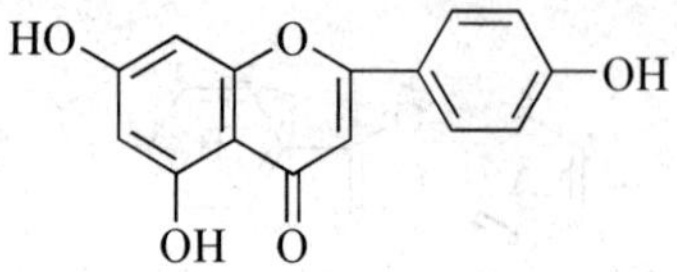 HO; O; OH; OH O 芹菜素	芹菜素能抑制致癌物质的致癌活性；作为治疗HIV和其他病毒感染的抗病毒药物
黄酮醇类 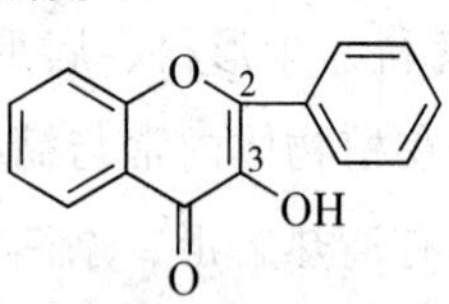 O; 2; 3; OH; O C_3位有-OH取代	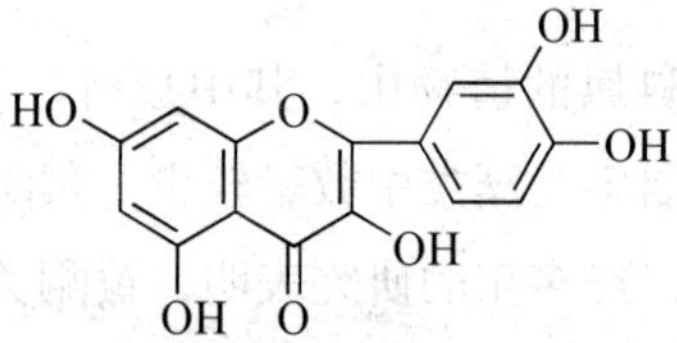 OH; HO; O; OH; OH; OH O 槲皮素	槲皮素具有较好的止咳祛痰作用，还有增强毛细血管抵抗力、扩张冠状动脉、降血脂等作用
2. 二氢黄酮类 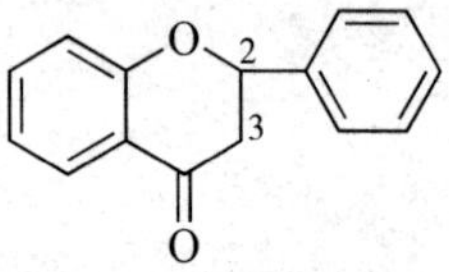 O; 2; 3; O C_2、C_3位的双键被氢化	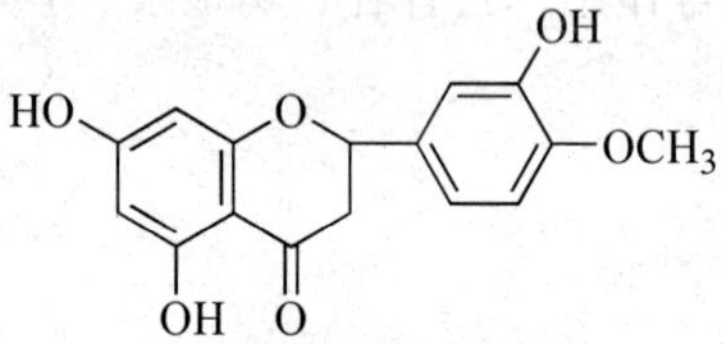 OH; HO; O; OCH_3; OH O 橙皮素	橙皮素具有维生素P样效能，有预防冻伤和防止紫外线辐射作用
二氢黄酮醇类 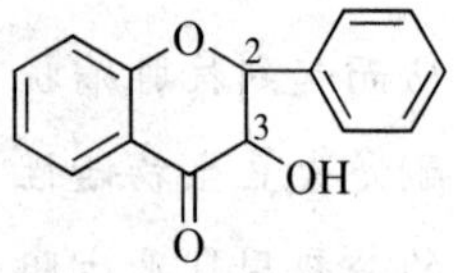 O; 2; 3; OH; O C_3位有-OH取代	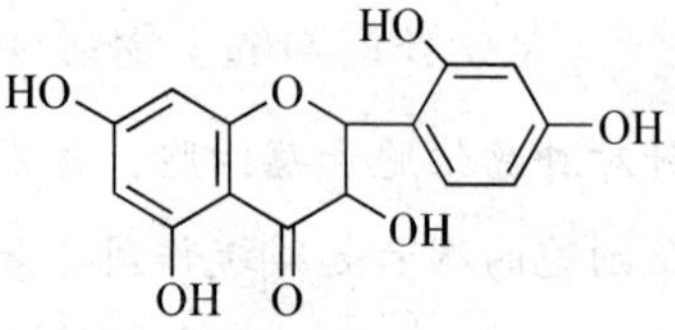 HO; HO; O; OH; OH; OH O 二氢桑木素	二氢桑木素存在于桑叶中，具有较强的祛风湿、利关节、行水气作用
3. 查耳酮类 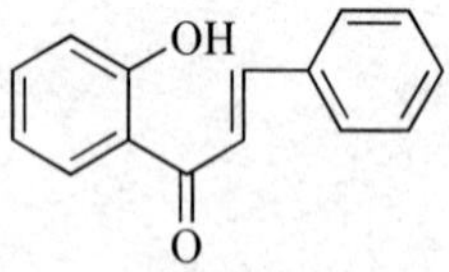 OH; O A\B环以三碳链接	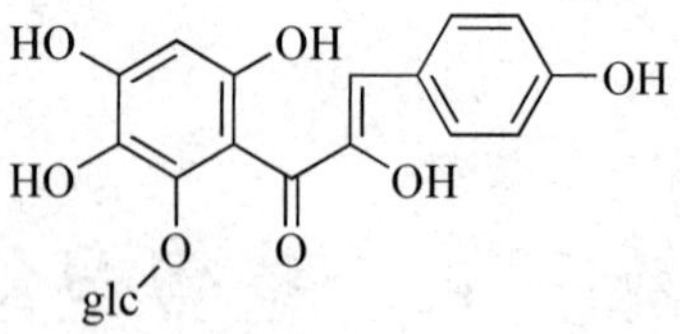 HO; OH; OH; HO; OH; O; O; glc 红花苷	红花苷存在于中药红花中，具有抗凝血和提高人体的耐缺氧能力等作用

续表

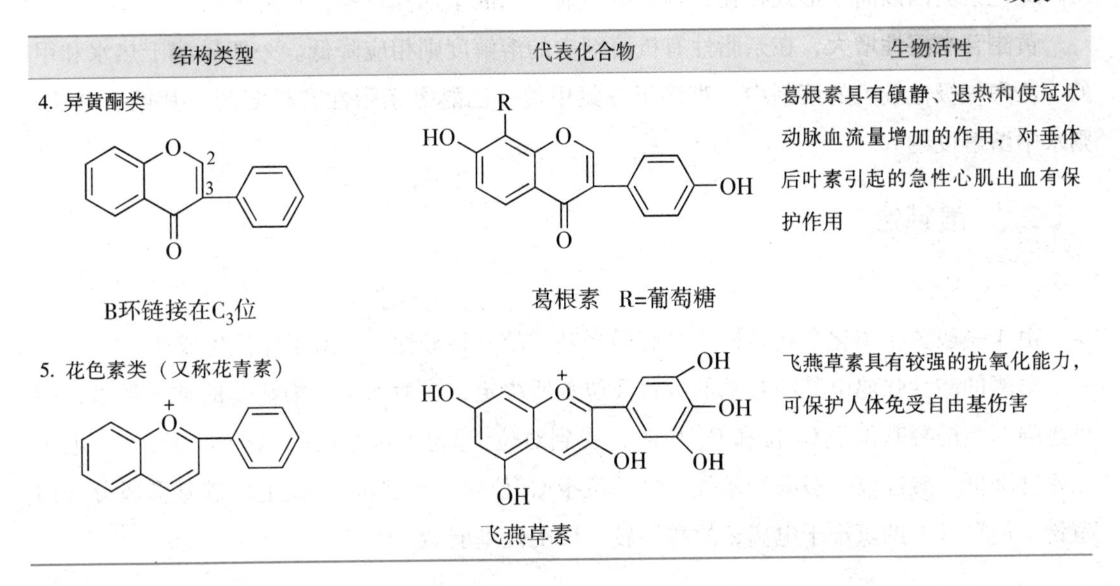

结构类型	代表化合物	生物活性
4. 异黄酮类 B环链接在C_3位	葛根素 R=葡萄糖	葛根素具有镇静、退热和使冠状动脉血流量增加的作用，对垂体后叶素引起的急性心肌出血有保护作用
5. 花色素类（又称花青素）	飞燕草素	飞燕草素具有较强的抗氧化能力，可保护人体免受自由基伤害

第三节　理化性质

一、性状

黄酮类化合物颜色多以黄色为常见，部分不显色；一般以结晶性固体存在，少数（如黄酮苷）为无定性粉末。除二氢黄酮、二氢黄酮醇、黄烷及黄烷醇具有旋光性外，其余无光学活性。苷类由于在结构中含有糖基，所以均有旋光性，并多为左旋。

黄酮类化合物的显色规律是由其化学结构的交叉共轭体系决定，交叉共轭体系的长短和助色团（—OH、—OCH_3）的取代位置、取代基类型和数目都影响颜色的深浅。通常黄酮、黄酮醇及其苷类多显浅黄色至黄色；查耳酮多为黄色至橙黄色；异黄酮结构的交叉共轭体系，由于其共轭碳链较短，故只显淡黄色；花色素及苷元的颜色变化受到 pH 不同影响，其一般规律是 pH<7（显红色）、pH＝8.5（显紫色）、pH>8.5（显蓝色）。黄酮类化合物结构在在 C_7 位及 C_4'位置上引入助色团—OH、—OCH_3 后，可促进结构发生电子移位、重排，使其化合物的颜色加深尤为明显，其他位置则影响较小。

二、溶解性

黄酮苷元一般易溶于甲醇、乙醇、三氯甲烷等有机溶剂，难溶于水；但大多数黄酮类化合物结构中因含有羟基，其亲水性加强，故不溶于石油醚，此性质可用于分离脂溶性杂质。花色素类因以离子形式存在，具有盐的通性，故亲水性较强，易溶于水。

黄酮苷水溶性增大，在亲脂性有机溶剂中的溶解度则相应降低。一般易溶于热水和甲醇、乙醇等极性较大的溶剂中，难溶于三氯甲烷、乙醚等亲脂性有机溶剂。其糖链越长，则水中溶解度越大。

三、 酸碱性

（一）酸性

由于一般黄酮类化合物结构中具有酚羟基，故其显酸性，可溶于碱液生成盐。

黄酮的酸性强弱由其酚羟基的数目及位置所决定，一般而言，酚羟基的数量越多，酸性越强。当酚羟基位于 C_7 位和 $C_4{}'$ 位时，受到对位 C_4 位上羰基的吸电子作用影响，电子云密度降低，酸性较一般酚羟基强；羟基位于 C_5 位时，与邻位 C_4 位上的羰基形成分子内氢键，使羟基上的氢难于电离，故酸性较一般酚羟基弱。

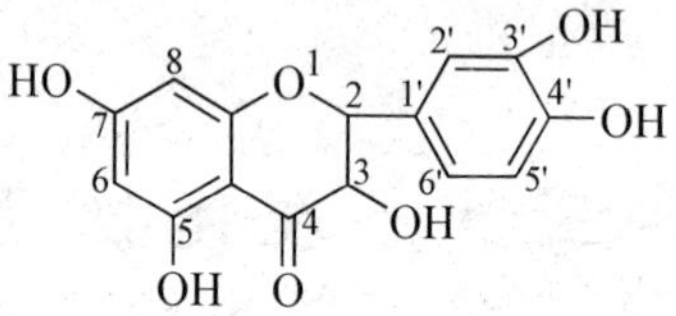

具有7,4′-二羟基的黄酮酸性较强，能与强弱不同的碱成盐；具有7或4′-羟基的黄酮酸性次之，可与中强碱或强碱成盐；而一般酚羟基和5-羟基的酸性较弱，仅能溶解于强碱性溶液中，碱液的浓度也不同。综上所述，黄酮类化合物的酸性强弱以及在不同碱液中的溶解情况见表5-2。

表5-2 黄酮类化合物酸性强弱

酸性强弱顺序	7,4′-二羟基	>	7或4′-羟基	>	一般羟基	>	5-羟基
不同碱液溶解	5%$NaHCO_3$		5%Na_2CO_3		0.2%NaOH		4%NaOH

由于黄酮类化合物强弱酸性的差异，可运用于黄酮类的提取、分离和鉴定。

（二）碱性

黄酮吡喃环上1-位氧原子，因有未共用电子对，可接受质子，故表现出微弱碱性，可与无机强酸（如浓盐酸等）生成锌盐，由于其颜色比较特殊，可用于鉴别，且可与生物碱沉淀试剂形成沉淀。但该盐极不稳定，加水稀释即会解离。

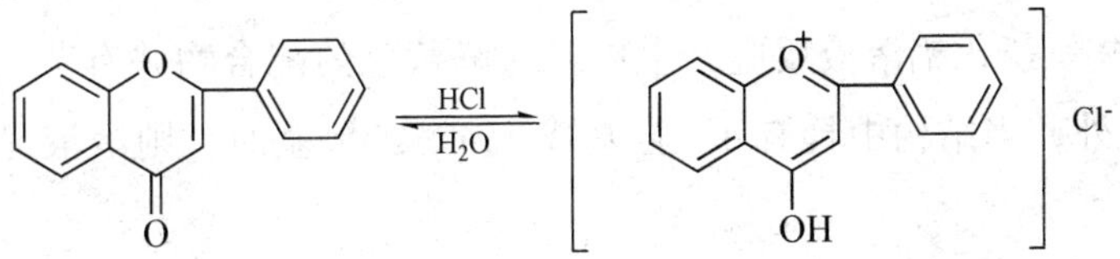

$\xrightleftharpoons[H_2O]{HCl}$ Cl^-

第四节　检　识

一、 化学检识

（一）还原反应

1. 盐酸-镁粉（或锌粉）反应　这是常用鉴定黄酮类物质的颜色反应。将样品溶于甲醇或乙醇液中，加镁粉（或锌粉）少许，微热，滴加浓盐酸 1~3 滴，静置 1~2 分钟可显色（必要时可再微热）。多数黄酮、黄酮醇、二氢黄酮及二氢黄酮醇类化合物显橙红~紫红色。少数显紫~蓝色；异黄酮类除少数外，大多不显色；查耳酮、花色素不反应，但二者在单纯浓盐酸酸性下也会显颜色变化，出现假阳性反应，故可先用浓盐酸做空白对照实验，以消除干扰。

$$\text{样品乙醇液}\xrightarrow[\text{微热}]{\text{少许镁粉（或锌粉）}}\text{溶液}\xrightarrow[\text{静置}]{\text{浓盐酸 1~3 滴}}\text{显色}$$

2. 四氢硼钠（钾）反应　四氢硼钠（钾）是对二氢黄酮类化合物专属性较高的一种还原剂。将样品溶于乙醇液中，加入等量的 2% $NaBH_4$ 的甲醇液，1 分钟后再加浓硫酸或浓盐酸数滴，反应呈紫~紫红色，其他黄酮类化合物不显色，故可用于与其他黄酮的区别检识。该反应是二氢黄酮、二氢黄酮醇类化合物的专属性反应。

$$\text{样品乙醇液}\xrightarrow{2\%NaBH_4,\ 1\text{ 分钟}}\text{溶液}\xrightarrow{\text{数滴浓硫酸}}\begin{cases}\text{显色（二氢黄酮、二氢黄酮醇类）}\\ \text{不显色}\end{cases}$$

（二）金属盐类试剂的配合反应

黄酮类化合物具有下列结构时，可与铝盐、锆盐、镁盐、铅盐等试剂反应，生成有色配合物或沉淀。

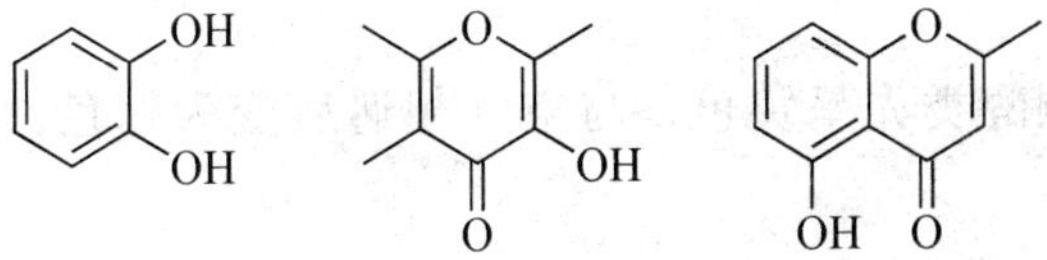

邻二酚羟基　　4-酮-3-羟基　　4-酮-5-羟基

1. 三氯化铝反应　黄酮类化合物中具有邻二酚羟基、4-酮-3-羟基或4-酮-5-羟基结构时，可与1%三氯化铝溶液反应，生成多为鲜黄色的配合物并有荧光，可用于定量及定性分析。此外，当结构中具有4′-羟基或7,4′-二羟基时，则溶液显天蓝色并具有荧光。

2. 锆盐-枸橼酸反应　该反应常用于区别5-羟基黄酮和3-羟基黄酮。黄酮类化合物中具有的4-酮-5-羟基和4-酮-3-羟基结构时，与二氯氧锆（$ZrOCl_2$）甲醇液反应，两者均生成锆盐配合物显黄色。但由于4-酮-3-羟基锆盐配合物比4-酮-5-羟基锆盐配合物更加稳定（二氢黄酮醇除外），所以分别再加入枸橼酸甲醇溶液时，3-羟基黄酮溶液仍呈鲜黄色，而5-羟基黄酮溶液的颜色褪去。

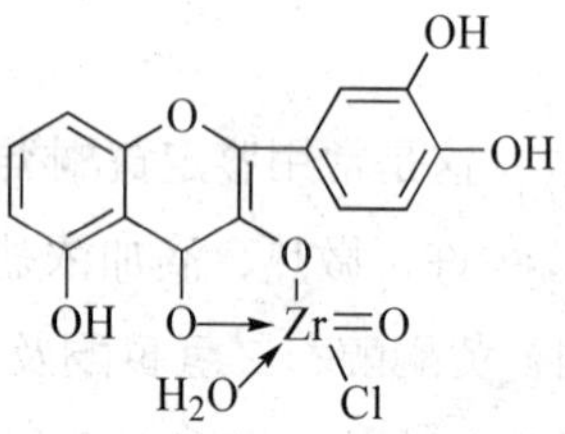

区别方法：

样品乙醇液 —2%二氯氧锆甲醇液→ 鲜黄色 —2%枸橼酸甲醇液→ ①黄色不褪（3-羟基黄酮）；②黄色褪去（5-羟基黄酮）

3. 醋酸镁反应　该反应可在滤纸上进行，实验时在滤纸上滴加一滴供试液，喷以显色剂醋酸镁甲醇溶液，加热干燥，置于紫外光灯下观察。二氢黄酮、二氢黄酮醇类可显天蓝色荧光，若具有3-羟基，颜色更为明显。而黄酮、黄酮醇及异黄酮类等化合物则显黄~橙黄~褐色。

此外，醋酸铅等金属盐类试剂也常用于黄酮的检识。

（三）碱性试剂呈色反应

黄酮类化合物还能与某些碱性试剂产生颜色变化，可用于鉴别结构中的某些特征。

将样品乙醇液滴于滤纸上，干燥后，经过氨熏呈现的颜色会在空气中会慢慢褪去，但用碳酸钠溶液处理呈现的颜色则不会褪色。例如：

（1）在碱液中二氢黄酮类易开环，变成相对应的异构体查耳酮类化合物，显橙至黄色。

（2）在碱液中黄酮醇类先呈黄色，与空气相遇后变为棕色，因此可与其他黄酮类区别。

（3）在碱液中，黄酮类化合物当分子中有3,4′-二羟基或邻二酚羟基取代，其结构不稳定，易被氧化，可产生黄色~深红色~绿棕色的沉淀。

二、 色谱检识

（一）纸色谱法

纸色谱适合分离检识各种类型黄酮类化合物，包括苷和苷元。苷元的极性小，常用醇性溶剂进行展开，如正丁醇-醋酸-水（4∶1∶5上层）；黄酮苷类极性较大，多采用水性溶剂进行展开；花色素类则可用含盐酸或醋酸的溶液作为展开剂。待展开的物质为黄酮苷元和苷混合物时，则可采用双向色谱法，第一向用醇性溶剂展开，第二向用水性溶剂展开，可使苷元和苷很好地分离。双向纸色谱能证明黄酮类化合物存在于植物粗提物中的最好方法之一。

黄酮类化合物大多显颜色，可在可见光下或紫外光观察斑点颜色，也可通过氨熏处理、喷洒10%Na_2CO_3水溶液或1%$AlCl_3$甲醇液等方法观察斑点的位置及颜色，此法在薄层色谱显色中同样适用。

（二）薄层色谱法

一般采用吸附薄层，较常用于分离和检识极性较弱的黄酮类化合物，吸附剂大多用硅胶和聚酰胺。常用的展开剂如甲苯-甲酸甲酯-甲酸（5∶4∶1），可以根据成分极性的差异适当调整甲酸和甲苯的比例；另外还有三氯甲烷-甲醇（85∶15）、苯-甲醇（95∶5）等。

第五节　提取与分离

一、 提取

（一）热水提取法

因黄酮苷类大多数可溶于水，此法可用于提取黄酮苷类。为避免苷类在提取过程中发生水解，常用沸水提取的方法，让植物中酶的活性在高温下破坏，从而提取到完整的苷类。但该法在提取中同时溶解较多的水溶性杂质，可在水提液浓缩后，加入数倍量的浓乙醇，以沉淀形式除去提取液中水溶性杂质如多糖类、蛋白质等。

（二）有机溶剂提取法

对于少数极性较大的苷元和黄酮苷类，可用不同浓度的极性较大的有机溶剂如甲醇、乙醇、丙酮等进行提取；极性较小的有机溶剂适用大多数苷元的提取，如乙酸乙酯、三氯甲烷、乙醚等。在植物中黄酮类化合物存在的位置不同，共存的所含杂质成分也不同，对得到的提取粗品可用适当的溶剂进行精制和纯化处理。

（三）碱溶酸沉法

利用黄酮类化合物结构中大多含有酚羟基而显酸性，易溶于碱水，难溶于酸水的性质，采用碱水提取，所得到的碱水提取液加酸酸化后，黄酮类化合物又以游离形式沉淀析出。此法适用于含游离酚羟基的黄酮苷元及其苷的提取，具有安全、经济、应用广泛等特点。

注意事项：提取用的碱液碱性不宜太强，因为在强碱条件特别是加热时，破坏黄酮的母核；加酸酸化时，也需控制酸性，不宜过强，以免析出的游离黄酮生成𬭩盐又重新溶解。

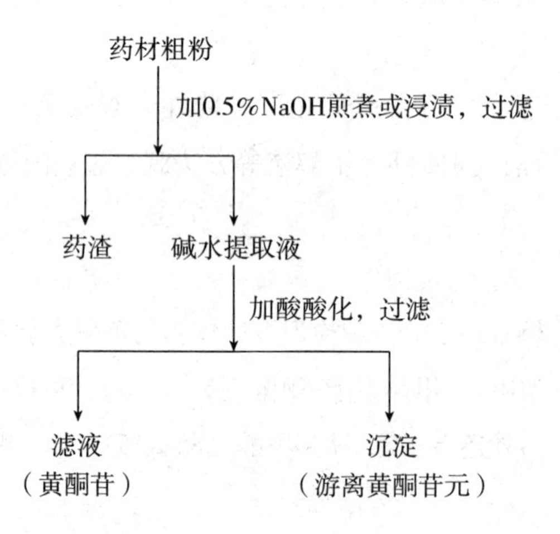

常用的碱水有：稀氢氧化钠溶液、饱和石灰水溶液及5%碳酸钠溶液等，选择时应考虑到提取成分酸性强弱、共存其他成分的性质等因素。如当药材为花、果实类时，通常含有大量果胶、黏液质等水溶性杂质，可用石灰水溶液进行提取。石灰水与上述含—COOH的水溶性杂质可生成钙盐沉淀，有利于提取液中黄酮类化合物的纯化处理。

二、 分离

经提取所得的黄酮多为复杂的混合物，实际中必须进行分离，常用的分离方法如下：

（一）有机溶剂萃取法

此法主要利用杂质、苷和苷元之间的极性差异进行分离，可用于黄酮苷与苷元的分离，同时也用于处理杂质成分。如果苷元的极性较苷类的小，可先用极性较小的有机溶剂，从水提液中萃取出苷元，再用较大极性的有机溶剂反复萃取出苷类成分，从而使苷元和苷分离。

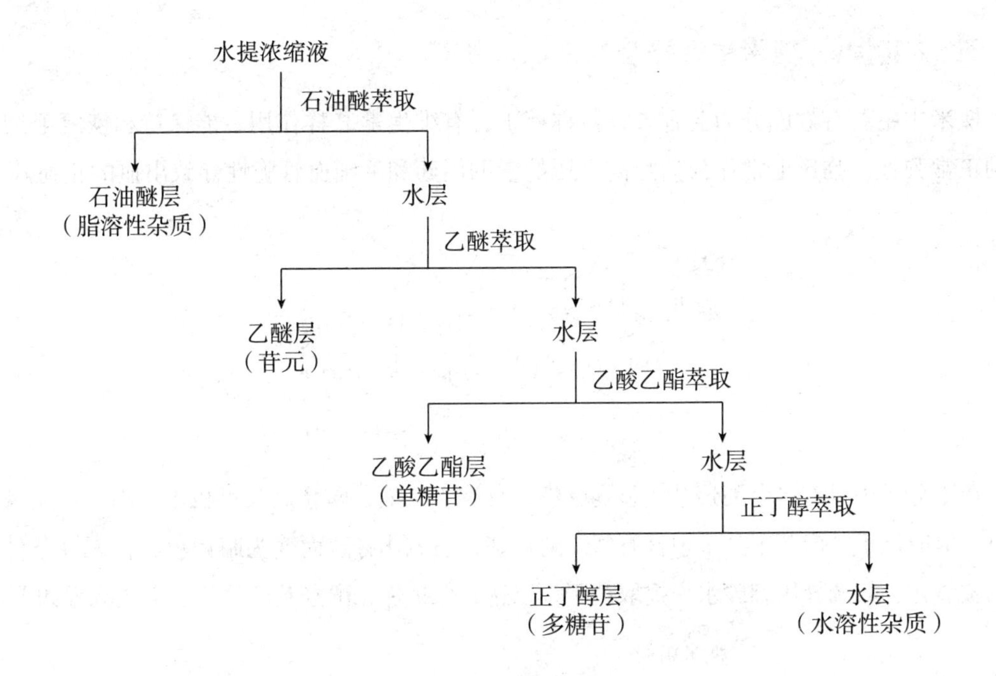

（二）pH 梯度萃取法

黄酮苷元所含酚羟基数目及位置的不同，其酸性强弱也不同，将混合物先溶于亲脂性有机溶剂中，再依次利用碱性由弱到强的碱液进行萃取，将各成分相互分离，即采用 pH 梯度萃取法分离。本法适用于酸性强弱不同的黄酮苷元混合物分离。

具体用于萃取的碱液与不同酸性黄酮的对应关系如下：

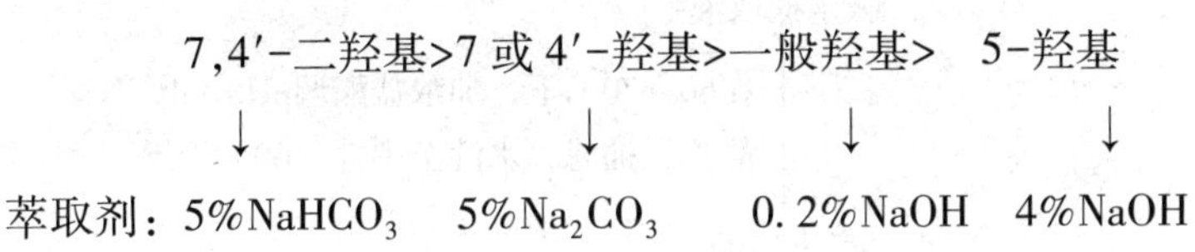

聚酰胺柱色谱法在黄酮分离中的应用

聚酰胺柱色谱法常用于分离混合的黄酮类化合物，其原理是黄酮类化合物分子中酚羟基与聚酰胺的酰胺羰基结合成氢键从而形成吸附力，吸附力的大小与酚羟基数目多少、位置及氢键缔合力大小有关。用于分离各种类型的黄酮类化合物，包括苷和苷元。

三、实例：槐米中芸香苷的提取与分离

槐米中主要有效成分为芸香苷，俗称芦丁，有维生素 P 样作用，能保持和恢复毛细血管的正常弹性，临床上常作为治疗高血压的辅助用药和毛细血管脆性导致出血的止血药。

芦丁分子中具有多个酚羟基，显弱酸性，易溶于碱液，酸化后又可析出，因此可用碱溶酸沉法提取芦丁。但芦丁分子中含有邻二酚羟基，易氧化分解而变为暗褐色，在碱性条件下更易被氧化，故选择用硼砂水来提取芦丁，以达到保护邻二酚羟基的目的。工艺流程如下：

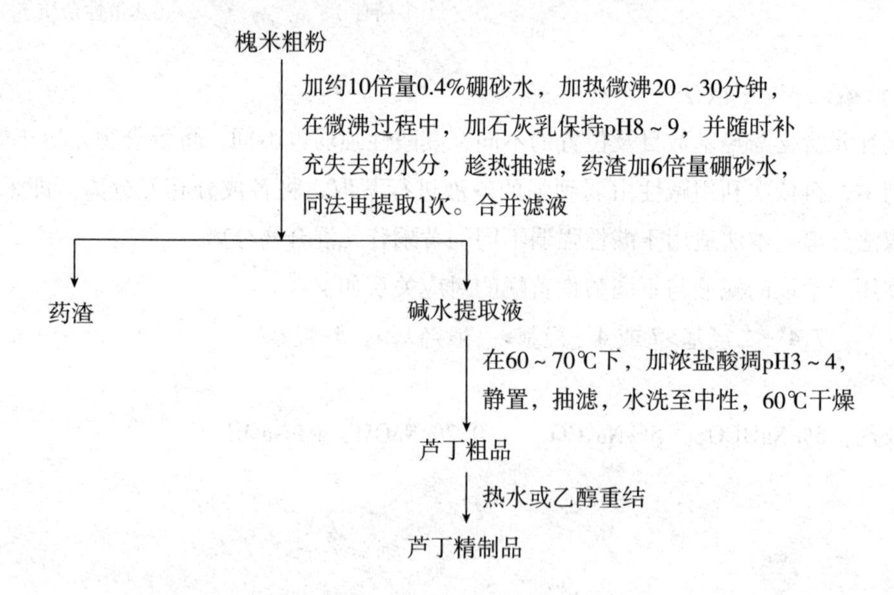

注意事项：用石灰乳碱化时，加入的石灰乳切勿过量，以免在强碱条件特别是加热时，破坏芦丁的母核；用浓盐酸调 pH3～4 时，加入的盐酸也不应过量，以免析出的芦丁生成𬭩盐又重新溶解。

含黄酮类成分的常用中药

小结

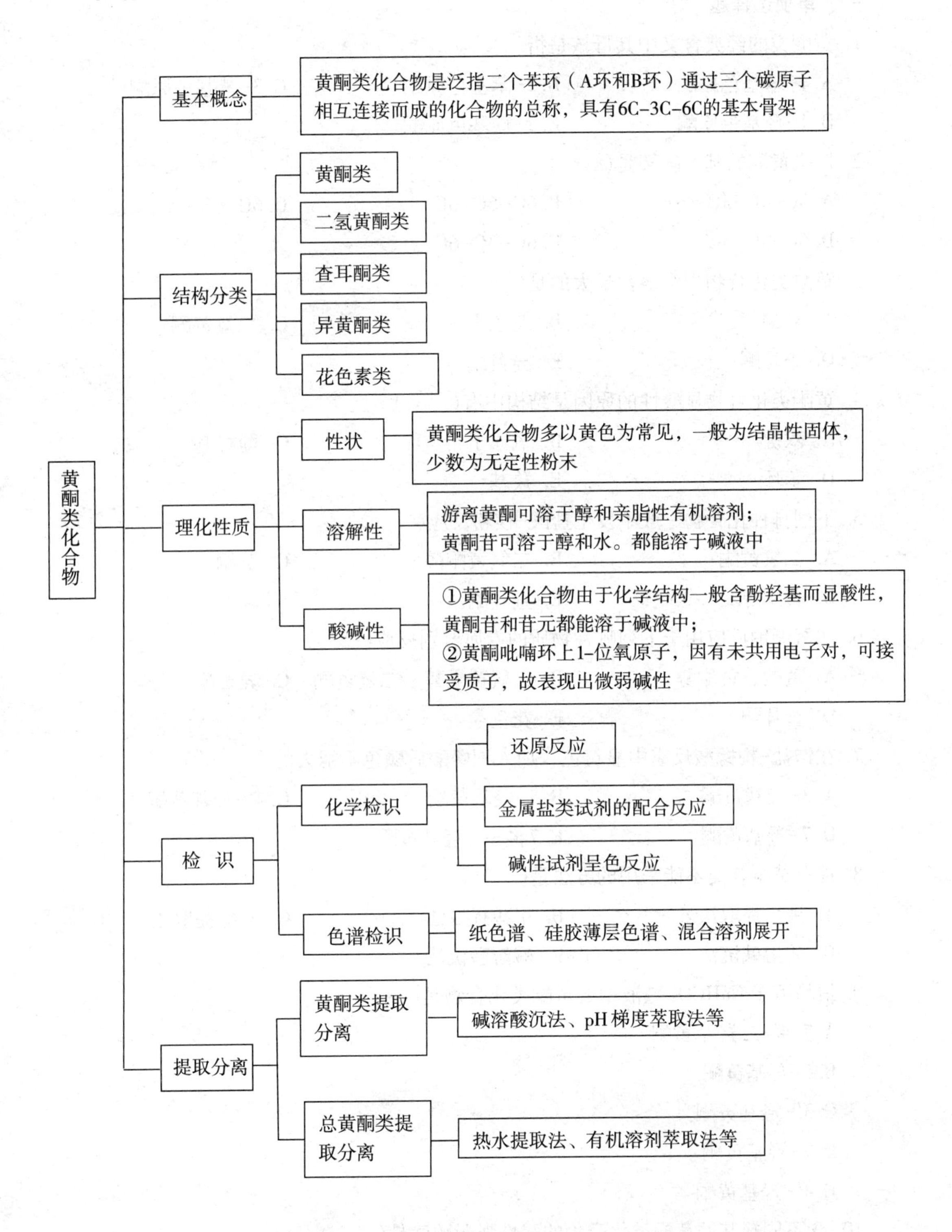
黄酮类化合物
基本概念
黄酮类化合物是泛指二个苯环（A环和B环）通过三个碳原子相互连接而成的化合物的总称，具有6C–3C–6C的基本骨架
结构分类
黄酮类
二氢黄酮类
查耳酮类
异黄酮类
花色素类
理化性质
性状
黄酮类化合物多以黄色为常见，一般为结晶性固体，少数为无定性粉末
溶解性
游离黄酮可溶于醇和亲脂性有机溶剂；黄酮苷可溶于醇和水。都能溶于碱液中
酸碱性
①黄酮类化合物由于化学结构一般含酚羟基而显酸性，黄酮苷和苷元都能溶于碱液中；
②黄酮吡喃环上1–位氧原子，因有未共用电子对，可接受质子，故表现出微弱碱性
检　识
化学检识
还原反应
金属盐类试剂的配合反应
碱性试剂呈色反应
色谱检识
纸色谱、硅胶薄层色谱、混合溶剂展开
提取分离
黄酮类提取分离
碱溶酸沉法、pH梯度萃取法等
总黄酮类提取分离
热水提取法、有机溶剂萃取法等

复习思考

一、单项选择题

1. 黄酮类的经典含义中其母核是指(　　)

A. 1-苯基色原酮　　B. 2-苯基色原酮　　C. 3-苯基色原酮

D. 1-羟基色原酮　　E. 2-羰基色原酮

2. 广义黄酮的基本碳架是(　　)

A. 3C-6C-3C　　B. 6C-6C-6C　　C. 6C-6C-3C

D. 6C-3C-3C　　E. 6C-3C-6C

3. 黄酮类化合物中水溶性最大的是(　　)

A. 黄酮　　B. 花色素　　C. 二氢黄酮

D. 查耳酮　　E. 异黄酮

4. 黄酮类化合物显酸性的原因是结构中有(　　)

A. 双键　　B. 氧原子　　C. 酚羟基

D. 苯环　　E. 羧基

5. 下列哪种化合物一般不发生盐酸-镁粉反应(　　)

A. 二氢黄酮　　B. 二氢黄酮醇　　C. 黄酮

D. 黄酮醇　　E. 查耳酮

6. 四氢硼钠反应用于下列哪种物质的专属鉴别反应(　　)

A. 黄酮、黄酮醇　　B. 二氢黄酮醇、二氢黄酮　　C. 异黄酮

D. 查耳酮　　E. 花色素

7. 在锆盐-枸橼酸反应中显黄色，加入枸橼酸后颜色不褪去的是(　　)

A. 3-羟基黄酮　　B. 5-羟基黄酮　　C. 4′-羟基黄酮

D. 7-羟基黄酮　　E. 7,4′-二羟基黄酮

8. 提取黄酮苷类不能采用的方法是(　　)

A. 沸水提取法　　B. 甲醇提取法　　C. 乙醇提取法

D. 酸溶碱沉法　　E. 碱溶酸沉法

9. 最易溶于 $NaHCO_3$ 碱液中的黄酮类化合物是(　　)

A. 7,4′-二羟基黄酮

B. 5-羟基黄酮

C. 3′-羟基黄酮

D. 7-羟基黄酮

E. 4′-羟基黄酮

10. 含不同羟基的黄酮类化合物的酸性强弱顺序是(　　)

A. 7,4′-二羟基>7-羟基>5-羟基>一般酚羟基

B. 7,4′-二羟基>一般酚羟基>5-羟基>7-羟基

C. 7,4′-二羟基>7 或 4′-羟基>一般酚羟基>5-羟基

D. 7,4′-二羟基>5-羟基>7-羟基>一般酚羟基

E. 一般酚羟基>7-羟基>5-羟基>7,4′-二羟基

11. 用碱液提取黄酮类化合物时，当药材中含有较多黏液质、果胶时宜用(　　)

A. 5% Na_2CO_3　　B. 1% NaOH　　C. 5% NaOH

D. 饱和石灰水　　E. 氨水

12. 黄酮类化合物色谱检识常用的显色剂是(　　)

A. 盐酸-镁粉试剂　　B. $FeCl_3$试剂　　C. 四氢硼钠试剂

D. 1% $AlCl_3$甲醇溶液　　E. 2% $NaBH_4$甲醇溶液

二、配伍选择题

[14~18]

A. 黄酮类　　B. 二氢黄酮醇类　　C. 黄酮醇类

D. 双黄酮类　　E. 花色素类

13. 黄柏素-7-O-葡萄糖苷属于(　　)

14. 槲皮素属于(　　)

15. 芹菜素属于(　　)

16. 飞燕草素属于(　　)

17. 银杏素属于(　　)

[18~20]

A. 5% $NaHCO_3$　　B. 5% Na_2CO_3　　C. 0.2% NaOH

D. 4% NaOH　　E. 1% HCl

在 pH 梯度萃取的顺序中

18. 萃取 7,4′-二羟基黄酮应选取(　　)

19. 萃取 5-羟基黄酮应选取(　　)

20. 萃取 7-羟基黄酮应选取(　　)

三、多项选择题

21. 黄酮类化合物的分类依据有(　　)

A. 三碳链的氧化程度　　B. 三碳链是否成环　　C. C_5位是否有羟基

D. A 环的连接位置　　E. B 环的连接位置

22. 在乙醚液中含黄酮类化合物，用 0.2% NaOH 水溶液萃取可得到(　　)

A. 7,4′-二羟基黄酮　　B. 5-OH 黄酮　　C. 7-羟基黄酮

D. 4′-羟基黄酮　　　　E. 6,8-二羟基黄酮

23. 下列中药中，主要成分属于黄酮类化合物的有(　　)

A. 槐米　　　　B. 黄连　　　　C. 黄芩

D. 黄柏　　　　E. 银杏

扫一扫，看课件

第六章 蒽醌类化合物

【学习目标】

1. 掌握蒽醌类化合物的基本结构特点、理化性质和化学检识方法。
2. 熟悉蒽醌类化合物的结构分类、提取与分离的原理和方法。
3. 了解蒽醌类化合物的性状、生物活性、分布及存在形式、色谱检识方法。

第一节 概 述

案例导入

石某，男，40岁，在春耕会议期间患流行性感冒，恶寒发热，全身疼痛如同被棍子打过一样，无汗，舌红，舌苔白腻，脉滑数，曾自服中成药及汤剂荆防败毒散未得汗。病属风寒夹湿，服用“达原饮”（含厚朴、草果、槟榔、知母、黄芩、赤芍、甘草）1剂，当晚服药，次日晨突发寒战，舌苔由白腻转为焦干，厚如积粉，此为热盛劫津之象，加入大黄15g、葛根15g、柴胡15g、羌活12g，一服即腹中雷鸣，再服即得畅便2次，满身汗水，臭秽难闻，寒热身痛皆愈，表解里和而安。在此病例中，大黄功不可没，其泻下作用是使病症缓解的关键。

问题：大黄是治疗多种疾病的重要中药，被称为中药“四大金刚”之一，有药中“将军”之称。为什么大黄有如此好的疗效，并被广泛应用于各种疾病治疗中？这就不得不说说大黄中的有效成分——蒽醌，蒽醌类成分是什么样的？具有什么样的性质特点和生物活性？如何才能得到它？

醌类化合物是中药所含有效成分中一类比较重要的活性成分，主要指分子中具有醌式（不饱和环己二酮）结构的一系列化合物。天然醌类化合物主要分为苯醌、萘醌、菲醌和蒽醌四种类型。

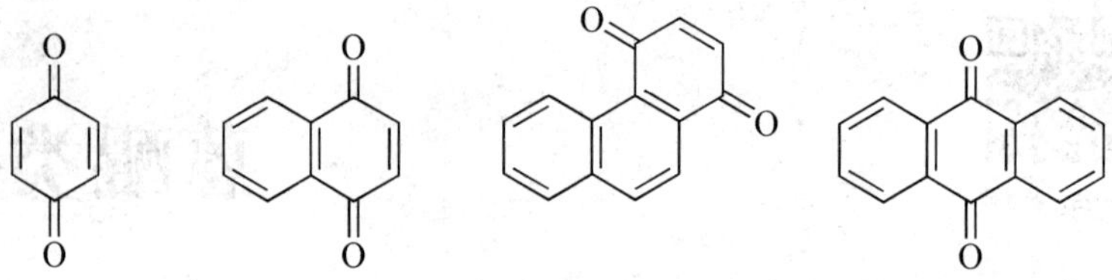

对苯醌　　α-萘醌　　对菲醌　　蒽醌

在自然界中以蒽醌类化合物最为常见，数量最多，分布最广，其生物活性显著，临床应用广泛。本章将重点介绍蒽醌类化合物。

蒽醌类化合物存在于蓼科、茜草科、豆科、百合科等植物中，常用中药如大黄、虎杖、何首乌、茜草、芦荟、决明子、番泻叶等均含有蒽醌类化合物。蒽醌类成分多数与糖结合成苷存在于植物体内，少数以游离蒽醌苷元的形式存在。

蒽醌类化合物具有广泛的生物活性，如大黄、番泻叶、芦荟等所含的蒽醌苷类化合物具有泻下作用，游离羟基蒽醌有抗菌作用，除此之外还具有利尿、止血、抗癌等活性。其中泻下作用和抗菌作用尤为显著。

第二节　结构与分类

蒽醌类化合物的基本母核如下：

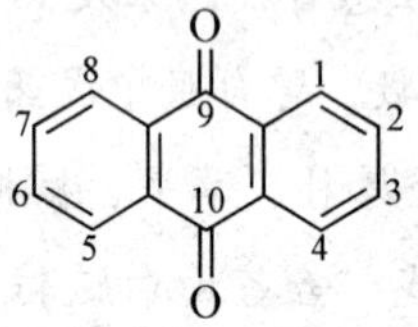

1，4，5，8位为α位
2，3，6，7位为β位
9，10位为meso-位（又称中位）

蒽醌类化合物根据其氧化、还原及聚合程度的不同进行分类，结构类型见表6-1。

表6-1　蒽醌类化合物主要结构类型

结构类型	代表化合物	生物活性
1. 羟基蒽醌类 （1）大黄素型 （羟基分布在两侧苯环）	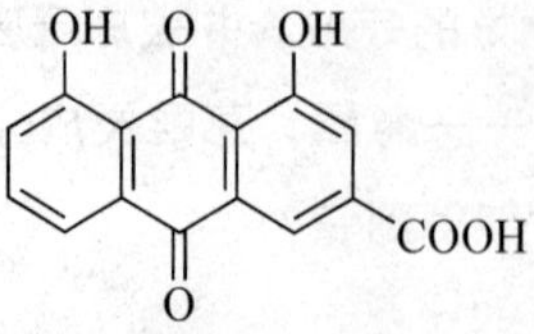 大黄酸	大黄酸是中药大黄的有效成分之一，具有明显的抗菌作用

续表

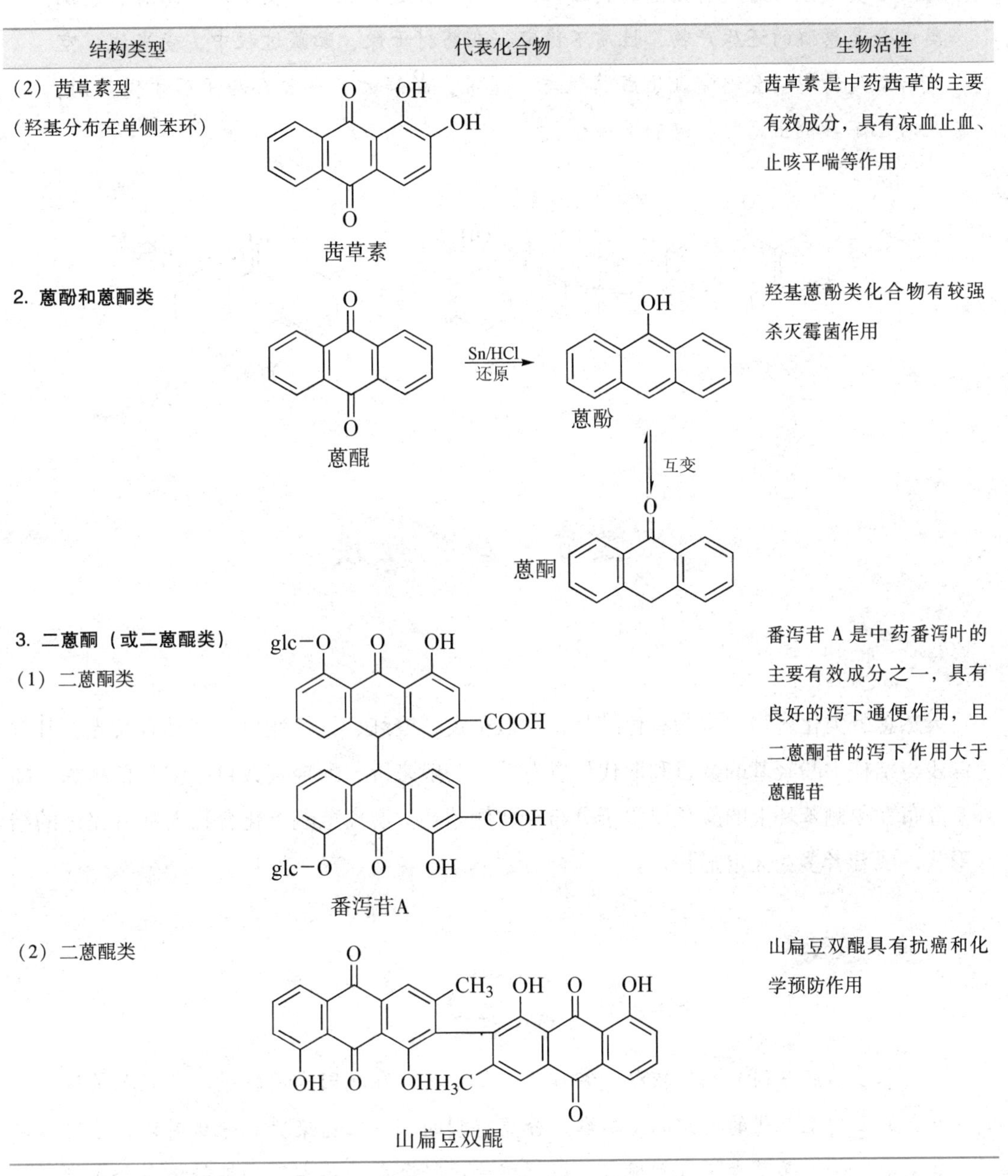

结构类型	代表化合物	生物活性
（2）茜草素型 （羟基分布在单侧苯环）	茜草素	茜草素是中药茜草的主要有效成分，具有凉血止血、止咳平喘等作用
2. 蒽酚和蒽酮类	蒽醌 —Sn/HCl 还原→ 蒽酚 ⇌（互变）蒽酮	羟基蒽酚类化合物有较强杀灭霉菌作用
3. 二蒽酮（或二蒽醌类） （1）二蒽酮类	番泻苷A	番泻苷 A 是中药番泻叶的主要有效成分之一，具有良好的泻下通便作用，且二蒽酮苷的泻下作用大于蒽醌苷
（2）二蒽醌类	山扁豆双醌	山扁豆双醌具有抗癌和化学预防作用

新鲜大黄贮存两年后供药用的原因

蒽酚、蒽酮类成分一般存在于新鲜药材中，两者间互为异构体，可以相互转化。这类成分对黏膜有很强的刺激性，内服可引起呕吐等不良反应。蒽酚、蒽酮类成分是蒽醌的还原产物，性质不稳定，在药材干燥、贮藏过程中，受光线、空气、温度的影响会逐渐氧化成蒽醌类。通常，新鲜大黄要贮存两年后才供药用，此时已不再检出蒽酚、蒽酮类成分。

蒽醌 $\underset{[O]}{\overset{[H]}{\rightleftharpoons}}$ 蒽酚 $\overset{互变}{\rightleftharpoons}$ 蒽酮

第三节 理化性质

一、性状

天然蒽醌类化合物通常为有色结晶，一般呈黄、橙红、红等颜色，多具有荧光。其颜色深浅与结构中酚羟基的数目和取代位置有关，一般来讲，酚羟基数目越多颜色越深，酚羟基分布在单侧苯环上的颜色要深于分布在两侧苯环。游离蒽醌类化合物大都有完好的结晶形状，成苷者多为无定形粉末。

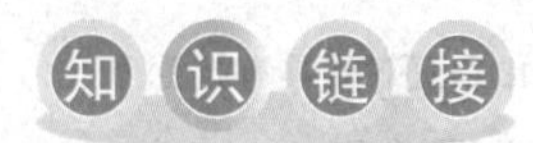

染料蒽醌

蒽醌类成分因为颜色较深，常作为植物染料，在我国应用较早，研究人员从出土的西周至汉代的毛织品上提取、分离得到的一种红色染料经分析对比，鉴定其主要成分为茜草素。直到现在，以蒽醌为原料合成的各类衍生染料仍在合成染料领域中占有很重要的地位。

二、升华性

游离蒽醌类化合物一般具有升华性，常压下可加热升华而不分解，常用于鉴别。成苷后一般无升华性。

微量升华法鉴别大黄

2015年版《中国药典》中记载中药大黄的鉴别方法之一就是微量升华法：取大黄粉末进行微量升华，可见菱状或羽状结晶。

微量升华法操作：取大黄粉末少许，置于载玻片中央，玻片两端各放一根小木棍，另取一洁净载玻片盖于其上，然后移至石棉网上小心加热（勿使粉末炭化），当上层玻片有黄色升华物附着时，停止加热，放冷，将玻片附有升华物的那一面向上，置于显微镜下观察其结晶形状（阳性反应可见菱状或羽状结晶），若无可重做一次。此晶体遇碱显红色。

三、 溶解性

游离蒽醌极性较小，一般可溶于亲脂性有机溶剂和醇，不溶或难溶于水。蒽醌苷由于结合了糖分子，极性增大，易溶于醇和水，不溶或难溶于亲脂性有机溶剂。

蒽醌类化合物因结构中多具有酚羟基或羧基而显酸性，在碱性水溶液中成盐溶解，加酸酸化后可重新沉淀析出，可用于提取分离。

四、 酸性

蒽醌类化合物酸性强弱与结构中是否含有羧基以及酚羟基的数目和位置有关。其规律如下：

1. 含有羧基的酸性最强，能溶于碳酸氢钠水溶液中。

2. β-OH 的酸性强于 α-OH 的酸性。这是由于 β-OH 受到羟基对位的羰基吸电子的影响，使羟基中氧原子的电子云密度降低，氢质子容易解离；而 α-OH 处于羰基的邻位，与羰基形成了分子内氢键，使得氢质子不易解离，故酸性弱。

3. 羟基数目越多，酸性越强。

综上所述，蒽醌类化合物的酸性强弱顺序以及在不同碱液中的溶解情况见表 6-2。

表 6-2 蒽醌类化合物酸性强弱顺序

酸性强弱顺序	-COOH	> 含2个或以上 β-OH	> 1个 β-OH	> 含2个或以上 α-OH	> 1个 α-OH
不同碱液溶解	5% $NaHCO_3$	热的 5% $NaHCO_3$	5% Na_2CO_3	1% NaOH	5% NaOH

此性质可应用于酸性不同的游离羟基蒽醌类化合物的提取分离，即采用 pH 梯度萃取法，依次用碱性从弱到强的碱液将混合物中酸性由强到弱的游离羟基蒽醌萃取出来。

第四节 检 识

一、 化学检识

1. 与碱的呈色反应（Borntrager's 反应）

$$\boxed{\text{游离羟基蒽醌类化合物}} \xrightarrow{\text{碱性溶液}} \boxed{\text{红色}}$$

游离羟基蒽醌类化合物遇碱性溶液（氢氧化钠、碳酸钠、氢氧化铵等）显红或红紫色，该反应是检识中药中是否含有游离羟基蒽醌类成分的常用方法。

蒽酚、蒽酮及二蒽酮类化合物遇碱液呈黄色，需经过氧化成蒽醌后才显红色。

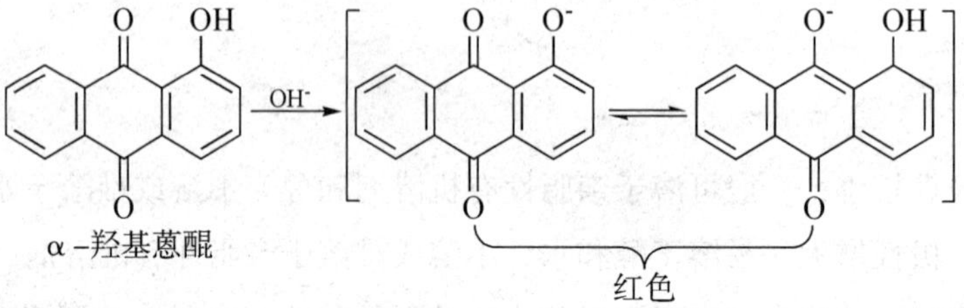

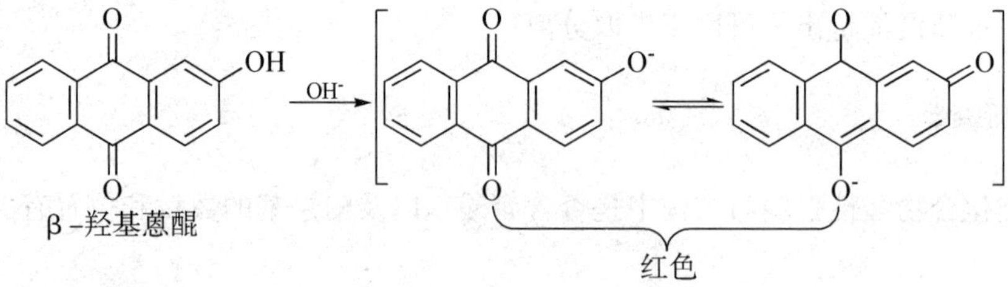

α-羟基蒽醌 $\xrightarrow{OH^-}$ 红色

β-羟基蒽醌 $\xrightarrow{OH^-}$ 红色

知识链接

鉴别蒽醌类成分的实验方法

可采用与碱呈色反应鉴别中药中是否含有蒽醌类成分：取中药粉末约 0.1g，加 10%硫酸水溶液 5mL，置水浴上加热 2~10 分钟，冷却后加 2mL 乙醚振摇，静置分层，乙醚层加 5%NaOH 溶液 1mL，振摇，观察颜色变化。如有羟基蒽醌存在，醚层则由黄色褪为无色，而碱水层显红色。

2. 醋酸镁显色反应

$$\boxed{\text{游离羟基蒽醌类化合物}} \xrightarrow{0.5\%\text{醋酸镁醇溶液}} \boxed{\text{橙红、紫红或蓝色}}$$

游离羟基蒽醌类化合物可与 0.5%醋酸镁的甲醇或乙醇溶液生成橙红、紫红或紫色的络合物，该反应可用于检识。

由于络合物的颜色与分子中酚羟基的位置有关，因此，常利用这一性质帮助初步判断羟基在蒽醌结构中的位置。显色规律如下：

（1）只有一个 α-羟基，显橙黄至橙色。

（2）间二酚羟基或每个环上各一个 α-羟基，显橙红至红色。

（3）对二酚羟基，显紫红至紫色。

（4）邻二酚羟基，显蓝至蓝紫色。

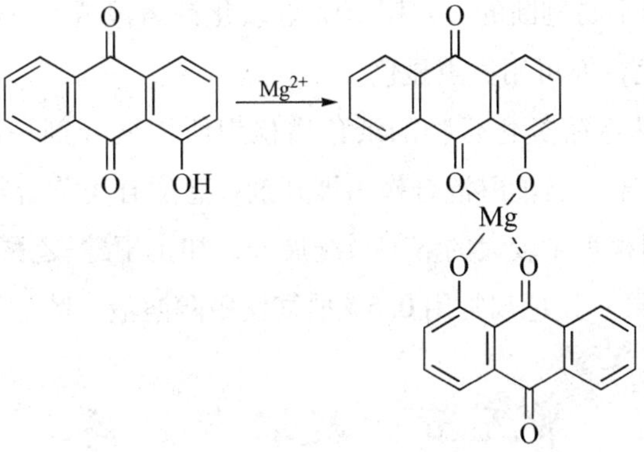

Mg^{2+}

橙黄至橙色

Mg^{2+}

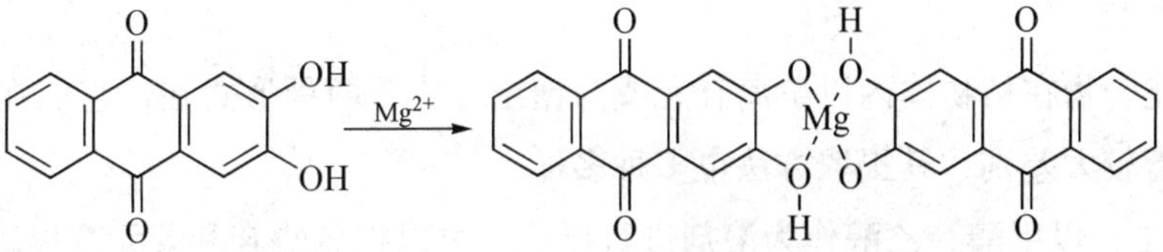

蓝色至蓝紫色

试验时可将含有游离羟基蒽醌的样品溶液滴于滤纸上，挥干溶剂后喷 0.5%醋酸镁甲醇溶液，并于 90℃加热 5 分钟，即可显色。该反应灵敏度极高。

3. 对亚硝基二甲苯胺显色反应

蒽酮类化合物 —对亚硝基二甲苯胺→ 紫色、蓝色、绿色

此反应属于蒽酮类化合物的专属反应。9 位或 10 位无取代的游离羟基蒽酮类化合物，其羰基对位亚甲基上的氢很活泼，可与 0.1%对亚硝基二甲苯胺吡啶溶液反应而呈现各种的颜色，一般为紫、蓝、绿等颜色。含 1,8-二羟基类的均显绿色。

二、色谱检识

蒽醌类化合物的色谱检识方法主要有薄层色谱和纸色谱法。

1. 吸附薄层色谱法

(1) 吸附剂 多采用硅胶、聚酰胺，一般不用氧化铝，尤其是碱性氧化铝，以避免与蒽醌类成分之间产生化学吸附而难以解吸附。

(2) 展开剂 多采用混合溶剂系统，一般检识苷元类成分，用苯-乙酸乙酯（3∶1）、石油醚-乙酸乙酯（4∶1）、石油醚（30~60℃）-甲酸乙酯-甲酸（15∶5∶1上层）等；检识苷类成分，适当增大溶剂系统的极性，用三氯甲烷-甲醇（3∶1）、乙酸乙酯-甲醇-冰乙酸（100∶17∶13）等。

(3) 显色剂 蒽醌类化合物多数本身具有颜色，且具荧光，可在日光或紫外光下直接显色。对无色或颜色浅不易判断的，常用10%氢氧化钾溶液或0.5%醋酸镁甲醇溶液喷后于90℃加热5分钟显色，亦可用氨熏显色。

2. 纸色谱法 羟基蒽醌类化合物的纸色谱检识所用展开剂一般采用中性溶剂系统，用水、甲醇、乙醇等与苯、石油醚混合作为展开剂。蒽醌苷类化合物由于极性较大，有较强的亲水性，一般采用含水量较大的溶剂系统展开，如正丁醇-乙酸乙酯-水（4∶3∶3上层），方可得到理想效果。显色剂常用0.5%醋酸镁甲醇溶液，喷后于90℃加热5分钟。

第五节 提取与分离

一、提取

蒽醌类化合物在植物体内以游离苷元或与糖结合成苷两种形式在，它们在极性和溶解度方面存在着较大差别，其提取方法也多种多样。

1. 醇提法 以甲醇、乙醇作为溶剂进行提取，可以把蒽醌苷和苷元都提取出来。

2. 碱溶酸沉法 对于具有羧基、酚羟基显酸性的蒽醌类化合物，可采用碱溶酸沉法进行提取。

3. 升华性 具有升华性的游离羟基蒽醌类化合物，可采用升华法进行提取，但此法并不普遍。

4. 双相提取法 若想将药材中的苷转变为苷元，提高游离蒽醌的提取率，可先将药材在稀酸中进行酸水解，再用亲脂性有机溶剂进行回流提取。

二、分离

（一）游离羟基蒽醌的提取与分离

根据提取液中游离羟基蒽醌酸性强弱不同，依次用碱性由弱到强的碱液进行萃取，将各成分相互分离，即采用pH梯度萃取法分离。用于萃取的碱液与游离蒽醌的对应关系见表6-2。具体方法流程参见本节大黄实例。

(二) 总蒽醌类化合物的提取与分离

总蒽醌类化合物包括游离蒽醌及蒽醌苷，均可溶于醇，一般用60%以上的乙醇进行提取，提取液浓缩后，加适量水稀释，再用乙醚、三氯甲烷或苯等亲脂性溶剂进行萃取，游离蒽醌因具有亲脂性已转溶于亲脂性有机溶剂中，而蒽醌苷极性大仍留在水层。由此可将游离蒽醌和蒽醌苷分离。游离蒽醌的进一步分离可应用上述的 pH 梯度萃取法。若要对含有苷的母液进行进一步精制，可选择正丁醇作为萃取溶剂。蒽醌苷类成分之间较难分离，一般采用柱色谱分离法。

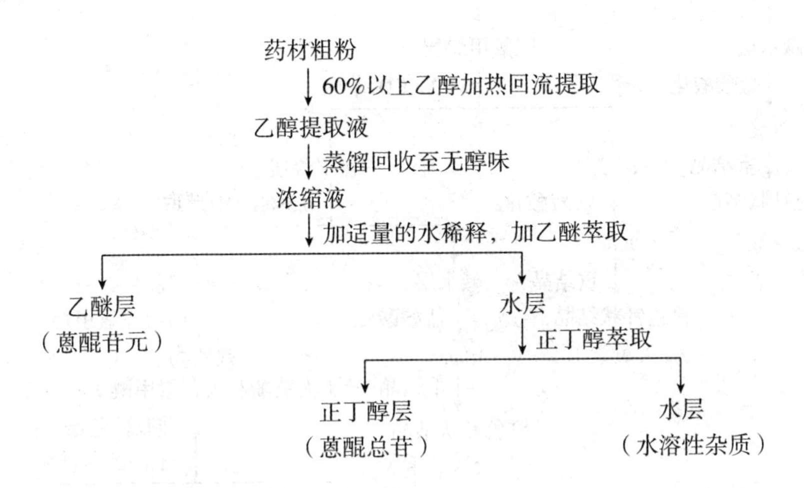

三、 实例：大黄中羟基蒽醌类化合物的提取与分离

大黄为蓼科植物掌叶大黄 *Rheum palmatum* L.、唐古特大黄 *Rheum tanguticum* Maxim. ex Balf. 或药用大黄 *Rheum officinale* Baill. 的干燥根及根茎。主要功效为泻热通肠，凉血解毒，逐瘀通经。根据功能与主治的不同，可分别炮制成酒大黄、熟大黄、大黄炭等。内服可治疗实热便秘、血热吐衄、目赤咽肿等；外用有较强的抑菌作用，治疗水火烫伤有良效，是一味著名的常用中药。

大黄中的主要成分为蒽醌类化合物，有游离羟基蒽醌、蒽醌苷、二蒽酮等存在形式，总含量达2%~5%。其中，游离羟基蒽醌类化合物仅占1/10~1/5，而大多数羟基蒽醌类化合物以苷的形式存在。此外，还含有鞣质、脂肪酸、草酸钙等成分。

游离羟基蒽醌类属于大黄素型，主要化合物有五种，具体结构如下：

大黄酸	R_1=H	R_2=COOH
大黄素	R_1=CH_3	R_2=OH
芦荟大黄素	R_1=H	R_2=CH_2OH
大黄素甲醚	R_1=OCH_3	R_2=CH_3
大黄酚	R_1=H	R_2=CH_3

从大黄中提取分离游离羟基蒽醌时，可利用酸水解并结合有机溶剂混合萃取的方法进行提取，如先用20%硫酸和三氯甲烷的混合液，水浴回流水解并使水解产物游离蒽醌转入有机溶剂三氯甲烷中，然后再采用不同pH的碱液进行萃取分离。工艺流程如下：

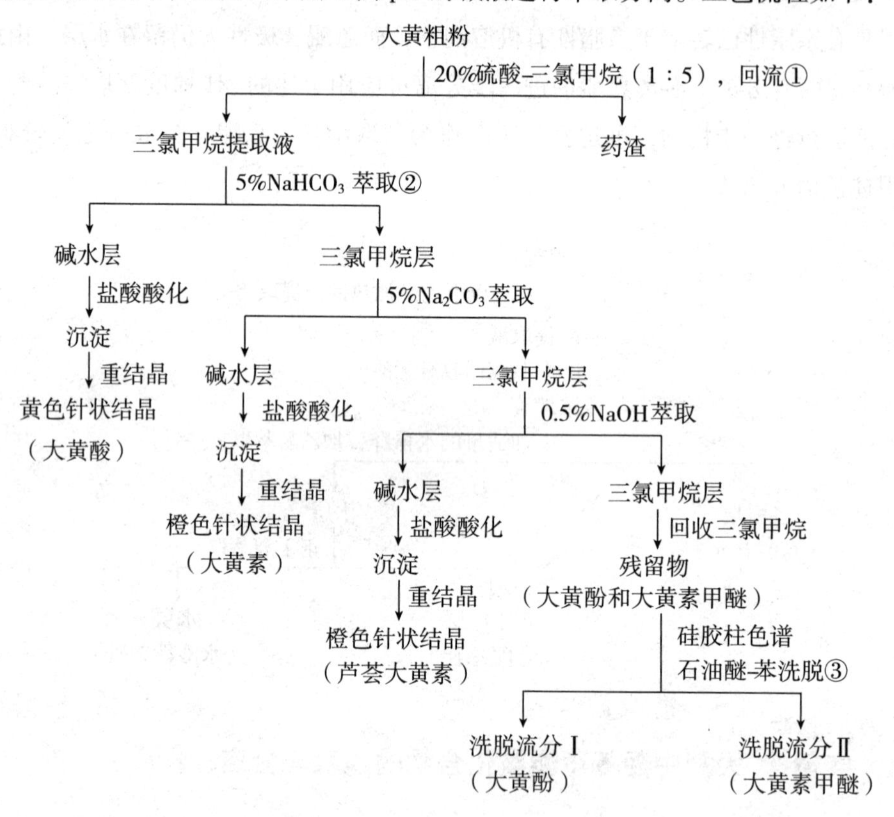

工艺分析：

①加20%硫酸的目的是使大黄中蒽醌苷水解成游离蒽醌苷元，同时用三氯甲烷回流提取苷元，得到总游离蒽醌类成分。

②三氯甲烷提取液中游离羟基蒽醌类成分酸性顺序为：大黄酸>大黄素>芦荟大黄素>大黄酚≈大黄素甲醚。采用pH梯度萃取法，依次用碱性从弱到强（pH由低到高）的碱液进行萃取分离。

③大黄酚和大黄素甲醚的酸性相似，pH梯度萃取法无法将这两种成分分离。根据两种成分极性差异，大黄酚的极性小于大黄素甲醚，可利用硅胶柱色谱法进行分离，用石油醚和苯的混合溶剂洗脱，先后得到大黄酚和大黄素甲醚。

含蒽醌类成分的常用中药

小结

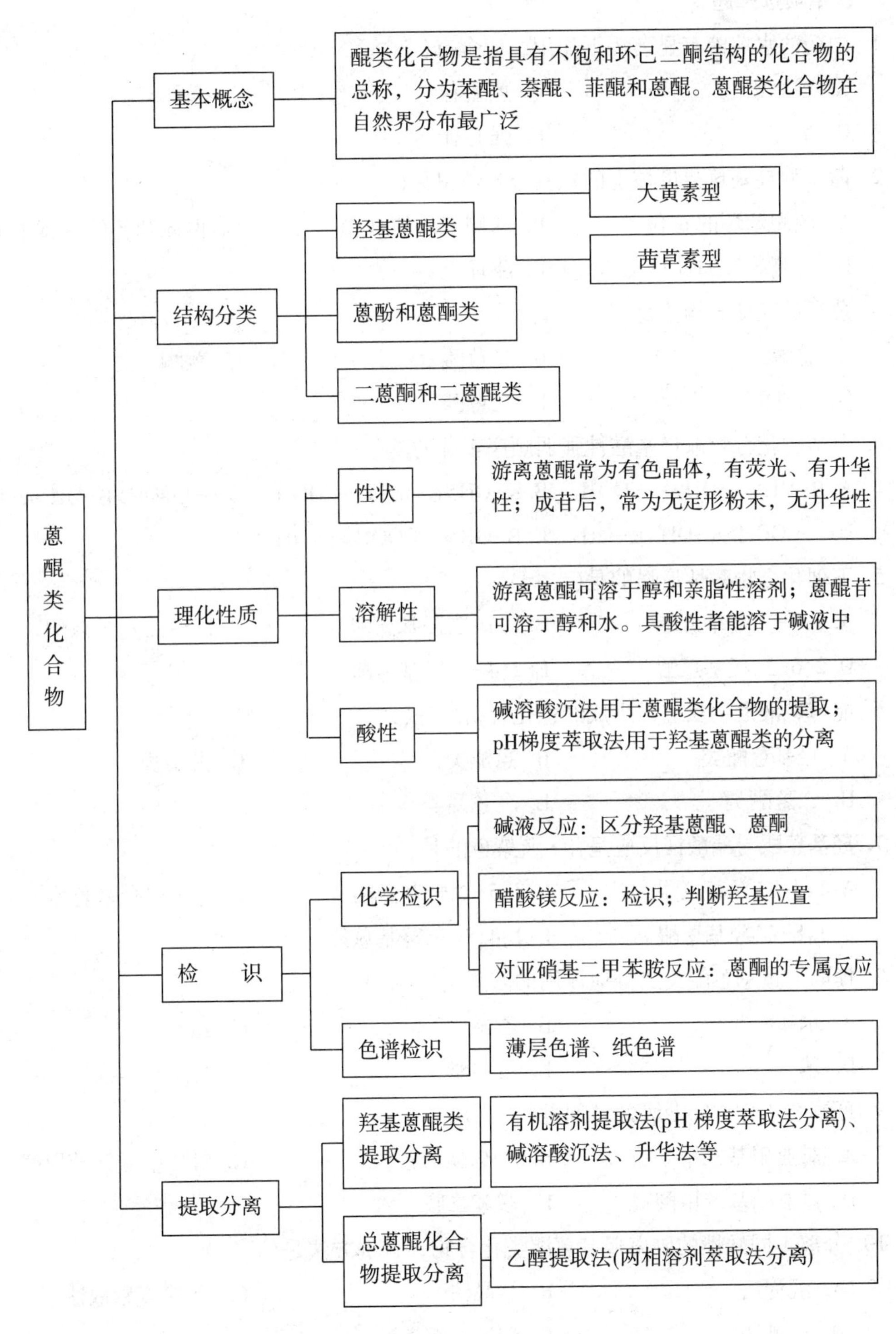

蒽醌类化合物
基本概念
醌类化合物是指具有不饱和环已二酮结构的化合物的总称，分为苯醌、萘醌、菲醌和蒽醌。蒽醌类化合物在自然界分布最广泛
结构分类
羟基蒽醌类
大黄素型
茜草素型
蒽酚和蒽酮类
二蒽酮和二蒽醌类
理化性质
性状
游离蒽醌常为有色晶体，有荧光、有升华性；成苷后，常为无定形粉末，无升华性
溶解性
游离蒽醌可溶于醇和亲脂性溶剂；蒽醌苷可溶于醇和水。具酸性者能溶于碱液中
酸性
碱溶酸沉法用于蒽醌类化合物的提取；pH梯度萃取法用于羟基蒽醌类的分离
检　识
化学检识
碱液反应：区分羟基蒽醌、蒽酮
醋酸镁反应：检识；判断羟基位置
对亚硝基二甲苯胺反应：蒽酮的专属反应
色谱检识
薄层色谱、纸色谱
提取分离
羟基蒽醌类提取分离
有机溶剂提取法(pH梯度萃取法分离)、碱溶酸沉法、升华法等
总蒽醌化合物提取分离
乙醇提取法(两相溶剂萃取法分离)

复习思考

一、单项选择题

1. 中药的水煎液有显著泻下作用，应含有(　　)

A. 香豆素　　B. 蒽醌苷　　C. 黄酮苷

D. 皂苷　　E. 强心苷

2. 茜草型羟基蒽醌母核上的羟基分布情况是(　　)

A. 两侧苯环的 α 位　　B. 两侧苯环的 β 位　　C. 两侧苯环的 α 或 β 位

D. 一侧苯环的 α 或 β 位　　E. 醌环上

3. 蒽酚的互变异构体是(　　)

A. 蒽醌　　B. 二蒽醌　　C. 蒽酮

D. 二蒽酮　　E. 二蒽酚

4. 蒽醌类化合物取代基酸性强弱顺序正确的是(　　)

A. β-OH>α-OH>—COOH　　B. α-OH>β-OH>—COOH　　C. —COOH>β-OH>α-OH

D. —COOH>α-OH>β-OH　　E. β-OH>—COOH>α-OH

5. 下列化合物酸性最强的是(　　)

A. 1,2-二羟基蒽醌　　B. 1,4-二羟基蒽醌　　C. 1,5-二羟基蒽醌

D. 2,6-二羟基蒽醌　　E. 2,4-二羟基蒽醌

6. 能与碱液发生反应，生成红色化合物的是(　　)

A. 羟基蒽醌类　　B. 蒽酮类　　C. 蒽酚类

D. 二蒽酮类　　E. 二蒽醌类

7. 羟基蒽醌与醋酸镁反应呈蓝~蓝紫色的是(　　)

A. 1,4-二羟基蒽醌　　B. 1,5-二羟基蒽醌　　C. 1,2-二羟基蒽醌

D. 1,8-二羟基蒽醌　　E. 1,4,8-三羟基蒽醌

8. 提取大黄总蒽醌类成分应该用的溶剂是(　　)

A. 水　　B. 乙醚　　C. 乙醇

D. 苯　　E. 石油醚

9. 蒽酮类化合物的专属性试剂是(　　)

A. 对亚硝基二甲苯胺　　B. 0.5%醋酸镁　　C. 对二甲氨基苯甲醛

D. 对亚硝基苯甲酸　　E. 联苯二胺

10. 分离不同酸性的游离羟基蒽醌类化合物，首选方法是(　　)

A. 沉淀法　　B. 结晶法　　C. pH 梯度萃取法

D. 色谱法　　E. 酸溶碱沉法

二、配伍选择题

[11~12]

A. 番泻苷 A　B. 茜草苷　C. 芦荟大黄素葡萄糖苷

D. 大黄酸　E. 芦荟苷

11. 具有升华性的是(　　)

12. 泻下活性最强的是(　　)

[13~15]

A. 碱液反应　B. 醋酸镁　C. α-萘酚-浓硫酸试验

D. 浓硫酸反应　E. 对亚硝基二甲苯胺反应

13. 区别羟基蒽醌与羟基蒽酚时选用(　　)

14. 区别5,8-二羟基蒽醌与5,6-二羟基蒽醌选用(　　)

15. 区别羟基蒽醌与羟基蒽酮时选用(　　)

三、多项选择题

16. 醌类化合物的四种结构类型为(　　)

A. 苯醌　B. 萘醌　C. 菲醌

D. 蒽酚　E. 蒽醌

17. 下列中药中含有蒽醌类成分的有(　　)

A. 黄连　B. 大黄　C. 槐米

D. 虎杖　E. 番泻叶

18. 下列蒽醌的乙醚溶液，用5% Na_2CO_3溶液萃取，可能萃取出的成分有(　　)

A. 1,3-二羟基蒽醌

B. 2,3-二羟基蒽醌

C. 1,8-二羟基蒽醌

D. 1,8-二羟基-2-羧基蒽醌

E. 1,4,7-三羟基蒽醌

19. 大黄中存在的主要游离羟基蒽醌类化合物有(　　)

A. 大黄酚　B. 大黄素甲醚　C. 大黄素

D. 芦荟大黄素　E. 大黄酸

20. 下列成分可采用 pH 梯度法进行分离的是(　　)

A. 黄酮类化合物　B. 生物碱类　C. 皂苷类

D. 蒽醌类化合物　E. 香豆素类

扫一扫，看课件

第七章 香豆素类化合物

【学习目标】

1. 掌握香豆素类化合物的结构特征、理化性质及提取、分离和化学检识方法。

2. 熟悉香豆素类化合物的含义、分布及存在形式；香豆素类化合物的提取、分离实例。

3. 了解香豆素类化合物的色谱检识方法和生物活性。

第一节 概 述

香豆素（coumarins）又称香豆精，是由顺式邻羟基桂皮酸分子内脱水形成的一类内酯化合物，具有苯骈 α-吡喃酮的基本母核骨架。

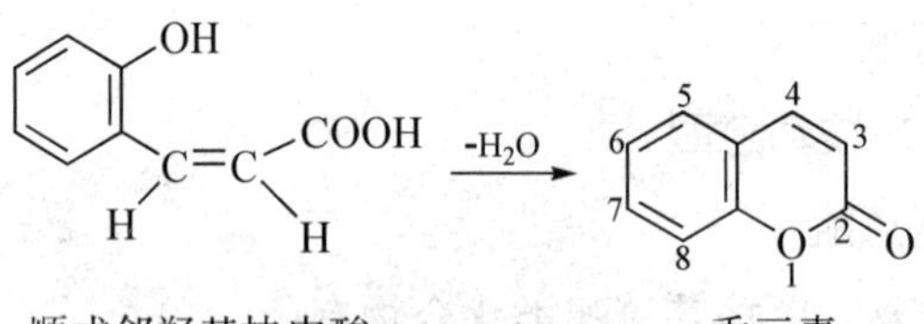

$\xrightarrow{-H_2O}$

顺式邻羟基桂皮酸　　香豆素

案例导入

一患者 50 岁，因大手术后一直卧床休息，缺乏运动，一周后出现小腿静脉栓塞，给予肝素治疗后，栓塞性疾病得以控制，出院时改用口服华法林（香豆素类）以防治血栓性疾病，该病人还一直服用钙尔奇 D（复方碳酸钙）补钙，家属在药房拿药时问药师：这两个药可以同时服用吗？

问题：碳酸钙为碱性药物，而华法林是香豆素类药物，这两种药能否合用？合用时应注意什么？香豆素类化合物是怎样的一种物质？有什么性质？会不会受碱性影响？

香豆素类化合物具有芳香气味，因最早从豆科植物香豆中提取出来而得名。香豆素广泛存在于高等植物中，尤其是菊科、豆科、兰科、伞形科、芸香科、茄科、瑞香科、虎耳草科和木犀科等植物和微生物代谢产物中，在植物体的茎、叶、花、果等各部位都存在，并多以幼嫩叶芽中的含量较高。在植物体内，香豆素以游离态或与糖结合成苷的形式存在。

香豆素具有多方面的生物活性：如祖师麻中的伞形花内酯、瑞香素等具有抗炎和止痛作用；秦皮中七叶内酯和七叶苷具有抗菌作用，是治疗细菌性痢疾的有效成分；从假密环菌的代谢物中分离得到的亮菌甲素是利胆活性成分，用于治疗胆囊炎；补骨脂中的补骨脂素（补骨脂内酯）及其衍生物花椒毒内酯等具有抗结核杆菌的活性，花椒毒内酯还具有较强的光敏作用，用于治疗银屑病具有良好疗效；某些双香豆素具有抗维生素 K 样作用，用于防治血栓栓塞性疾病。含香豆素类成分的中药有：秦皮、补骨脂、白芷、独活、茵陈、前胡、千金子、蛇床子等。

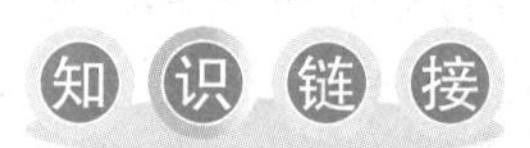

香豆素的其他作用

香豆素还有植物调节生长作用，低浓度的香豆素可刺激植物发芽和生长，而高浓度时抑制发芽和生长；某些香豆素有肝毒性，比如粮食霉变后产生的黄曲霉素，在极低浓度就可引起动物肝损害并导致癌变。

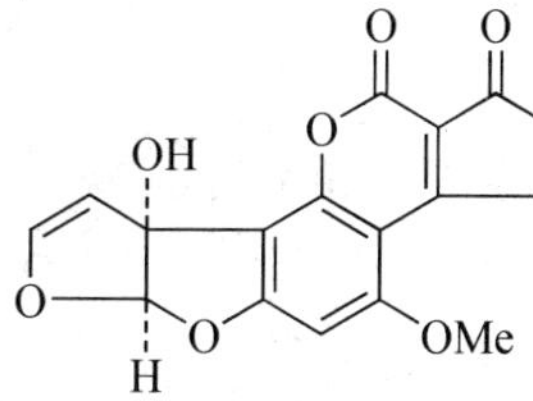

黄曲霉素

第二节 结构与分类

香豆素基本结构母核为苯骈α-吡喃酮。苯环或α-吡喃酮环上常有的取代基是羟基、烷氧基、苯基、异戊烯基等，且90%以上的香豆素7-位上有羟基或醚基。根据其取代基连接方式的不同，常把香豆素分为5种结构类型，见表7-1。

表7-1 香豆素类化合物的主要结构类型及实例

结构类型	代表化合物	生物活性
1. 简单香豆素类 （仅在苯环上有取代基）	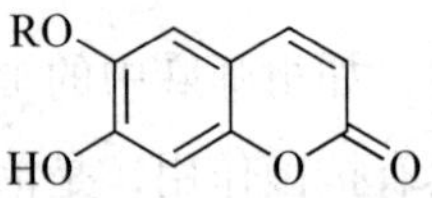 RO HO O 七叶内酯（R=H） 七叶苷（R=glc）	存在于中药秦皮中，具有抗菌、消炎作用，临床上用于治疗痢疾
2. 呋喃香豆素类 6,7-呋喃香豆素（线型）	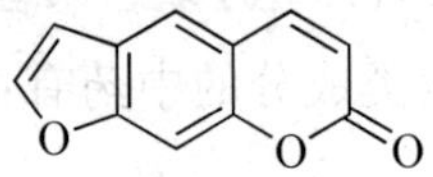 O O O 补骨脂内酯	存在于中药补骨脂中，具有光敏作用，能增加皮肤黑色素，临床上用于治疗白癜风、斑秃及牛皮癣等皮肤病
7,8-呋喃香豆素（角型）	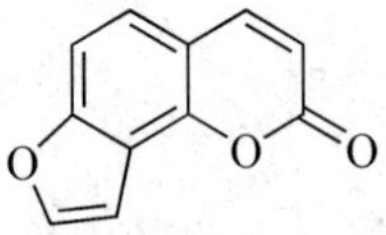 O O O 异补骨脂内酯（白芷内酯）	存在于中药当归、补骨脂中，具有镇静、解痉作用
3. 吡喃香豆素类 6,7-吡喃香豆素（线型）	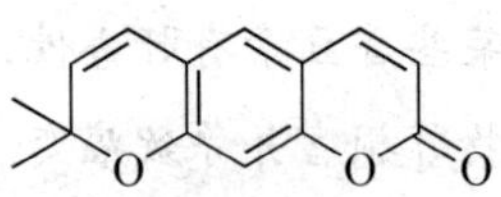 O O O 花椒内酯	存在于植物美洲花椒中，具有解痉、抑制肿瘤细胞作用
7,8-吡喃香豆素（角型）	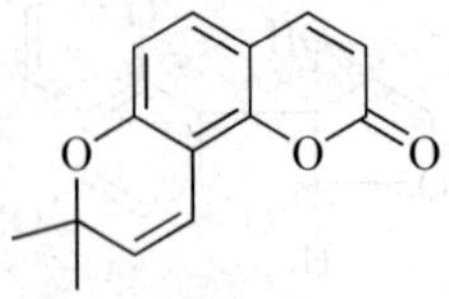 O O O 邪蒿内酯	存在于中药邪蒿中，具有显著的抗真菌作用

续表

结构类型	代表化合物	生物活性
4. 异香豆素类 （香豆素的异构体）	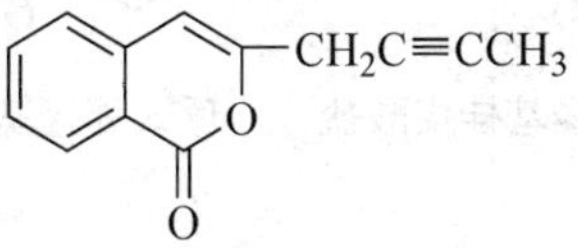 茵陈炔内酯	存在于中药茵陈中，有促进胆汁分泌和排泄的作用
5. 其他香豆素类 （α-吡喃酮环上有取代基）	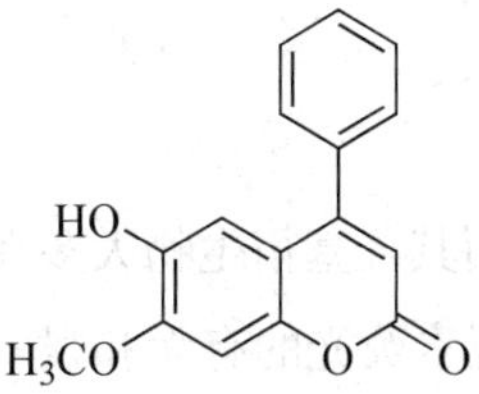 黄檀内酯	存在于植物印度黄檀、降香黄檀中，具有抗肿瘤、抗菌、抗氧化等活性

第三节　理化性质

一、 性状

天然游离香豆素大多数具有完好结晶，可见光下为无色或浅黄色，有固定的熔点，且大多具有香气。分子量较小的游离香豆素具有挥发性，能随水蒸气蒸馏，且有升华性。与糖结合成苷后则无香味和挥发性，也不具有升华性。

二、 溶解性

游离香豆素为亲脂性化合物，易溶于甲醇、乙醇、三氯甲烷、乙醚、苯等有机溶剂中，也能溶于热水，但不溶于冷水。香豆素与糖成苷后则易溶于甲醇、乙醇，可溶于水，而难溶于乙醚、三氯甲烷、乙酸乙酯等有机溶剂。

三、 与碱液作用

游离香豆素及其苷因分子中具有 α,β-不饱和内酯环，在稀碱液中内酯键水解开裂，生成顺式邻羟基桂皮酸盐而溶于水，加酸酸化之后又重新环合生成难溶于水的内酯而沉淀析出。该反应是可逆的，常用此性质进行香豆素类化合物的鉴别和提取分离。但香豆素与强碱液长时间加热，或与氢氧化钾、氢氧化钠等强碱的醇溶液反应时，则会水解生成稳定的反式邻羟基桂皮酸盐，即使加酸酸化也不能再环合成内酯，失去可逆性。

香豆素 ⇌(OH^- / H^+) 顺式邻羟基桂皮酸盐 →(OH^- 长时间) 反式邻羟基桂皮酸盐 →(H^+) 反式邻羟基桂皮酸

香豆素与浓碱一起煮沸，则内酯环破坏，主要裂解为酚类或酚酸类。因此，在提取分离香豆素类化合物时，必须注意碱液的浓度和加热的时间，避免引起结构被破坏。

四、荧光

香豆素类母核本身无荧光，而其羟基衍生物大多在紫外光下能显蓝色或蓝绿色荧光，且在碱性溶液中荧光显著增强。香豆素荧光的有无和强弱，与其分子结构中取代基的种类和位置相关，如C_7位上引入羟基呈强烈的蓝色荧光，6,7-二羟基香豆素荧光较弱，7,8-二羟基荧光消失，羟基香豆素醚化后荧光减弱。香豆素的荧光性质可用于香豆素的提取、分离和检识。

第四节 检 识

一、化学检识

（一）异羟肟酸铁反应

这是内酯化合物均具有的反应。香豆素的内酯环在碱性条件下水解开裂，与盐酸羟胺缩合生成异羟肟酸，在酸性条件下与三氯化铁反应，生成红色配合物异羟肟酸铁，故称为异羟肟酸铁试验。

反应原理：

香豆素 →(OH^-) 邻羟基桂皮酸盐 →($HONH_2 \cdot HCl$) 异羟肟酸 →(Fe^{3+}) 异羟肟酸铁（红色）

（二）酚羟基的反应

1. 三氯化铁反应　在酸性条件下，凡具有酚羟基的香豆素类均可与$FeCl_3$反应而显蓝绿色至墨绿色。一般酚羟基数目越多，颜色越深。

含酚羟基的香豆素 →(1%三氯化铁溶液) 绿至墨绿色

2. Emerson 反应　在碱性条件下，4-氨基安替比林（2%）和铁氰化钾（8%）试剂可与香豆素酚羟基对位的活泼氢发生缩合反应，生成红色缩合物。Emerson 反应常用于检识香豆素结构中有无游离的酚羟基，包括检识香豆素类结构中 C_6是否有取代基存在。

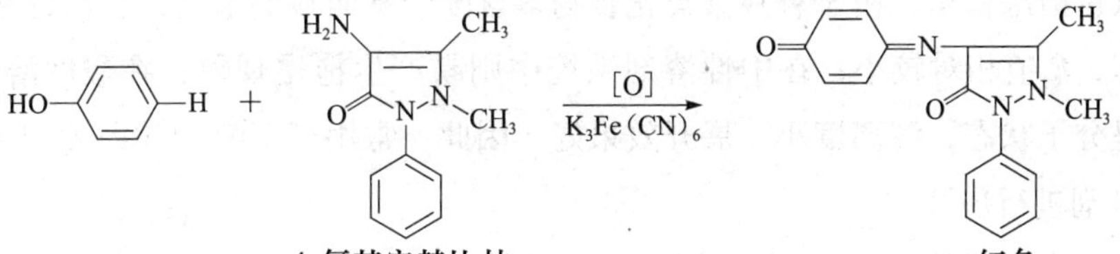

HO—⟨苯环⟩—H + 4-氨基安替比林 $\xrightarrow[K_3Fe(CN)_6]{[O]}$ 红色

4-氨基安替比林　　红色

3. Gibb's 反应　Gibb's 试剂是 2,6-二氯（溴）苯醌氯亚胺，它在弱碱性条件下可与酚羟基对位的活泼氢缩合成蓝色化合物。利用此反应可判断香豆素分子中 C_6位是否有取代基存在。

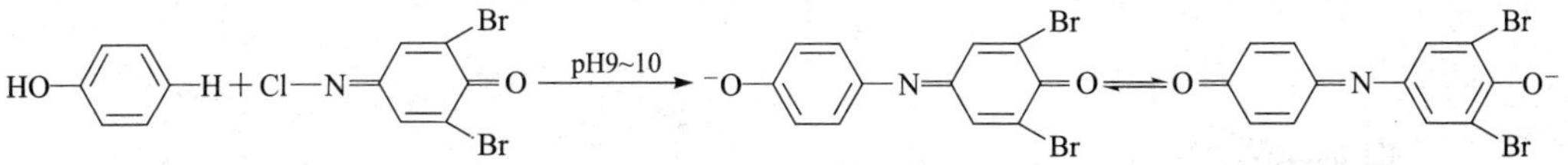

HO—⟨苯环⟩—H + Cl—N=⟨2,6-二溴苯醌⟩=O $\xrightarrow{pH9\sim10}$ 蓝色

2,6-二溴苯醌氯亚胺　　蓝色

4. 重氮化试剂反应　香豆素结构中酚羟基的邻位或对位若无取代基，则可与重氮化试剂反应，生成红色或紫红色的偶氮染料衍生物。

表 7-2　香豆素类的化合物的主要检识反应汇总表

检识反应	检识对象	检识试剂	检识现象
异羟肟酸铁反应	香豆素	盐酸羟胺试剂 三氯化铁试剂	红色
三氯化铁反应	含酚羟基的香豆素	三氯化铁试剂	绿至墨绿色
Emerson 反应	C_6位无取代的香豆素	Emerson 试剂 （4-氨基安替比林-铁氰化钾试剂）	红色
Gibb's 反应	C_6位无取代的香豆素	Gibb's 试剂 （2,6-二氯苯醌氯亚胺试剂）	蓝色
重氮化反应	酚羟基的邻位或对位无取代基的香豆素	重氮化试剂	红或紫红色

二、色谱检识

（一）薄层色谱法

香豆素的薄层色谱常用的吸附剂是硅胶，其次是纤维素和氧化铝。因为香豆素类多呈中性或弱酸性，展开剂一般采用中等极性混合溶剂或偏酸性的混合溶剂。一般来说，其 R_f值大小随香豆素化合物的极性的大小而变化，羟基数目越多，化合物的极性越大，R_f值越小；反之，羟基数目少或羟基被甲基化，化合物的极性变小，则 R_f值增大。

（二）纸色谱法

采用纸色谱法检识，由于香豆素类化合物多含酚羟基而显弱酸性，在碱性溶剂系统中呈离子状态，R_f值相对较小；在中性溶剂系统中则易产生拖尾现象；在酸性溶剂系统中，香豆素多呈分子状态，解离度小，展开效果好。因此，常用正丁醇-醋酸-水（4∶1∶5上层）为展开剂进行展开。

多数香豆素在紫外灯下有强的荧光，所以在薄层色谱或纸色谱中的显色，首选荧光观察，或喷洒显色剂显色。常用的显色剂有：重氮化试剂、碘-碘化钾试剂、Emerson试剂、异羟肟酸铁试剂、三氯化铁试剂等。

第五节　提取与分离

一、提取

（一）溶剂提取法

根据各类香豆素的溶解性差别选择适当的溶剂和提取工艺流程。

1. 有机溶剂提取法　游离香豆素大多数极性较小，具有亲脂性，可用苯、乙醚、乙酸乙酯等亲脂性有机溶剂进行回流提取，其中乙醚是多数游离香豆素的良好溶剂。

2. 极性溶剂提取法　香豆素苷极性增大，亲水性较强，常选用水、醇等溶剂加热提取。

3. 系统溶剂提取法　当一种药材中同时存在多种香豆素时，常用石油醚、苯、乙酸乙酯、丙酮和甲醇顺次提取。虽然石油醚对香豆素的溶解度不大，但在加热的情况下，由于一些成分的助溶作用，增大了某些香豆素的溶解度，提取液浓缩放冷后即可析出香豆素结晶。一些极性较大的游离香豆素及其苷，则采用乙酸乙酯、丙酮及醇类溶剂提取。

4. 碱溶酸沉法　利用香豆素类化合物具有内酯结构，且多数具有酚羟基，常用0.5% NaOH水溶液加热提取，在碱液中加热内酯环开裂形成顺式邻羟基桂皮酸盐而溶于水中，加酸酸化后，又重新环合成内酯而从水中析出沉淀。可利用此性质进行香豆素类化合物的提取分离。但须注意所加碱液的浓度不宜太浓，加热时间不宜太长，温度不宜太高，以免生成不可逆的反式邻羟基桂皮酸盐，甚至破坏内酯环。

（二）水蒸气蒸馏法

一些具有挥发性的小分子游离香豆素，可采用水蒸气蒸馏法进行提取。

二、分离

上述各种提取方法得到的香豆素类化合物往往是混合物，要得到香豆素单体化合物还需进一步的分离，分离方法常采用柱色谱法。

三、 实例：秦皮中香豆素的提取与分离

秦皮为木犀科植物苦枥白蜡树、尖叶白蜡树或宿柱白蜡树的干燥的枝皮或干皮。具有清热燥湿、清肝明目等功效，主治痢疾、崩漏带下等症。

秦皮的主要有效成分为七叶内酯及其苷。七叶内酯即秦皮乙素，为6,7-二羟基香豆素；七叶苷即秦皮甲素，是七叶内酯的C_6葡萄糖苷，均为简单香豆素。七叶内酯及其苷有抗炎、镇痛、止咳、祛痰与平喘等功效，是临床治疗细菌性痢疾的有效成分。

RO
HO
O
O

七叶内酯　R=H

七叶苷　R=葡萄糖

从秦皮中提取七叶内酯及其苷可用乙醇为溶剂采用回流提取法，提取液经三氯甲烷等亲脂性溶剂萃取除去脂溶性杂质后，利用其有效成分七叶内酯及其苷的溶解性差异，用萃取法可将两者分离。操作流程如下：

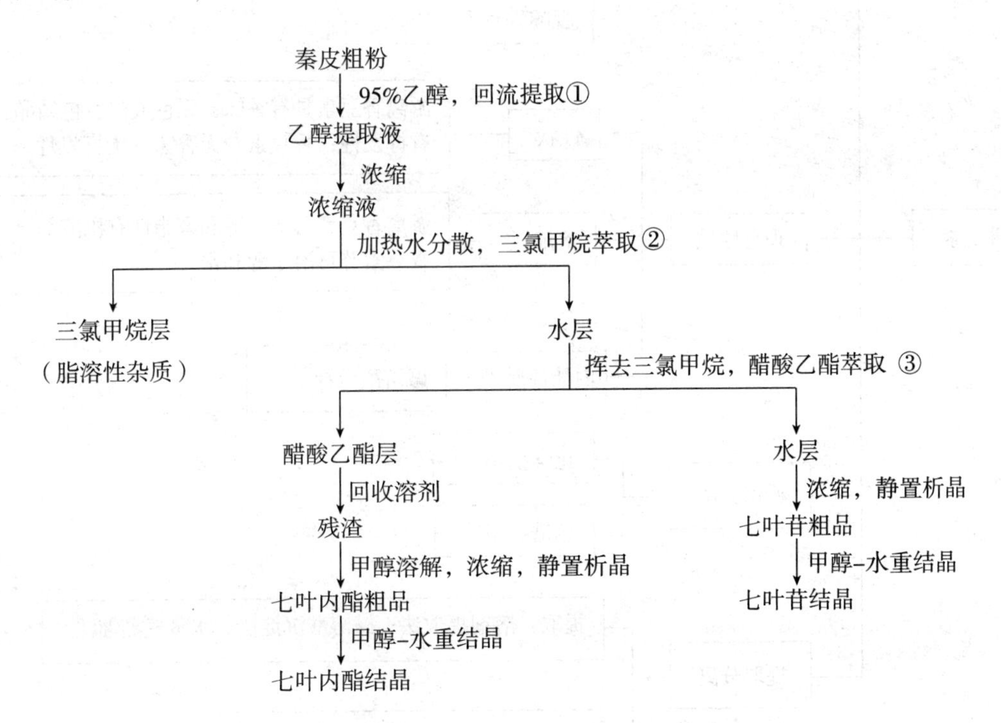

工艺分析：

①香豆素及其苷都溶于乙醇，可用乙醇回流提取。

②用热水可增大香豆素类苷及其苷元的溶解度，用三氯甲烷萃取可除去脂溶性杂质。

③利用七叶内酯可溶于醋酸乙酯，而七叶苷可溶水的性质，采用醋酸乙酯萃取，七叶内酯被萃取到醋酸乙酯层，而七叶苷则留在水层，从而将两者分离。

含香豆素类成分的常用中药

小结

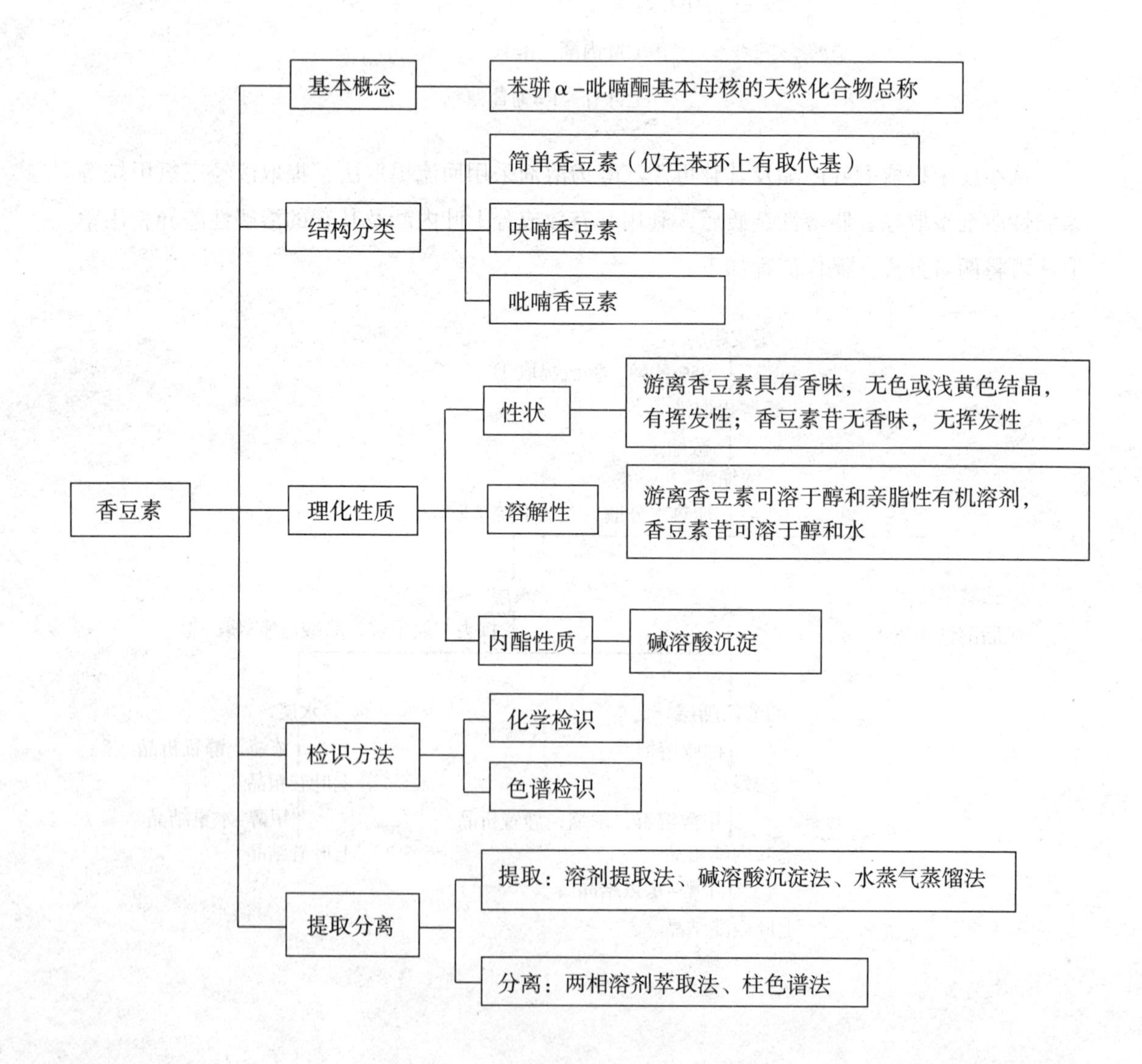

复习思考

一、单项选择题

1. 香豆素的基本母核是(　　)

A. 苯骈 γ-吡喃酮　B. 苯骈 α-呋喃酮　C. 苯骈 γ-呋喃酮

D. 苯骈 α-吡喃酮　E. 其他

2. 下列哪些不是香豆素的性质(　　)

A. 具有芳香气味

B. 分子量小的香豆素有升华性

C. 易溶于水

D. 在稀碱溶液中内酯环可开环

E. 分子量小的香豆素有挥发性

3. Emerson 试剂组成是(　　)

A. 2,6-二溴苯醌氯亚胺　B. 盐酸羟胺-三氯化铁　C. 邻苯二甲酸苯胺

D. 苯胺-二苯胺磷酸　E. 4-氨基安替比林-铁氰化钾

4. 利用香豆素内酯的性质，可采取的提取方法是(　　)

A. 加热冷凝法　B. 乙醚回流提取法　C. 水蒸气蒸馏法

D. 碱水加热提取加酸沉淀　E. 硅胶层析法

5. 下列化合物具有升华性的是(　　)

A. 多糖　B. 强心苷　C. 小分子香豆素

D. 氨基酸　E. 黄酮类化合物

6. 能与 Emerson 反应呈阳性的化合物是(　　)

A. 7,8-二羟基香豆素

B. 6,7-吡喃香豆素

C. 6,7-呋喃香豆素

D. 5,8-二羟基-6-甲氧基香豆素

E. 其他香豆素

7. 下列中药均含有香豆素，除了(　　)

A. 蛇床子　B. 白芷　C. 秦皮

D. 茵陈　E. 大黄

8. 能与 6-甲氧基香豆素起反应的试剂是(　　)

A. 溴酚蓝试剂　B. Emerson 试剂　C. $FeCl_3$ 试剂

D. 异羟肟酸铁试剂　E. 碱液显色反应

9. 游离香豆素不能采用的提取方法是(　　)

A. 升华法　B. 水提取法　C. 乙醚提取法
D. 水蒸气蒸馏法　E. 碱水加热提取法

10. 利用香豆素挥发性，可采取的提取方法是(　　)

A. 加热冷凝法
B. 石油醚或乙醚回流提取法
C. 水蒸气蒸馏法
D. 碱水加热提取加酸沉淀法
E. 硅胶层析法

11. 游离香豆素易溶于下列溶剂中，除了(　　)

A. 热乙醇　B. 乙醚　C. 三氯甲烷
D. 水　E. 稀碱溶液

12. 结构相近的香豆素分离需用（　　）

A. 加热冷凝法
B. 石油醚或乙醚回流提取法
C. 水蒸气蒸馏法
D. 碱水加热提取加酸沉淀法
E. 硅胶层析法

二、多项选择题

13. 小分子香豆素具有的性质是（　　）

A. 挥发性　B. 碱性　C. 升华性
D. 芳香味　E. 水溶性

14. 游离香豆素易溶于以下哪些溶剂（　　）

A. 水　B. 甲醇　C. 三氯甲烷
D. 乙醚　E. 乙醇

15. 可用于香豆素的检识方法有（　　）

A. 异羟肟酸铁反应　B. 内酯开环闭环反应　C. 醋酸镁反应
D. Emerson 试剂　E. 荧光反应

16. 香豆素的提取分离方法有（　　）

A. 溶剂提取法　B. 碱溶酸沉淀法　C. 酸溶碱沉淀法
D. 沸水提取法　E. 水蒸气蒸馏法

第八章
强心苷

【学习目标】

1. 掌握强心苷的概念、苷元的结构与分类、溶解性、化学检识方法。
2. 熟悉强心苷中的糖，强心苷的提取分离方法。
3. 了解强心苷的分布及存在形式、生物活性、性状以及色谱检识方法。

案例导入

国庆节期间，刚刚开始学习药学专业的小王和姥爷去旅游，爬山过程中姥爷突然觉得胸闷、呼吸困难，小王赶紧带姥爷到医院就医，诊断为“心力衰竭”。医生给姥爷开了一种洋地黄制剂，静脉缓慢注射，还要求护士用药过程中密切观察患者病情，注意观察心率（宜在70~80次/分钟）、尿量、有无毒性反应等。

问题：洋地黄制剂是什么药？用起来为什么这么麻烦？

第一节　概　述

强心苷（cardiac glycosides）是存在于植物中具有强心作用的甾体苷类化合物。

强心苷在植物界中分布比较广泛，主要存在于毒性植物中。目前已从十几个科一百多种植物中发现了强心苷类化合物。强心苷集中分布于夹竹桃科、玄参科、百合科、萝藦科、十字花科、毛茛科、卫矛科、大戟科、桑科、豆科、梧桐科等植物中，尤其在玄参科和夹竹桃科植物中含量最多。强心苷的含量以叶占多数，种子和根次之，茎较少。叶含量又以花前期最高，花后期到结实期渐少。如洋地黄类中药在花前期，特别是叶绿体浓郁时采收，强心苷含量最高。

动物中尚未发现有强心苷类成分，蟾酥中所含的蟾毒配基与脂肪酸形成的酯类甾体化合物具有强心作用，但其并非苷类，而属甾类。哥伦比亚箭毒蛙中所含的强心成分 batrachotoxin A 是生物碱类。

强心苷可以选择性地作用于心脏，增强心肌收缩力，减慢心率。目前在临床中用于治疗充血性心力衰竭及节律障碍等心脏疾病，如洋地黄毒苷、地高辛、毛花洋地黄苷丙、去乙酰毛花洋地黄苷丙（西地兰）、毒毛旋花子苷 K 等。但应注意给药剂量，因该类药有剧毒，若超过安全剂量，可使心脏停跳。

第二节　结构与分类

强心苷是由甾体与糖形成的苷类，根据结构中甾体苷元的不同，可将强心苷分为甲型强心苷和乙型强心苷；根据甾体苷元与糖连接方式的不同，可分为Ⅰ型、Ⅱ型和Ⅲ型强心苷。

一、苷元部分

强心苷元都有一个环戊烷骈多氢菲的甾体母核，在 C_3 上有羟基取代，可与糖结合成苷，C_{14} 上有 β-羟基取代，其构型改变则强心作用减弱或消失。C_{17} 位有不饱和内酯环取代，C_{17} 位为五元不饱和内酯环取代基的是甲型强心苷元，C_{17} 位为六元不饱和内酯环取代的是乙型强心苷元。强心苷元多数为甲型强心苷元，如洋地黄毒苷元；少数为乙型强心苷元，如海葱甾和蟾蜍甾。

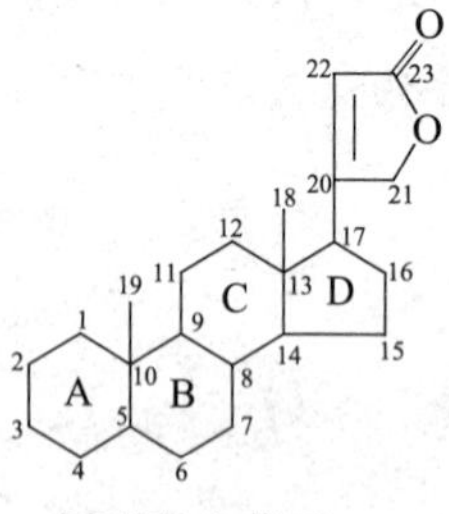

甲型强心苷元 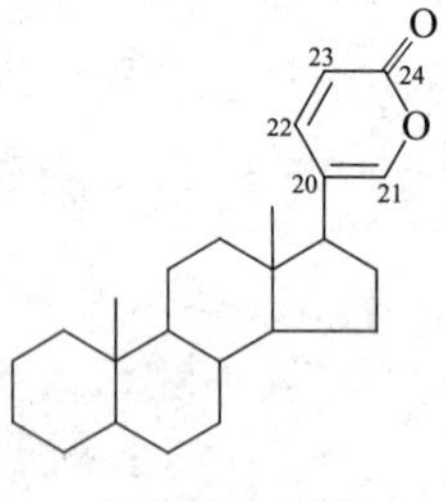　　　　乙型强心苷元

二、糖部分

强心苷中的糖部分，除了常见的 D-葡萄糖、6-去氧糖外，还有 2,6-二去氧糖，如 D-加拿大麻糖、D-洋地黄毒糖等，由于其只存在于强心苷中，故可作为区别于其他苷类的重要特征。

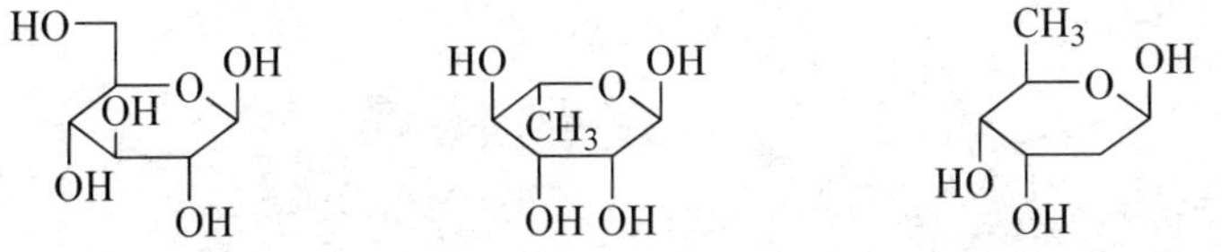

D-葡萄糖　　L-鼠李糖（6-去氧糖）　D-洋地黄毒糖（2,6-去氧糖）

三、 糖与苷元的连接方式

强心苷中，多数是几种糖结合成低聚糖再与苷元 C_3-OH 脱水成苷，少数为双糖苷或单糖苷。根据苷元与糖链连接方式不同分为Ⅰ型、Ⅱ型和Ⅲ型三种强心苷。天然存在的强心苷以Ⅰ型和Ⅱ型较多，Ⅲ型较少。

Ⅰ型强心苷：苷元 C_3-O-（2,6-二去氧糖）$_x$-（D-葡萄糖）$_y$，如紫花洋地黄苷 A（purpurea glycoside A）和毒毛花苷 K（strophanthink）。

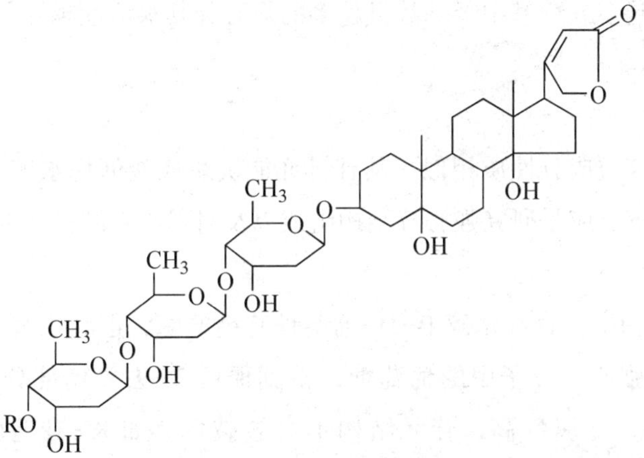

紫花洋地黄苷A（R=β-D-葡萄糖）

Ⅱ型强心苷：苷元 C_3-O-（6-去氧糖）$_x$-（D-葡萄糖）$_y$，如黄花夹竹桃苷 A（thevetin A）和乌本苷（ouabain）。

Ⅲ型强心苷：苷元 C_3-O-（D-葡萄糖）$_x$，如绿海葱苷（scilliglaucoside）。

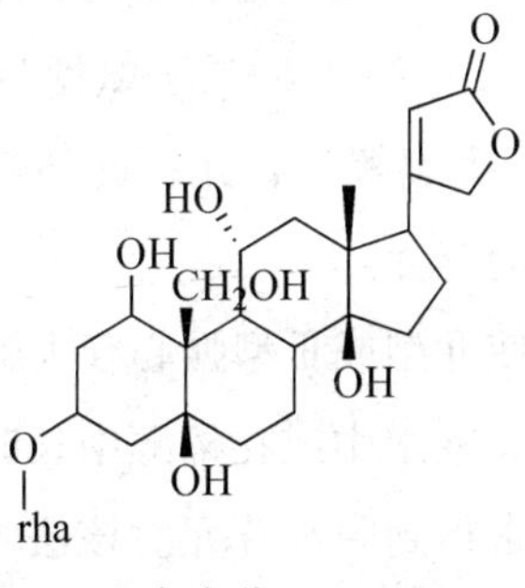

乌本苷 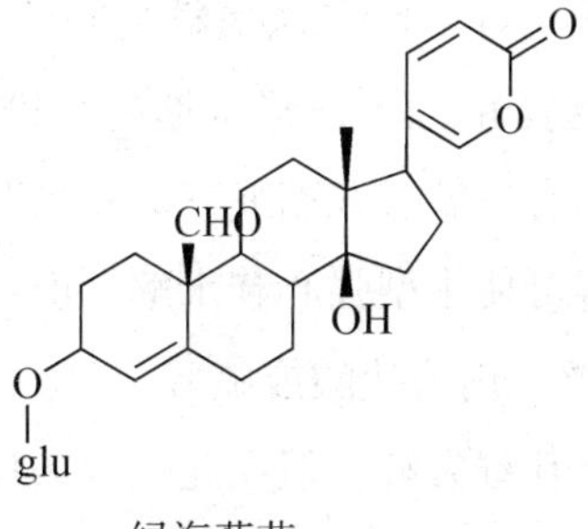　　　　绿海葱苷

第三节　理化性质

一、性状

强心苷类化合物多为无色结晶或无定形粉末，有旋光性，味苦。

二、溶解性

强心苷易溶于水、甲醇、乙醇、丙酮等极性溶剂；微溶于乙酸乙酯、含醇三氯甲烷；难溶于乙醚、苯、石油醚等低极性溶剂。

强心苷的溶解性与其分子中所含糖的数目和种类、苷元所含的羟基数目和位置等有关。含有糖基数目越多或糖基中羟基数目越多的强心苷其水溶性越好。

三、水解性

强心苷和其他苷类成分性质相似，其苷键亦能被酶或酸催化水解，分子中若有酯键，还可被碱水解。水解反应是研究强心苷结构组成以及对强心苷结构修饰的重要手段。

（一）酶水解

含强心苷的植物中，存在水解β-D-葡萄糖苷键的酶，但无水解2-去氧糖的酶，所以酶水解只能去除强心苷分子中的葡萄糖，得到保留2-去氧糖部分的次生苷。酶催化水解反应条件温和，专属性高，苷元结构不会被破坏。如K-毒毛旋花子苷的酶水解过程。

$$\text{K-毒毛旋花子苷} \xrightarrow{\beta\text{-D-葡萄糖酶}} \text{K-毒毛旋花子麻苷} + \beta\text{-D-葡萄糖}$$

$$\text{K-毒毛旋花子苷} \xrightarrow{\text{毒毛旋花子双糖酶}} \text{加拿大麻苷} + (\text{D-葡萄糖})_2$$

（二）酸水解

1. 温和酸水解　用稀盐酸或硫酸（0.02~0.05 mol/L）在含水乙醇中加热回流半小时至数小时，可使苷元与2,6-二去氧糖之间的苷键（包括2,6-二去氧糖与2,6-二去氧糖之间的连接键）发生裂解，而2-羟基糖的苷键不发生裂解。苷元在此条件下不发生脱水反应。故水解的产物有单糖、双糖或三糖及未脱水的苷元。

温和的酸水解可使Ⅰ型强心苷水解，但不能使Ⅱ型或Ⅲ型强心苷水解。

2. 强烈酸水解　用浓盐酸或硫酸（2%~5%）在水中或在稀醇中长时间加热回流或同时加压，可使所有苷键裂解，但在此强烈条件下常得到脱水苷元。该法主要用于Ⅱ型或Ⅲ型强心苷的水解。

（三）碱水解

强心苷的苷键为缩醛结构，可被酸或酶水解，而不被碱水解。碱试剂主要使分子中的酰基水解、内酯环开裂、$\Delta^{20(22)}$转位及苷元异构化等。

1. 酰基的水解　强心苷的苷元或糖分子中常有酰基，在碱性条件下可水解脱酰基。2-去氧糖上的酰基最易脱去，一般用碳酸氢钠、碳酸氢钾水解就可使糖分子上的酰基除去。羟基糖或苷元上的酰基须用氢氧化钙、氢氧化钡水解才能除去。酰基的水解条件较缓和，不能使内酯环水解开环。

2. 内酯环的水解　在强心苷的水溶液中加入氢氧化钠、氢氧化钾可使内酯环水解开裂，加酸后又环合成内酯环。该水解条件比较强烈，同时可以水解所有的酰基。甲型强心苷在醇性氢氧化钾溶液中，内酯可以发生双键转位，生成活性亚甲基，并可与某些试剂缩合显色，用于甲型强心苷元的定性检识。而乙型强心苷不能发生双键转位的反应，不能生成活性亚甲基。

第四节　检　识

一、化学检识

强心苷的显色反应是针对甾体母核、不饱和内酯环和2,6-二去氧糖进行的。

（一）甾体母核的显色反应

1. 醋酐-浓硫酸反应（Liebermann-Burchard反应）　取样品溶于冰醋酸，加浓硫酸-醋酐（1∶20）混合液数滴，反应液呈黄→红→蓝→紫→绿等变化，最后褪色。

2. 三氯甲烷-浓硫酸反应（Salkowski反应）　将样品溶于三氯甲烷，沿试管壁加入浓硫酸，静置，三氯甲烷层呈血红色或青色，硫酸层有绿色荧光。

3. 五氯化锑反应（Kahlenberg反应）　将强心苷的醇溶液点在滤纸或薄层上，喷以20%三氯化锑三氯甲烷溶液（不含乙醇和水），于100℃加热数分钟，在可见光或紫外光下可观察到不同颜色的斑点。也可以用三氯化锑代替五氯化锑反应。

（二）五元不饱和内酯环的显色反应

甲型强心苷中C_{17}位不饱和五元内酯环在碱性醇溶液中可发生双键转位，双键由$\Delta^{20(22)}$转变为$\Delta^{20(21)}$产生C_{22}位活性亚甲基，活性亚甲基上的活性氢原子能与多硝基苯类试剂作用显色。乙型强心苷的不饱和六元内酯环不能产生活性亚甲基，故无此显色反应。因此，此类反应可用于区别甲型或乙型强心苷及它们的苷元。具体反应有多种，如：

1. 间二硝基苯试剂反应（Raymond反应）　取样品约1mg，以少量50%乙醇溶解后加入 0.1mL 1%间二硝基苯乙醇溶液，摇匀后再加入 0.2mL 20% NaOH 溶液，呈紫红色。

2. 3,5-二硝基苯甲酸试剂反应（Kedde 反应） 取样品的甲醇或乙醇溶液于试管中，加入3,5-二硝基苯甲酸试剂3~4滴，产生红色或紫红色。原理与间二硝基苯试剂反应类似，可作为强心苷纸色谱和薄层色谱的显色试剂，喷雾后显紫红色，几分钟后褪色。

3. 碱性苦味酸试剂反应（Baljet 反应） 取样品的甲醇或乙醇溶液于试管中，加入碱性苦味酸试剂数滴，放置10分钟以后呈现橙色或橙红色。此缩合产物在485nm波长处有最高吸收峰，《中国药典》以此法测定强心苷类药物含量。

4. 亚硝酰铁氰化钠试剂反应（Legal 反应） 取样品1~2mg，溶于2~3滴吡啶中，加3%亚硝酰铁氰化钠试剂和2mol/L氢氧化钠各1滴，反应液呈深红色并渐渐消失。

$$[Fe(CN)_5NOH]^{2-} + H_2C\lt + 2OH^- \longrightarrow [Fe(CN)_5N=C\lt]^{4-} + 2H_2O$$

（三）2,6-二去氧糖的显色反应

1. 三氯化铁-冰醋酸反应（Keller-Kiliani 反应，简称 K-K 反应） 取样品1mg溶于5mL冰醋酸中，加1滴20%三氯化铁溶液，沿试管壁缓缓加入5mL浓硫酸，观察界面和醋酸层的颜色变化。如有2-去氧糖存在，醋酸层渐呈蓝或蓝绿色。界面的颜色随着苷元羟基、双键位置和数目不同而异。如毛地黄毒苷呈草绿色，羟基毛地黄毒苷呈洋红色，异羟基毛地黄毒苷呈黄棕色。长时间放置会因为浓硫酸作用而发生炭化颜色变暗。

这一反应是2,6-二去氧糖的特征反应，对游离的2,6-二去氧糖或在此条件下可水解产生2,6-二去氧糖的强心苷都能显色。故反应阳性则肯定有2,6-二去氧糖的存在，但反应阴性并非绝对没有2,6-二去氧糖的存在。如K-毒毛旋花子苷虽然分子中有加拿大麻糖，但因与葡萄糖相连成双糖且在此条件下不能水解成游离的2,6-二去氧糖而呈阴性反应。

2. 呫吨氢醇反应（xanthydrol 反应） 取样品1~10μg加入呫吨氢醇试剂（呫吨氢醇10mg溶解于100mL冰醋酸中，加入1mL浓盐酸）1mL，置沸水浴中数分钟后呈红色。本反应非常灵敏，只要分子中有2-去氧糖都能显色。具体化学检识方法见表8-1。

表 8-1 强心苷的化学检识方法

反应部位	反应名称	反应试剂	反应现象
甾体母核的显色反应	醋酐-浓硫酸反应（L-B 反应）	醋酐、浓硫酸	黄→红→蓝→紫→绿
	三氯甲烷-浓硫酸反应（Salkowski 反应）	三氯甲烷、浓硫酸	三氯甲烷层呈血红色或青色，硫酸层有绿色荧光
	五氯化锑反应（Kahlenberg 反应）或三氯化锑反应	五氯化锑或三氯化锑	显黄色、灰蓝色或灰紫色斑点
五元不饱和内酯环的显色反应	间二硝基苯试剂反应（Raymond 反应）	间二硝基苯	紫红色
	3,5-二硝基苯甲酸试剂反应（Kedde 反应）	3,5-二硝基苯甲酸	红色或紫红色
	碱性苦味酸试剂反应（Baljet 反应）	碱性苦味酸	橙色或橙红色
	亚硝酰铁氰化钠试剂反应（Legal 反应）	亚硝酰铁氰化钠	深红色并渐渐消失
2,6-二去氧糖的显色反应	三氯化铁-冰醋酸反应（K-K 反应）	三氯化铁、冰醋酸	醋酸层渐呈蓝或蓝绿色
	呫吨氢醇反应（xanthydrol 反应）	呫吨氢醇	红色

二、色谱检识

强心苷的常用色谱检识方法有纸色谱、薄层色谱等。

（一）纸色谱

纸色谱常用于强心苷的检识。根据强心苷及其苷元的极性不同可选用不同的固定相。如强心苷的亲水性较强，宜选用水为固定相，流动相多选用水饱和的丁酮、乙醇-甲苯-水（4∶6∶1）或三氯甲烷-甲醇-水（10∶2∶5）；对亲水性较弱的强心苷或苷元检识时，可选用甲酰胺为固定相，以甲酰胺饱和的甲苯或苯为流动相。

（二）薄层色谱

强心苷的薄层色谱有吸附薄层色谱和分配薄层色谱。分配薄层色谱所得斑点集中，承载分离的样品量较大，对分离极性较强的强心苷类化合物效果较好，常以硅藻土或纤维素作支持剂，以甲酰胺、乙二醇等作固定相，三氯甲烷-丙酮（4∶1）、三氯甲烷-正丁醇（19∶1）等溶剂系统作展开剂。而吸附薄层色谱则用于极性较弱的苷元及单糖苷，可采用氧化铝、氧化镁或硅酸镁作吸附剂，以乙醚或三氯甲烷-甲醇（99∶1）作为展开剂。

第五节 提取与分离

强心苷在提取分离过程中，经加热或受酸、碱、共存酶作用，易发生水解、脱水、异构化反应，使其生理活性降低。因此，提取时要注意控制适当的温度、酸碱度和抑制酶的活性。

一、原生苷的提取

由于植物中的酶容易水解原生苷，因此提取原生苷时首先要抑制酶的活性。一般是用70%~80%的乙醇加热提取抑制酶的活性，提取液减压浓缩后，静置，使叶绿素等脂溶性杂质成胶状沉淀，过滤，滤液进一步用下述几种方法提纯。

1. 溶剂法 滤液先用三氯甲烷等亲脂性溶剂萃取除去脂溶性杂质，水层加乙醇使成含醇量20%左右，再以含醇三氯甲烷萃取出总强心苷。

2. 铅盐法 滤液先用乙醚等极性小的溶剂萃取除去其中叶绿素和油脂等杂质，水层加饱和醋酸铅水溶液至不再产生沉淀为止，滤除沉淀（为鞣质、皂苷、水溶性色素等杂质），滤液加乙醇使成50%浓度，脱铅。脱铅液浓缩至析出总苷。

3. 吸附法 滤液用新煅烧的氧化镁或活性炭吸附，再用适当溶剂如甲醇解吸附。甲醇液浓缩即得总苷。一些杂质如糖类、水溶性色素、皂苷、叶绿素等可被吸附而除去。但需注意，强心苷也可能被吸附而损失。

二、次级苷的提取

一些次生苷的药理作用与原生苷相似，但次生苷较原生苷容易提取，也不需要考虑原料贮存过程中的酶解破坏作用。一般先利用植物中的酶自行水解后，再进行提取。具体做法是：将药材粉末加等量水搅拌润湿后，在30~40℃保温6~12小时以上，进行发酵酶解。酶解后的原料用乙醇或乙酸乙酯按上述原生苷的提取方法进行提取和纯化。亦可以先提取原生苷后再进行酶解，酶解完全后再用有机溶剂提取。

如果供提取的原料是种子，则在种子磨碎后先压榨去油，再用石油醚脱脂，然后再用上述方法酶解、提取。

三、分离与精制

按以上方法所得的总强心苷可能是几个化学结构极为相似的混合物，需进一步分离和精制。一般先选择用适当溶剂进行反复重结晶可得到少数含量高的成分。但在多数情况下往往需要多种方法配合使用，反复分离才能得到单一成分。

1. 重结晶法　选择适当溶剂进行多次分步结晶以得到纯品。本法适于分离混合强心苷中含量最高的组分。

2. 溶剂萃取法　利用强心苷在两种互不相溶的溶剂中分配系数不同而达到分离的方法。

3. 逆流分配法　本法所依据的原理和上法相同。适合于弱亲脂性强心苷的分离。常用的溶剂系统是三氯甲烷-甲醇-水，调节三者的比例，反复操作，可以得到满意的分离效果。

4. 色谱法　实验室小剂量制备时常用层析法分离。对于亲脂性强心苷和苷元，一般选用吸附柱色谱法，常用吸附剂有硅胶、中性氧化铝，洗脱剂有苯-甲醇、三氯甲烷-甲醇等混合溶剂。对弱亲脂性强心苷，吸附柱色谱往往效果不好，宜选用分配柱色谱法。常用的支持剂有硅胶、硅藻土、纤维素，以不同比例的乙酸乙酯-甲醇-水或三氯甲烷-甲醇-水为洗脱剂进行洗脱。

四、实例：毛花洋地黄中总苷的提取

毛花洋地黄 *Digitalis lanata* Ehrh. 叶中含有30多种强心苷，其中属于原生苷的有毛花洋地黄苷甲、乙、丙、丁、戊，结构式如下：

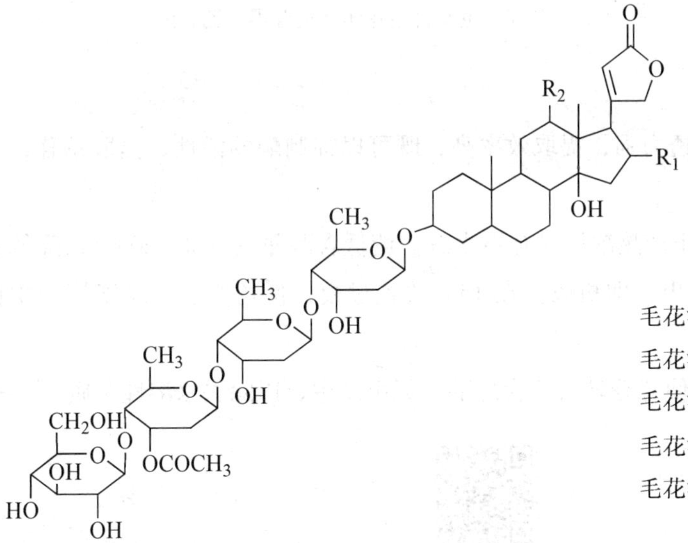

	R_1	R_2
毛花洋地黄毒苷甲	H	H
毛花洋地黄毒苷乙	OH	H
毛花洋地黄毒苷丙	H	OH
毛花洋地黄毒苷丁	OH	OH
毛花洋地黄毒苷戊	OCOH	H

其中，毛花洋地黄苷丙的含量占总苷的20%～30%，是制备强心药西地兰（去乙酰毛花洋地黄苷丙）和地高辛（异羟基洋地黄毒苷）的主要原料。以下为总苷的提取工艺流程：

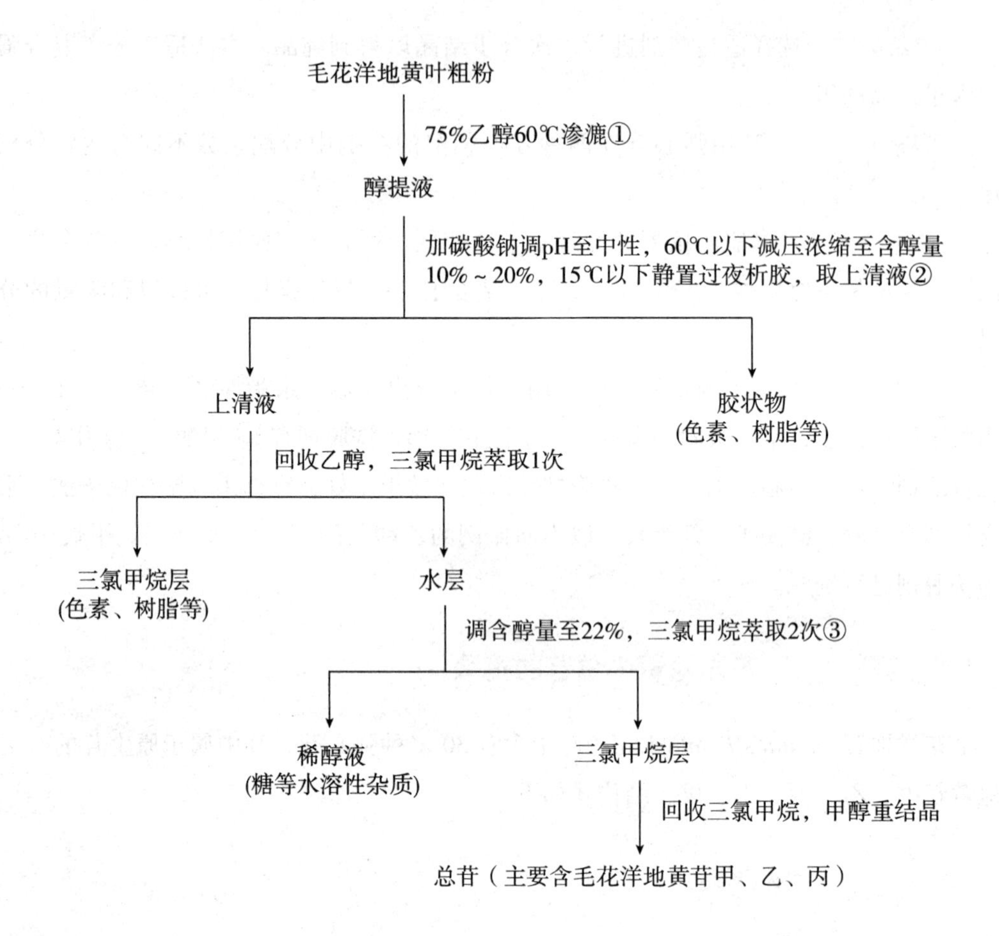

工艺分析：

①75%乙醇为溶剂，渗透力强，提取效率高，既可以抑制酶的活性，提取总苷，又避免提取较多的脂溶性杂质。

②加碱调 pH 中性，防止加热浓缩时苷被水解。调低含醇量（10%~20%），降低脂溶性杂质溶解度，使其沉淀析出，即析胶。在 15℃放置过夜，使树脂、叶绿素等杂质析出除去。

③调适当的乙醇浓度，使总苷转溶于含醇的三氯甲烷中，以除去水溶性杂质。

含强心苷类成分的常用中药

小结

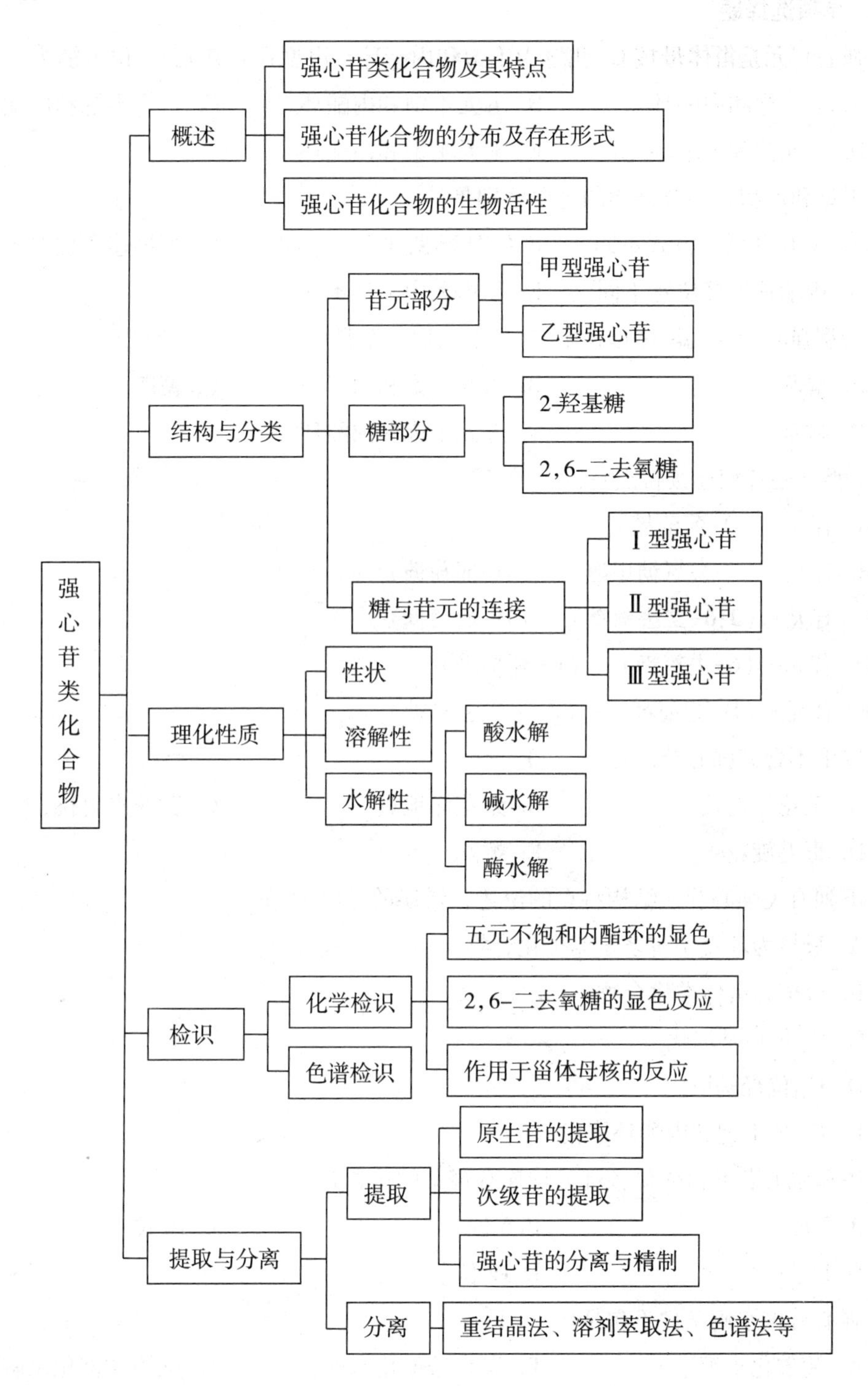
强心苷类化合物
概述
强心苷类化合物及其特点
强心苷化合物的分布及存在形式
强心苷化合物的生物活性
结构与分类
苷元部分
甲型强心苷
乙型强心苷
糖部分
2-羟基糖
2,6-二去氧糖
糖与苷元的连接
Ⅰ型强心苷
Ⅱ型强心苷
Ⅲ型强心苷
理化性质
性状
溶解性
水解性
酸水解
碱水解
酶水解
检识
化学检识
五元不饱和内酯环的显色
2,6-二去氧糖的显色反应
作用于甾体母核的反应
色谱检识
提取与分离
提取
原生苷的提取
次级苷的提取
强心苷的分离与精制
分离
重结晶法、溶剂萃取法、色谱法等

复习思考

一、单项选择题

1. 强心苷元是甾体母核 C_{17}侧链为不饱和内酯环，甲型强心苷元 C_{17}位侧链为(　　)

A. 五元饱和内酯环　　B. 五元不饱和内酯环　　C. 六元不饱和内酯环

D. 六元饱和内酯环　　E. 七元不饱和内酯环

2. 甲型和乙型强心苷结构的主要区别是(　　)

A. A/B 环稠和方式不同　　B. C/D 环稠和方式不同　　C. 糖链连接位置不同

D. 内酯环连接位置不同　　E. 不饱和内酯环不同

3. 乙型强心苷苷元甾体母核中 C_{17}位上的取代基是(　　)

A. 醛基　　B. 六元不饱和内酯环　　C. 糖链

D. 羧基　　E. 五元不饱和内酯环

4. Ⅰ型强心苷糖连接特点是(　　)

A. 苷元-（D-葡萄糖）$_y$

B. 苷元-（6-去氧糖甲醚）$_x$-（D-葡萄糖）$_y$

C. 苷元-（2,6-二去氧糖）$_x$-（D-葡萄糖）$_y$

D. 苷元-（6-去氧糖）$_x$-（D-葡萄糖）$_y$

E. 苷元-（D-葡萄糖）$_y$-（2,6-二去氧糖）$_x$

5. 以下不含有强心苷的是(　　)

A. 毛花洋地黄　　B. 紫花洋地黄　　C. 黄花夹竹桃

D. 毒毛旋花子　　E. 蟾酥

6. 下列有关强心苷元结构特点的论述，错误的是(　　)

A. 母核为环戊烷骈多氢菲类化合物

B. 母核为甾体类化合物

C. C_3 位羟基取代

D. C_{14}位羟基取代

E. C_{16}位不饱和内酯环取代

7. 甲型强心苷元甾体母核部分均连有羟基的位置是(　　)

A. 3 位　　B. 6 位　　C. 16 位

D. 11 位　　E. 12 位

8. 强心苷的水解条件不包括(　　)

A. 酶催化水解　　B. 温和酸催化水解　　C. 强烈酸催化水解

D. 强烈碱水解　　E. 碱水解

9. 在含强心苷的植物中均存在的酶可水解(　　)

A. D-葡萄糖

B. L-鼠李糖

C. L-鼠李糖和 D-葡萄糖

D. D-洋地黄毒糖

E. L-夹竹桃糖

10. 强心苷甾体母核的反应不包括（　　）

A. 醋酐-浓硫酸反应　B. 三氯甲烷-浓硫酸反应　C. 三氯化锑反应

D. 五氯化锑反应　E. 间二硝基苯反应

二、多项选择题

11. 强心苷的苷元在结构上具有（　　）

A. 甾体母核　B. 不饱和内酯环　C. 饱和内酯环

D. C_3 位羟基　E. C_{14}位 β-羟基

12. 构成强心苷的糖的种类有（　　）

A. 6-去氧糖　B. 2,6-二去氧糖　C. 2,6-二去氧糖甲醚

D. 葡萄糖　E. 鼠李糖

13. 属于乙型强心苷元的是（　　）

A. 海葱甾　B. 蟾蜍甾　C. 强心甾

D. 强心甾烯　E. 甾醇

14. 属于Ⅰ型强心苷的是（　　）

A. 紫花洋地黄苷 A　B. 洋地黄毒苷　C. 绿海葱苷

D. 乌本苷　E. K-毒毛旋花子苷

15. 影响强心苷溶解性能的因素有（　　）

A. 糖基的种类　B. 糖基的数目　C. 苷元羟基数

D. 苷元羟基位置　E. 苷键构型

16. 有关强心苷的酶解，下列说法正确的是（　　）

A. 只能水解去掉葡萄糖

B. 可水解去掉所有糖

C. 只能水解去掉 α-去氧糖

D. 无水解 2-去氧糖的酶

E. 乙型强心苷较甲型强心苷难酶解

17. 强心苷在碱试剂作用下，可发生（　　）

A. 苷元上酰基水解　B. 糖上酰基水解　C. 苷元内酯环开裂

D. 双键转位　E. 苷元异构化

18. 作用于强心苷甾体母核的反应有(　　)

A. 醋酐-浓硫酸反应

B. α-萘酚-浓硫酸反应

C. 三氯甲烷-浓硫酸反应

D. 五氯化锑反应

E. 三氯化锑反应

扫一扫，看课件

第九章
皂　苷

【学习目标】

1. 掌握皂苷类化合的结构特点、表面活性、溶血性以及提取分离方法。
2. 熟悉皂苷类化合物的分类、理化性质和检识方法。
3. 了解含皂苷类化合物的性状、分布及生物活性等。

案例导入

药剂班的小王国庆节放假回家，看到邻居刘大娘正在洗头发，她虽然年近70岁，可还是满头黑发，于是小王便上前问个究竟，只见大娘拿出一块黄褐色的饼块对小王说："我常用这个油茶饼洗头。"小王回到学校问老师，老师说油茶饼含有天然的茶皂素，就是我们要学的皂苷类化合物，它是原生态的表面活性剂，可用作清洁剂，长时间用它洗头发，自然是乌黑亮丽了。

问题：皂苷是一类特殊的成分，既可用作药物，也可用作天然的清洁剂。皂苷类化合物是怎样的一种物质？有什么理化性质？

第一节　概　述

皂苷（saponins）是一类结构复杂性质特殊的苷类化合物，因其水溶液经强烈振摇能产生大量持久性的肥皂样的泡沫，故名皂苷。从结构上看，皂苷是螺甾烷及其相似生源的甾体化合物及三萜类化合物的寡糖苷。

皂苷类化合物主要存在于高等植物中，其中甾体皂苷主要存在于薯蓣科、百合科和玄参科等；三萜类皂苷主要存在于五加科、豆科、远志科及葫芦科等。此外，海星、海参等海洋生物也存在皂苷类化合物。

许多中药如人参、甘草、远志、桔梗、柴胡、三七、薯蓣、地榆等的主要有效成分都是皂苷。皂苷有多种生物活性，如远志皂苷具有镇咳、祛痰和镇静作用；柴胡皂苷有镇静、止痛、解热和抗炎作用；人参皂苷具有调节机体代谢、增强机体免疫功能的作用；薯蓣皂苷元是制药工业合成甾体激素的原料。

第二节 结构与分类

皂苷由糖或糖醛酸与皂苷元组成。皂苷有不同的分类方法，根据皂苷中连接糖链数目不同可分为单糖链皂苷、双糖链皂苷和三糖链皂苷。按照皂苷元的化学结构不同，可将皂苷分为甾体皂苷（steroidal saponins）和三萜皂苷（triterpenoid saponins）。其结构分类如表9-1所示。

表9-1 皂苷的结构分类

结构类型	代表化合物	存在及生物活性
1. 甾体皂苷（中性皂苷） （1）螺旋甾烷型 C_{25}位甲基为β型	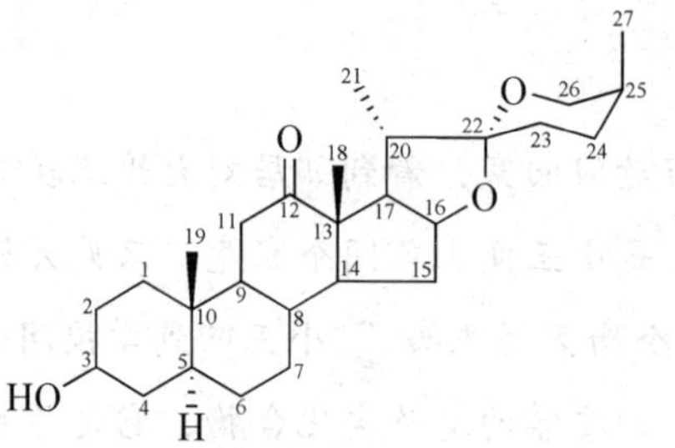 剑麻皂苷元	存在于百合科中药剑麻中，是制药工业合成激素的重要原料
（2）异螺旋甾烷型 C_{25}位甲基为α型	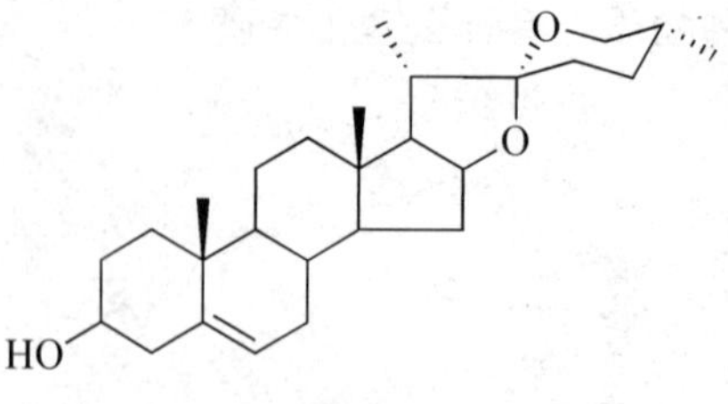 薯蓣皂苷元	存在于穿龙薯蓣根茎中。为薯蓣皂苷的苷元，是制药工业合成甾体激素和甾体避孕药的重要原料

续表

结构类型	代表化合物	存在及生物活性
2. 三萜皂苷（酸性皂苷） （1）四环三萜	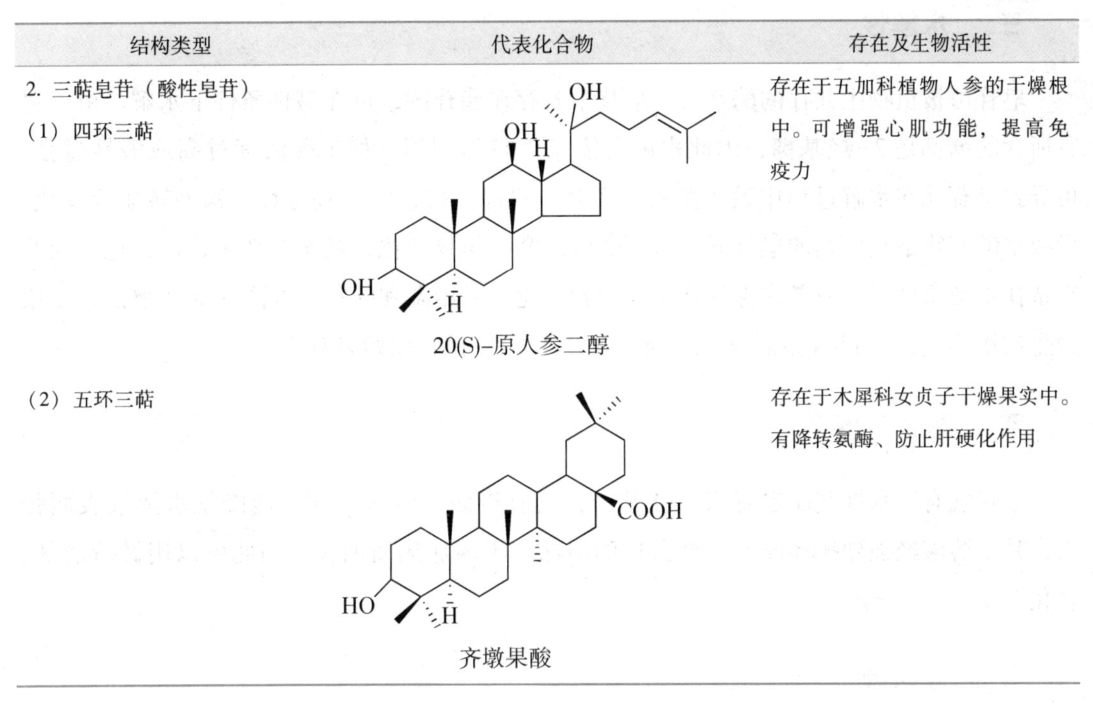 20(S)-原人参二醇	存在于五加科植物人参的干燥根中。可增强心肌功能，提高免疫力
（2）五环三萜	齐墩果酸	存在于木犀科女贞子干燥果实中。有降转氨酶、防止肝硬化作用

第三节　理化性质

一、 性状

皂苷分子量较大，大多为无色或乳白色无定形粉末，仅少数为结晶体。而皂苷元大多有完好的晶体，也有恒定的熔点。皂苷大多味苦而辛辣，多具有强吸湿性，应干燥保存。多数三萜皂苷呈酸性，而大多数甾体皂苷呈中性。

二、 溶解性

大多数皂苷极性较大，一般可溶于水，易溶于热水、含水稀醇、热甲醇和热乙醇，难溶于丙酮、乙醚、苯等亲脂性有机溶剂。皂苷水溶性随分子中连接糖基数目多少有差异，含糖基数目越多，水溶性越大。皂苷水解为次生苷时，水溶性随之降低，易溶于中等极性的醇、丙酮、乙酸乙酯中。皂苷元不溶于水，可溶于苯、乙醚、三氯甲烷等低极性溶剂。皂苷在含水正丁醇中有较大的溶解度，可利用此性质从含皂苷水溶液中用正丁醇或戊醇进行萃取，从而与糖类、蛋白质等亲水性强的杂质分离。

三、水解性

皂苷可被植物中共存的酶水解。皂苷中若存在酯苷键，可在碱性条件下水解。由于皂苷所含的糖都是2-羟基糖，因此水解所需条件较为剧烈。如果酸浓度过高或酸性过强，可导致皂苷元在水解过程中发生脱水、环合、双键位移、取代基位移、构型转化等变化，导致水解产物不是原始的皂苷元，从而造成研究工作复杂化，甚至会产生错误结论。因此在选择水解条件时，应考虑保护苷元不被异构化。采用温和的水解方法（如酶解法、土壤微生物培养法、Smith 氧化降解法或光解法等）可以得到原始皂苷元。

四、表面活性

皂苷既有亲水性基团也有亲脂性基团，具有表面活性剂作用，能降低水溶液表面张力，其水溶液经强烈振摇能产生持久性的泡沫，不因加热而消失。因此可以用做清洁剂、乳化剂。

五、溶血性

皂苷的水溶液大多能破坏红细胞而出现溶血作用，这是因为多数皂苷能与红细胞壁上的胆甾醇结合生成不溶性的分子复合物，破坏红细胞的正常渗透，导致细胞内渗透压增加，使红细胞崩解。各类皂苷的溶血作用强弱可用溶血指数表示，溶血指数是指在一定条件（同一等渗、缓冲条件及恒温）下能使同一动物来源的血液中红细胞完全溶血的最低浓度。

第四节　检　识

一、泡沫试验

利用皂苷具有表面活性的特性，可用泡沫试验判断皂苷类成分的有无。具体的步骤是：取1g 中药粉末加水10mL，煮沸10分钟后过滤，移取2mL 滤液于试管中，剧烈振摇2分钟，如产生泡沫，把溶液加热至沸腾或加入乙醇振摇，如能产生持久性泡沫（15分钟以上），证明含有皂苷类成分。

利用发泡试验可区别甾体皂苷与三萜皂苷：取两支试管，分别加入5mL 0.1mol/L 的 HCl 溶液及0.1mol/L 的 NaOH 溶液，再各加中药水提液3滴，振摇2分钟，如果两试管形成泡沫持久性、高度相同，则提示中药含三萜皂苷；如果碱液管的泡沫较酸液管的泡沫高数倍，且持续时间长，则提示此中药含甾体皂苷。

$$\left.\begin{array}{l}\text{样品管 1（加酸）}\\\text{样品管 2（加碱）}\end{array}\right\}\xrightarrow{\text{强烈振摇}}\left\{\begin{array}{l}\text{泡沫高度或持续时间一样：含酸性皂苷}\\\text{碱管泡沫高或持续时间长：含中性皂苷}\end{array}\right.$$

二、 溶血试验

取新鲜兔血适量（心脏或耳缘静脉取血），用洁净小毛刷迅速搅拌，除去纤维蛋白，用生理盐水反复洗涤离心至上清液无色后，量取沉淀的红细胞加生理盐水配制成2%红细胞混悬液，贮存于冰箱中备用（贮存期48小时）。

取皂苷供试液点于滤纸片上，干燥后，加1滴2%红细胞试液，数分钟后，如在红色背景中出现白色或淡黄色斑点，证明可能含有皂苷。本实验也可在试管中进行。

三、 化学检识

皂苷在无水条件下，与硫酸或某些Lewis酸作用，产生颜色变化或荧光现象。其常用的化学显色反应见表9-2。

表9-2　皂苷的化学检识方法

反应名称	反应试剂	反应现象
醋酐-浓硫酸反应（L-B反应）	醋酐、浓硫酸	黄→红→紫→蓝→褪色 甾体皂苷：变色快，且最后出现蓝绿色 三萜皂苷：变色慢，且最后蓝绿色不明显
三氯甲烷-浓硫酸反应（Salkowski反应）	三氯甲烷、浓硫酸	三氯甲烷层：红色或青色 硫酸层：绿色荧光
三氯乙酸反应（Rosen-Heimer）	三氯甲烷、三氯乙酸	甾体皂苷：反应快，60℃显色 三萜皂苷：反应慢，100℃显色
五氯化锑反应（Kahlenberg反应）或三氯化锑反应	五氯化锑或三氯化锑	显黄色、灰蓝色或灰紫色斑点

1. 醋酐-浓硫酸反应（Liebermann-Burchard）　取少量皂苷样品溶于醋酐中，加入醋酐-浓硫酸试剂（20∶1）数滴，呈现黄→红→紫→蓝→绿的颜色变化。甾体皂苷颜色变化较快，最后出现绿色，而三萜皂苷只能转变为红或蓝或紫，最后不出现绿色。此法可初步鉴别甾体皂苷和三萜皂苷。

$$\text{皂苷醋酐液}\xrightarrow{\text{醋酐-浓硫酸}}\left\{\begin{array}{l}\text{呈现黄→红→紫→褪色：三萜皂苷}\\\text{呈现黄→红→紫→蓝→绿色→褪色：甾体皂苷}\end{array}\right.$$

2. 三氯甲烷-浓硫酸反应（Salkowski）　将皂苷溶于三氯甲烷，加入浓硫酸，三氯甲烷层呈现红或青色，浓硫酸层有绿色荧光。

$$\text{皂苷三氯甲烷液}\xrightarrow{\text{浓硫酸}}\begin{cases}\text{三氯甲烷层：红或青色}\\ \text{浓硫酸层：绿色荧光}\end{cases}$$

3. 三氯乙酸反应（Rosen-Heimer） 将皂苷三氯甲烷溶液滴在滤纸上，再喷洒25%三氯乙酸乙醇试剂，加热，即显红色，渐变成紫色。甾体皂苷反应快，只需加热到60℃即显色，而三萜皂苷反应较慢，需加热至100℃才能显色。

$$\text{皂苷三氯甲烷液}\xrightarrow[\triangle]{\text{25\%三氯乙酸乙醇试剂}}\begin{cases}\text{60℃显示红色渐变为紫色为甾体皂苷}\\ \text{100℃显示红色渐变为紫色为三萜皂苷}\end{cases}$$

4. 五氯化锑反应（Kahlenberg） 将皂苷样品溶于三氯甲烷或乙醇后，点于滤纸上，喷以20%五氯化锑的三氯甲烷溶液（不应含乙醇和水），60～70℃加热干燥后，显蓝色、灰蓝色或灰紫色斑点。

$$\text{皂苷乙醇液}\xrightarrow[\triangle]{\text{20\%五氯化锑的三氯甲烷溶液}}\text{显蓝色、灰蓝色或灰紫色斑点为阳性}$$

四、 色谱检识

（一）薄层色谱

亲水性强的皂苷用分配色谱效果较好。选用硅胶薄层板，用极性较大的展开剂。常用展开剂有水饱和的正丁醇、正丁醇-乙酸乙酯-水（4∶1∶5上层）、乙酸乙酯-吡啶-水（3∶1∶3）、乙酸乙酯-醋酸-水（8∶2∶1）；亲脂性强的皂苷和皂苷元极性较小，可用吸附色谱。如用硅胶为吸附剂，采用亲脂性较强的展开剂如苯-乙酸乙酯（1∶1）、环己烷-乙酸乙酯（1∶1）、苯-丙酮（8∶1）、三氯甲烷-丙酮（95∶5）。皂苷或皂苷元分子极性基团增多时，R_f值减少。分离酸性皂苷时，应在展开剂中加少量酸，可避免产生拖尾现象。

薄层色谱常用的显色剂有三氯醋酸、浓硫酸、50%硫酸、三氯化锑或五氯化锑等试剂。

（二）纸色谱

亲水性皂苷的纸色谱，多以水为固定相，展开剂的极性也相应增大。常用的展开剂有水饱和正丁醇、正丁醇-乙醇-水（9∶2∶9）、正丁醇-醋酸-水（4∶1∶5）。分离苷元或亲脂性皂苷多用甲酰胺为固定相，用甲酰胺饱和的三氯甲烷或苯为展开剂。常用的显色剂为磷钼酸、三氯化锑或五氯化锑。

第五节　提取与分离

一、提取

（一）皂苷的提取

常用不同浓度的乙醇或甲醇作为提取溶剂，提取后回收溶剂，将残渣溶于水，滤除不溶物，水溶液再用石油醚、苯等亲脂性有机溶剂萃取，除去油脂，色素等脂溶性杂质，然后再用正丁醇对水溶液进行萃取，则皂苷转溶于正丁醇，而糖类等水溶性杂质留在水中，分取正丁醇溶液，回收正丁醇，得粗制总皂苷。本法为目前提取皂苷的通法。

（二）皂苷元的提取

皂苷元易溶于苯、三氯甲烷、石油醚等亲脂性有机溶液而不溶或难溶于水。一般可将粗皂苷加酸水解后，再用亲脂性有机溶液萃取，也可直接将药材加酸水解，使皂苷水解生成皂苷元，再用有机溶剂萃取。

二、分离

（一）分段沉淀法

利用皂苷难溶于乙醚、丙酮等溶剂的性质，先将粗总皂苷溶于甲醇或乙醇中，然后逐滴加入乙醚或丙酮至混浊，放置产生沉淀，滤过得极性较大的皂苷。母液继续滴加乙醚或丙酮，至析出沉淀得极性较小的皂苷。通过这样反复处理，可初步将不同极性的皂苷分离。

（二）胆甾醇沉淀法

利用甾体皂苷可与胆甾醇生成难溶性的分子复合物的性质，与其他水溶性成分分离，达到精制目的。先将粗皂苷溶于少量乙醇中，再加入胆甾醇的饱和醇溶液，直至不再析出沉淀为止，沉淀用水、乙醇、乙醚依次洗涤，将沉淀干燥，用乙醚连续回流提取，此时甾体皂苷与胆甾醇形成的分子复合物分解，胆甾醇溶于醚中，残留物为较纯的皂苷。

（三）色谱法

用以上的方法精制，除少数皂苷可获得单体成分外，一般只能除去大部分杂质，获得相对纯的皂苷，若需要更进一步分离出单体，一般采用色谱法。

1. 分配色谱法　皂苷极性较大，用分配柱色谱法分离效果较好。支持剂可用水饱和的硅胶，用三氯甲烷-甲醇-水等极性较大的溶剂系统进行梯度洗脱。

2. 吸附色谱法　吸附剂常用硅胶，适用于分离亲脂性皂苷元，用混合溶剂洗脱。吸附剂若采用反相硅胶分离皂苷可取得较好效果。

3. 高效液相色谱法　常采用反相色谱柱，用甲醇-水或乙腈-水等溶剂为流动相分离和纯化皂苷效果良好。

4. 大孔树脂吸附法　用于皂苷分离，可将植物先用甲醇提取，回收甲醇，残渣用水溶解，上树脂柱，先用水洗去糖类杂质，再用乙醇梯度洗脱，得到不同组分的皂苷混合物，初步分离后还需进一步用硅胶柱色谱或高效液相色谱分离得皂苷单体。

三、 实例：穿山龙中薯蓣皂苷元的提取分离

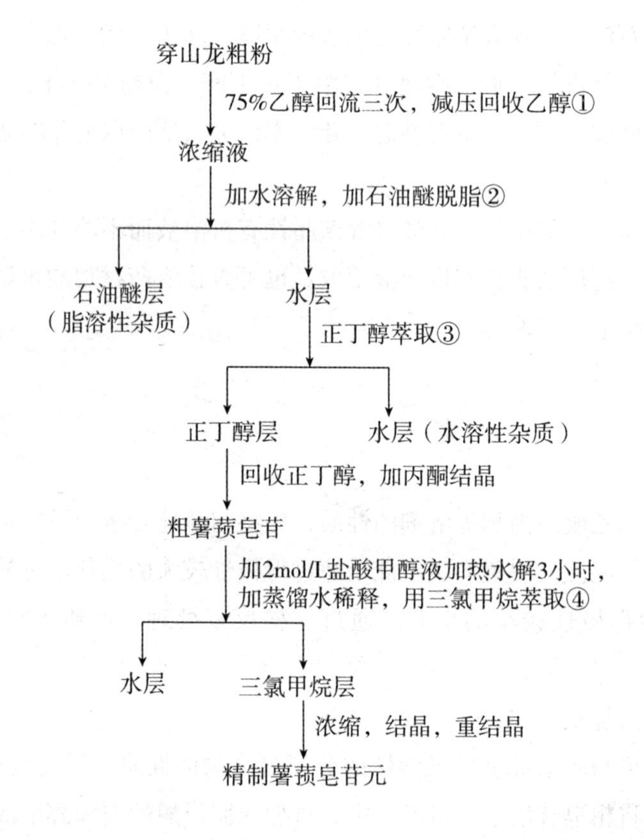

工艺分析：

①用75%乙醇提取，既可以溶解薯蓣皂苷，又避免提出较多的脂溶性杂质。

②用石油醚脱脂可除去树脂、油脂等脂溶性的杂质。

③用正丁醇萃取，使薯蓣皂苷转溶于正丁醇中，而水溶性杂质则留在水层被除去。

④加盐酸可使薯蓣皂苷水解成薯蓣皂苷元，并用三氯甲烷萃取得到薯蓣皂苷元。

含皂苷类成分的常用中药

小结

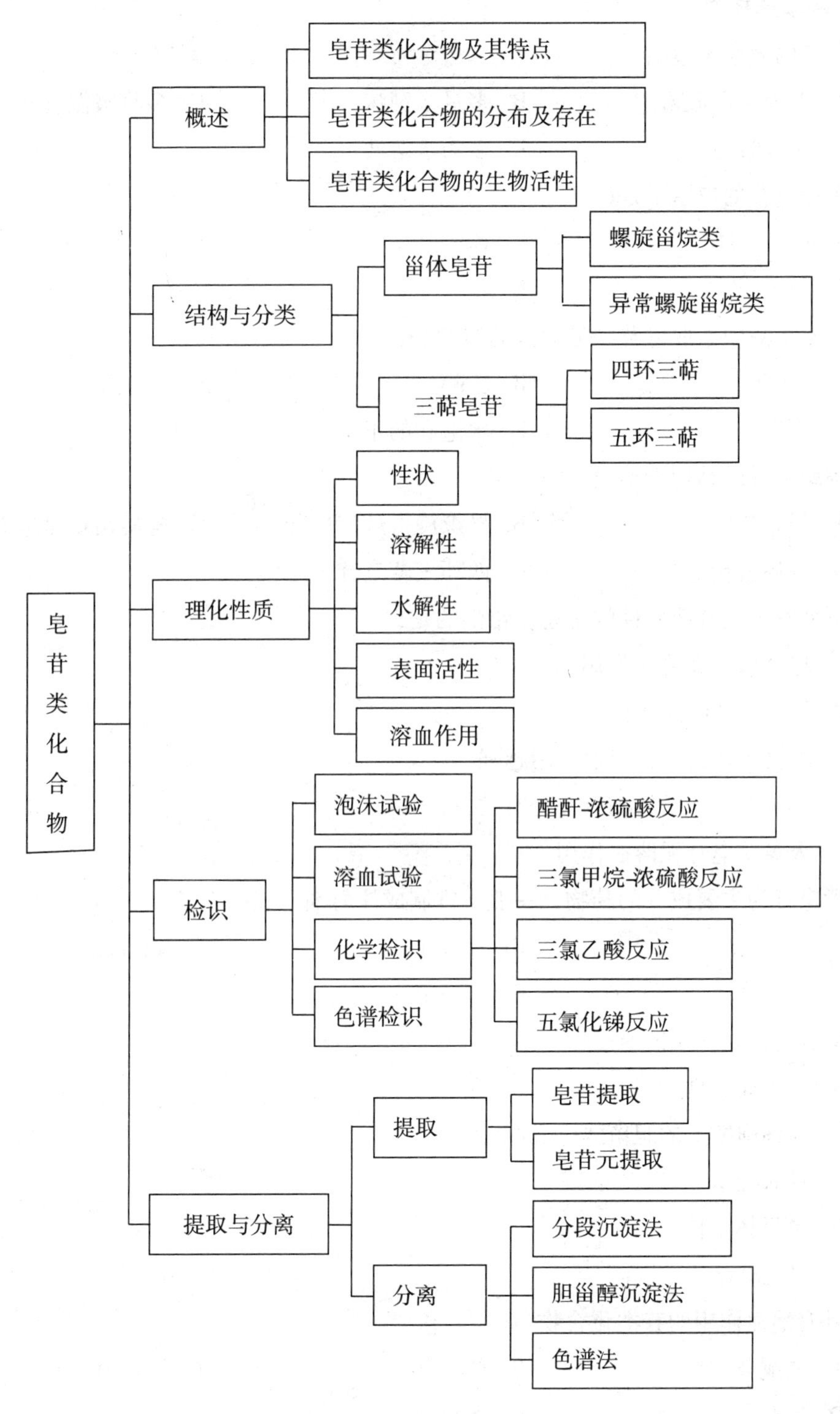
皂苷类化合物
概述
皂苷类化合物及其特点
皂苷类化合物的分布及存在
皂苷类化合物的生物活性
结构与分类
甾体皂苷
螺旋甾烷类
异常螺旋甾烷类
三萜皂苷
四环三萜
五环三萜
理化性质
性状
溶解性
水解性
表面活性
溶血作用
检识
泡沫试验
溶血试验
化学检识
色谱检识
醋酐-浓硫酸反应
三氯甲烷-浓硫酸反应
三氯乙酸反应
五氯化锑反应
提取与分离
提取
皂苷提取
皂苷元提取
分离
分段沉淀法
胆甾醇沉淀法
色谱法

复习思考

一、单项选择题

1. 皂苷的通性不包括(　　)

A. 多为无定形粉末　　B. 多具辛辣味　　C. 多具吸湿性

D. 多呈酸性　　E. 多为水溶性

2. 甾体皂苷的螺原子是(　　)

A. C_{22}　　B. C_{27}　　C. C_{25}

D. C_3　　E. C_{17}

3. 从水溶液中萃取皂苷，最适宜的溶剂是(　　)

A. 乙醚　　B. 乙醇　　C. 水饱和的苯酚

D. 丙酮　　E. 水饱和的正丁醇

4. 齐墩果酸的结构类型属于(　　)

A. 强心苷　　B. 异螺旋甾烷型皂苷　　C. 螺旋甾烷型皂苷

D. 五环三萜皂苷　　E. 四环三萜皂苷

5. 下列有关皂苷溶血性的论述，错误的是(　　)

A. 皂苷口服无溶血作用

B. 不同皂苷的溶血强度不同

C. 溶血指数越大，溶血作用越强

D. 皂苷的溶血活性与糖部分有关

E. 人参总皂苷无溶血作用

6. 含皂苷为主要成分的药物，一般不宜制成注射剂，其原因是(　　)

A. 难溶解　　B. 有泡沫　　C. 刺激性

D. 溶血性　　E. 不稳定

7. 皂苷有溶血作用的原因(　　)

A. 具表面活性

B. 与细胞壁上的胆甾醇生成沉淀

C. 具有羟基

D. 具甾体结构

E. 具三萜结构

8. 具有溶血作用的苷类化合物为(　　)

A. 蒽醌苷　　B. 黄酮苷　　C. 强心苷

D. 皂苷　　E. 香豆素

二、多项选择题

9. 皂苷在哪些溶剂中溶解度较大(　　)

A. 热水　　B. 含水烯醇　　C. 热乙醇

D. 乙醚　　E. 苯

10. 鉴别甾体皂苷和三萜皂苷可选用(　　)

A. 泡沫实验　　B. 3,5-二硝基苯甲酸反应　　C. 三氯醋酸反应

D. 三氯化铁-冰醋酸反应　　E. 醋酐-浓硫酸反应

11. 有效成分为皂苷类的中药包括(　　)

A. 人参　　B. 远志　　C. 柴胡

D. 黄连　　E. 槐花

12. 下列属于皂苷性质的是(　　)

A. 水溶性　　B. 表面活性　　C. 对黏膜有刺激性

D. 有吸湿性　　E. 溶血性

13. 主要活性成分为皂苷的中药有(　　)

A. 大黄　　B. 甘草　　C. 黄芩

D. 秦皮　　E. 桔梗

14. 哪种方法可分离酸性皂苷和中性皂苷(　　)

A. 正丁醇提取法　　B. 乙醇沉淀法　　C. 分段沉淀法

D. 胆甾醇沉淀法　　E. 铅盐沉淀法

第十章

萜类和挥发油

【学习目标】

1. 掌握萜类和挥发油的基本结构特点、结构类型、理化性质和检识方法。
2. 熟悉萜类和挥发油的提取、分离原理和方法。
3. 了解萜类和挥发油的生物活性、分布及存在形式。

案例导入

青蒿素是我国发现的第一个被国际公认的中药制剂，目前青蒿素防治疟疾的价值已被人类认识和接受，世界卫生组织已把青蒿素的复方制剂列为国际上防治疟疾的首选药物，青蒿素对间日疟、恶性疟及抗氯喹地区恶性疟均有疗效高、退热及原虫转阴时间快的特点，尤其适于抢救凶险型疟疾。中国中医科学院终身研究员屠呦呦教授因创制新型抗疟药——青蒿素和双氢青蒿素，每年挽救数以百万人的生命，于2015年获得诺贝尔生理学或医学奖。

问题：青蒿素属于萜类化合物，那么，萜类化合物是怎样的一种物质？有什么性质？如何提取分离？

第一节 萜 类

一、 概述

萜类是异戊二烯聚合体及其含氧衍生物的总称。开链萜分子式符合通式（C_5H_8）$_n$。

萜类化合物在植物界分布广泛，尤其是被子植物，如松科、柏科、芸香科、菊科等，在菌类和苔藓植物中也偶有发现。萜类多具有显著的生理活性，如抗癌、驱虫、抗疟、抗菌消炎、抑制血小板凝集、促进肝细胞再生等作用。另外，有些萜类还是香料和化妆品工业的重要原料。萜类在植物体中多数是以醇、醛、酮、羧酸、酯和苷等形式存在于自然界，少数是以含氮、硫衍生物形式存在，萜主要存在于挥发油、树脂、橡胶、胡萝卜素等物质中。

萜类化合物根据分子中所含异戊二烯的单位数可分为以下类型，见表 10-1。

表 10-1　萜类化合物的分类

类型	异戊二烯单位数（n）	碳原子数（$5n$）	分布
半萜	1	5	植物叶
单萜	2	10	挥发油
倍半萜	3	15	挥发油
二萜	4	20	树脂、苦味素、植物醇
二倍半萜	5	25	海绵、植物病菌、昆虫代谢物
三萜	6	30	皂苷、树脂、植物乳汁
四萜	8	40	色素（如胡萝卜素等）
多聚萜	>8	>45	橡胶、硬橡胶

二、结构类型

根据萜类化合物所含基本结构单元异戊二烯的单位数可分为单萜、倍半萜和二萜等，根据分子结构中碳环的有无及多少，可进一步分为开链、单环、双环等萜类化合物。萜的主要结构类型见表 10-2。

表 10-2　萜类化合物主要结构类型

结构类型	代表化合物	生物活性
1. 单萜 （1）链状单萜	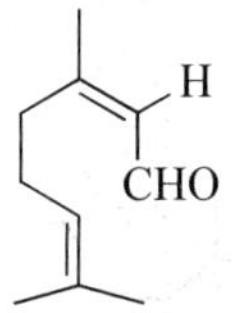 H CHO β-柠檬醛	柠檬醛存在于多种植物的挥发油中，以柠檬油和香茅油含量较高，香茅油具有止腹痛和驱蚊作用

续表

结构类型	代表化合物	生物活性
（2）单环单萜	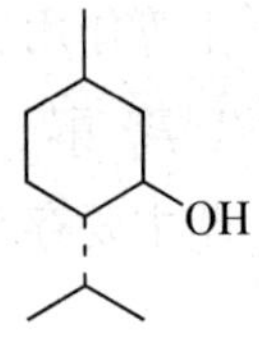 薄荷醇	薄荷醇是中药薄荷的主要有效成分，有较强的祛风、消炎和止痛作用
（3）双环单萜	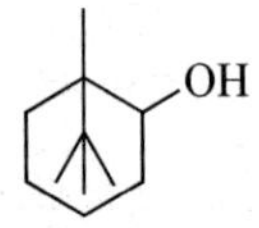 龙脑	龙脑俗称冰片，具有发汗、兴奋、镇痛、驱虫等作用
（4）环烯醚萜	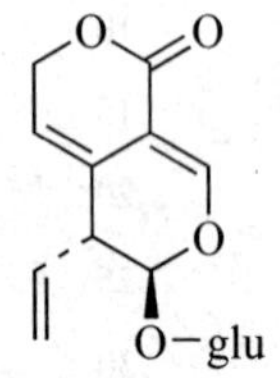 龙胆苦苷	龙胆苦苷是中药龙胆中的主要有效成分，具有利胆、抗炎、降压和健胃等作用
2. 倍半萜 （1）链状倍半萜	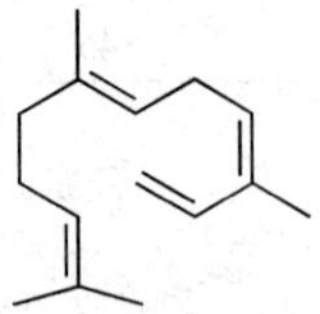 α-金合欢烯	金合欢烯具有花香气味，是花香香精中的重要原料
（2）环状倍半萜	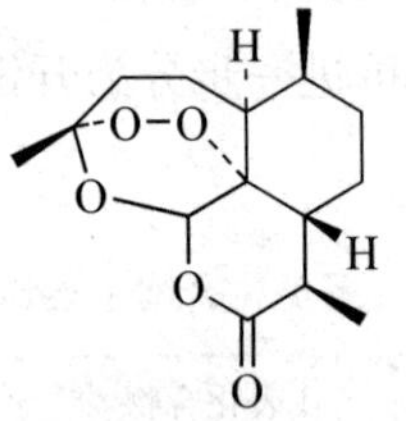 青蒿素	青蒿素是中药青蒿中的主要有效成分，具有抗疟的作用，是一种高效、速效的抗疟药
（3）薁类衍生物	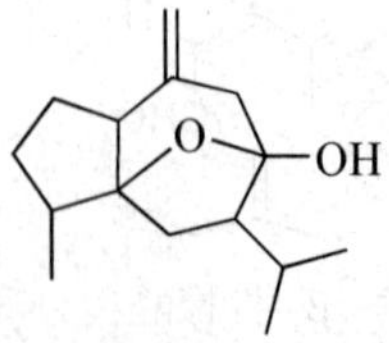 莪术醇	薁类衍生物多具有抑菌、抗肿瘤、杀虫作用

续表

结构类型	代表化合物	生物活性
3. 二萜	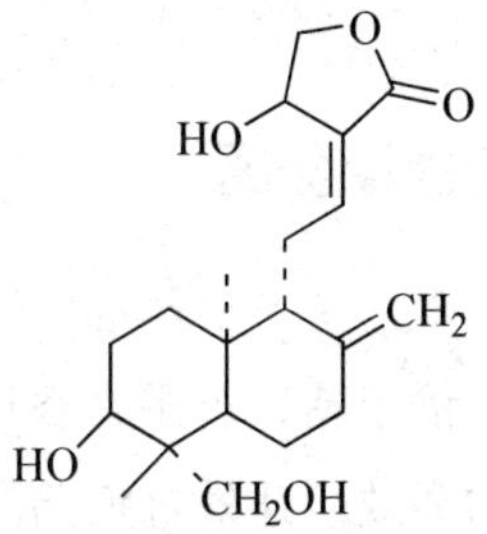 穿心莲内酯	穿心莲内酯是中药穿心莲的主要有效成分，具有抗炎作用

萜类化合物的药用价值

萜类化合物中具有药用价值的主要有单萜、倍半萜和二萜类化合物，而三萜类化合物主要为四环三萜和五环三萜，许多中药如人参、柴胡、甘草、黄芪、远志等都含有三萜或三萜皂苷类成分，四萜和多萜类化合物药用较少。

三、 理化性质

1. 性状　单萜、倍半萜类化合物通常为液态，是挥发油的组成成分；二萜、三萜等相对分子量较高的萜类化合物多数为结晶性固体。萜类化合物多具苦味，故又称苦味素，但有的具有强烈的甜味，如甜菊苷。大多数萜类化合物一般具有多个不对称碳原子，具有旋光性。

2. 溶解性　萜类化合物一般为亲脂性成分，难溶于水，易溶于亲脂性有机溶剂，可溶于醇。但萜类化合物与糖成苷，则具亲水性，易溶于水，难溶于亲脂性有机溶剂。

3. 化学性质　具有双键和羰基的萜类成分，可与某些试剂如卤素、卤化氢、亚硫酸氢钠等发生加成反应，多生成结晶，常应用此性质进行萜类成分的纯化和分离。

环烯醚萜苷类化合物的化学性质

中药地黄、玄参因所含的环烯醚萜苷类化合物对酸很敏感，易被酸水解，生成半缩醛结构的苷元，极易被氧化颜色变深，所以在炮制及放置过程中会变成黑色。

四、 实例： 黄花蒿中萜类成分的提取分离

（一）黄花蒿中的主要成分及性质

黄花蒿中化学成分分为四类：挥发油、倍半萜、黄酮、香豆素。最主要的有效成分为青蒿素，属于倍半萜内酯类，是世界公认的高效、速效抗疟药。

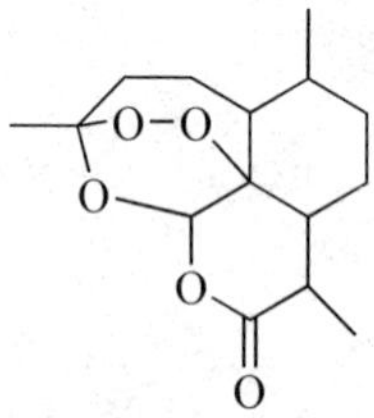

青蒿素

青蒿素易溶于三氯甲烷、丙酮、乙酸乙酯，可溶于乙醇、乙醚，微溶于冷石油醚及苯，几乎不溶于水。

（二）黄花蒿中青蒿素的提取与分离

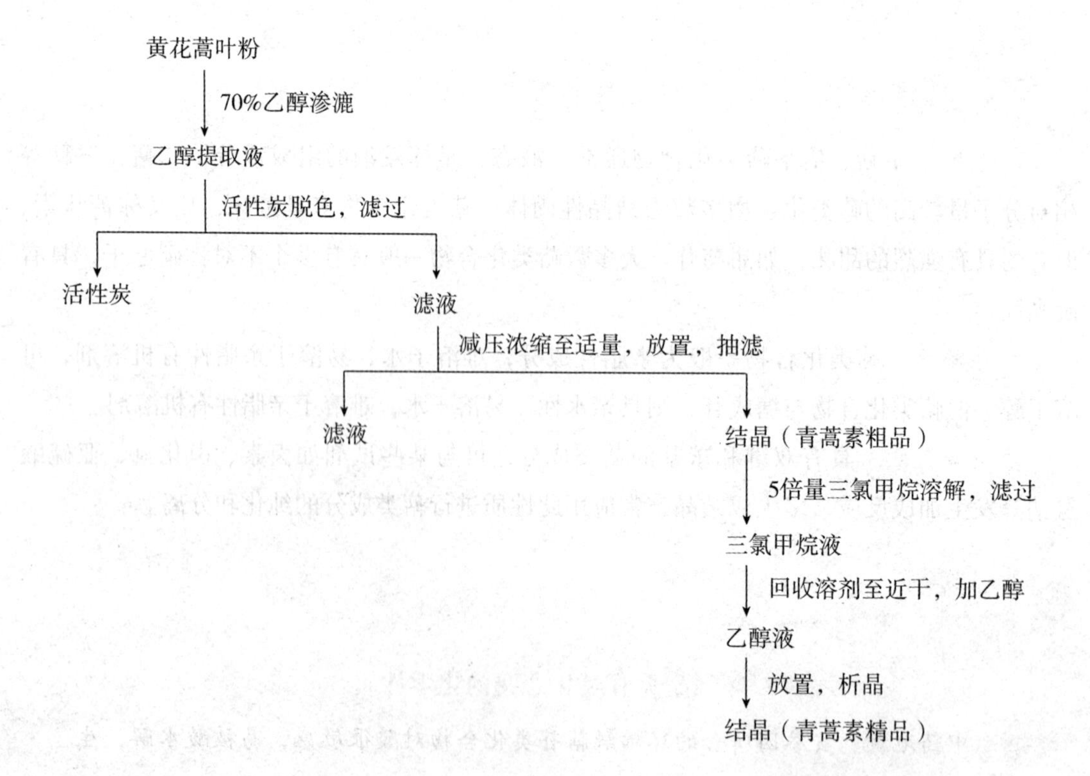

第二节　挥发油

案例导入

一患者因扁桃体肿大正在服用头孢呋辛酯片进行治疗，因为出现了典型的水泻和头晕头痛，考虑胃肠型感冒，就买了藿香正气水口服，但是服药后不久出现心慌、呼吸困难、脸红等表现，急忙到医院就诊，由于处理及时，患者没有发生危险。医生告诉患者服用头孢时不能同时服用藿香正气水，但可以服用藿香正气片或藿香正气软胶囊。

问题：藿香正气水主要含有挥发油类成分，为什么头孢类药物不能与藿香正气水合用，而能和藿香正气片或藿香正气软胶囊合用呢？挥发油是怎样的一种物质，有什么性质呢？

挥发油是最常见的萜类化合物，在植物来源的中药中分布非常广泛，如唇形科、伞形科、芸香科、姜科、木兰科、马兜铃科等，多以油滴状存在于植物的油管、油室、腺毛和树脂道等组织和器官中，也有与树脂、黏液质共存，少数以苷的形式存在。挥发油具有多方面的生物活性，如薄荷油有清凉、消炎、驱风作用，桂皮油有利尿、降压和强心作用，丁香油有局部麻醉止痛作用，莪术油具有抗肿瘤活性等。

一、含义和组成

1. 含义　挥发油又称精油，是一类广泛存在于植物中的具有芳香气味，在常温下具有挥发性，可随水蒸气蒸馏的油状液体的总称。

2. 组成　挥发油主要由萜类化合物、芳香族化合物和脂肪族化合物组成，单萜、倍半萜及其含氧衍生物是挥发油的主要组成成分。挥发油的化学组成见表10-3。

表10-3　挥发油的化学组成

	化学组成	实例
萜类	单萜、倍半萜及其含氧衍生物，生物活性较强	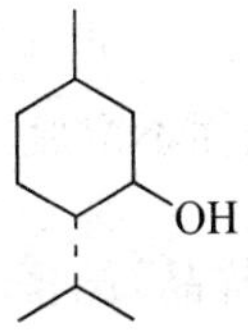 OH 薄荷醇

续表

	化学组成	实例
芳香族化合物	多为小分子，酚性化合物或其酯类	CH=CH−CHO（苯环结构） 桂皮醛
脂肪族化合物	多为小分子，含量较低，作用较小	$CH_3(CH_2)_8OH$ 正壬醇（陈皮）

二、 理化性质

1. 性状　挥发油大多为无色或淡黄色的液体，少数挥发油具有其他颜色如桂皮油显红棕色、佛手油显绿色、洋甘菊油显蓝色。低温放置时，挥发油中含量高的主要成分可析出结晶，习称为“脑”，如薄荷脑、樟脑等。挥发油具有特殊的气味，大多数为香味，有辛辣灼烧感。也有少数挥发油具有异味，如鱼腥草挥发油具有鱼腥味。

2. 溶解性　挥发油难溶于水，易溶于乙醚、石油醚等亲脂性有机溶剂，可溶于高浓度乙醇。挥发油中的含氧化合物在水中能溶解极少量而使水溶液具有该挥发油特有的香气，医药上常利用这一性质制备注射液与芳香水剂，如柴胡注射液、薄荷水等。

3. 挥发性　挥发油均具有挥发性，在常温常压下可自行挥发而不留油迹，可利用此性质鉴别挥发油和脂肪油。

4. 物理常数　挥发油相对密度一般在 0.85~1.065 之间；几乎均有光学活性，比旋度+97°~+117°；折光率 1.43~1.61；沸点 70~300℃。

5. 稳定性　挥发油与空气和光线接触，可因氧化而分解变质，相对密度增加，颜色变深，失去原有的香气和挥发性，不能再随水蒸气蒸馏。因此，挥发油应贮存于棕色瓶内，并在阴凉低温处存放。

三、 检识方法

1. 挥发性检识　油迹试验：将挥发油的石油醚提取液滴于纸片上，闻气味并观察油斑能否自行挥发而不留痕迹，借此可与油脂区别。

样品石油醚液 —滴于滤纸片上→ { 油斑自行挥发不留痕迹：挥发油；油斑不能挥发留有痕迹：油脂 }

2. 理化常数检识

（1）物理常数检识　相对密度、比旋度、折光率和沸点等是鉴定挥发油时常测的物理常数。一般先测定折光率，测定时所需样品极少，操作迅速简便，若折光率不符合规定时，其余检查就不必进行。

（2）化学常数检识　化学常数反映了挥发油中含氧衍生物的含量，是指示挥发油质量的重要手段，因为挥发油变质时，含氧衍生物也相应增加，则化学常数会增大。化学常数的测定包括酸值（代表挥发油中游离羧酸和酚类成分的含量）、酯值（代表挥发油中酯类成分的含量）和皂化值（代表挥发油中游离羧酸、酚类和酯类的含量总和）的测定。

3. 官能团的检识　挥发油是多种成分组成的混合物，含有多种官能团，通过对挥发油的酸碱性、酚类成分、羰基化合物、内酯类化合物、不饱和化合物及薁类化合物等的鉴别，从而了解挥发油的组成情况。挥发油薄层色谱检识情况见表 10-4。

表 10-4　挥发油薄层色谱检识情况

显色剂	现象	组成成分
香草醛-浓硫酸（105℃加热）	成分不同显不同颜色	各种挥发油
香草醛-浓盐酸（105℃加热）	成分不同显不同颜色	各种挥发油
三氯化铁试剂	绿或蓝色斑点	酚性物质
2,4-二硝基苯肼试剂	黄色斑点	醛、酮化合物
2%的高锰酸钾水溶液	粉红色背景显黄色斑点（紫红色褪去）	不饱和化合物
氨性 $AgNO_3$ 试液	黑色斑点（银单质）	醛类化合物
异羟肟酸铁试剂	淡红色斑点	酯或内酯

四、提取与分离

（一）提取方法

挥发油的常用提取方法有水蒸气蒸馏法、溶剂提取法、压榨法、吸收法、超临界流体萃取法等，其中以水蒸气蒸馏法最为常用。

1. 水蒸气蒸馏法　利用挥发油的挥发性以及与水不相混溶的性质进行的提取，将中药材粉碎后放入蒸馏器中，通入水蒸气，使挥发油随水蒸气一起蒸出。实验室可采用挥发油测定器提取挥发油，挥发油测定器分轻油型和重油型两种，提取装置如图 10-1、图 10-2 所示。水蒸气蒸馏的原料可以是植物原料，也可以是溶剂提取物。如果从药材中直接提取，要先加适量水使之充分浸润后再操作。如果挥发油在水中溶解度稍大时，常用盐析法析出或用有机溶剂萃取出挥发油，这是从植物中提取挥发油最常用的方法。适用于遇热稳定挥发油的提取。

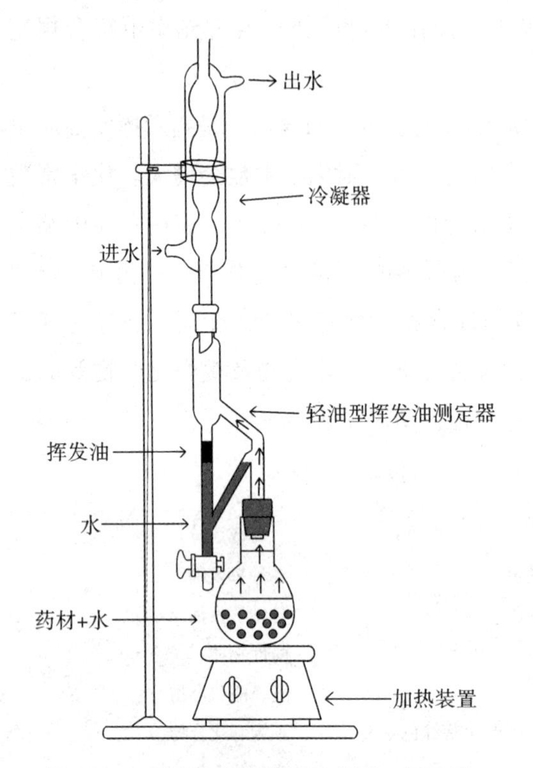

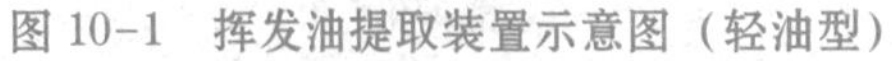

图 10-1 挥发油提取装置示意图（轻油型）

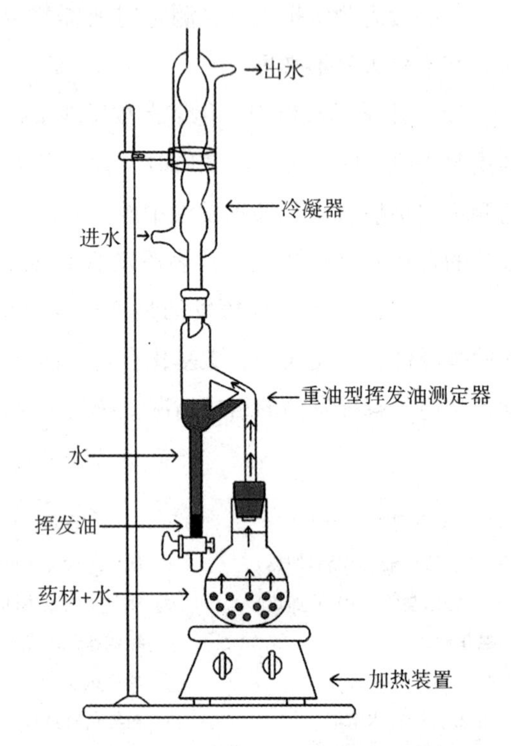

图 10-2 挥发油提取装置示意图（重油型）

2. 溶剂提取法　挥发油为亲脂性成分，含挥发油的药材用低沸点有机溶剂连续回流提取或冷浸，提取液蒸馏或减压蒸馏除去溶剂即得粗制挥发油，常用亲脂性有机溶剂如石油醚、乙醚等。此法得到的挥发油杂质较多，会混有其他脂溶性成分如树脂、油脂、蜡和叶绿素等，需进一步精制提纯。精制的方法是将挥发油粗品再次水蒸气蒸馏精制，或者用浓乙醇浸渍，然后放置冷冻（-20℃），滤除析出物后，再减压回收乙醇即可得较纯的挥发油。

3. 压榨法　适用于提取新鲜果皮中的挥发油，常温压榨保持挥发油原有香气，但产品不纯，需再用水蒸气蒸馏法精制，如柠檬、甜橙、柚子等柑橘类的果皮，经粉碎压榨后，榨出液经离心分离后可获得挥发油粗品。

4. 吸收法　适用于提取对热敏感的贵重挥发油如玫瑰油、茉莉花油等，用脂肪油吸收挥发油制成“香脂”的方法。常用的油脂为 3 份猪油与 2 份牛油的混合物，将花瓣等原料浸渍于油脂中加热或放置到涂有油脂的玻璃板上，待脂肪充分吸收芳香成分，刮下脂肪，即为“香脂”。香脂用乙醇萃取，低温下蒸去乙醇，可得到精油。

5. 超临界流体萃取法　主要是利用二氧化碳超临界流体萃取药材中的挥发油的新技术，具有防止氧化、分解、无溶剂残留及提高品质和得率高等优点。所得芳香挥发油气味与原料相同，明显优于其他方法。如紫苏醛、柠檬油、桂花油、香兰素等的提取，应用此法效果较好。

（二）分离方法

从植物中提取的挥发油为混合物，需要进一步分离精制，常用的分离方法有化学法、冷冻法、分馏法和色谱法等。

1. 冷冻法　利用某些挥发油在低温放置可析出结晶的性质分离挥发油混合物。将挥发油置于0℃以下，其中含量高的成分析出结晶。如薄荷油放置-10℃，经12小时析出第一批粗脑，油继续在-20℃冷冻24小时可析出第二批粗脑，粗脑合并后加热熔融，在0℃即可得到较纯的薄荷脑。

2. 分馏法　利用挥发油中各成分的沸点不同，在减压下分馏分离。由于挥发油的组成不同，分子量的大小、双键的多少、含氧取代基等方面均有一定差异，所以其沸点有一定的差距，并有一定的规律性。如单萜中沸点随双键的增多而升高，含氧单萜的沸点随官能团极性的增大而升高，酯比相应的醇的沸点高。对于沸点相差不大的成分，此法只能用于初步分离，还需要进一步精馏或结合冷冻、重结晶、色谱等方法，才能得到单一成分。

3. 色谱法　色谱法能对上述方法分离得到的各部分做进一步分离。常用的方法有吸附柱色谱和硝酸银络合色谱。吸附柱色谱中应用最广泛的是硅胶和氧化铝，用石油醚、乙醚、己烷和乙酸乙酯等按一定比例组成的溶剂系统洗脱，可将挥发油中各成分分开。硝酸银络合色谱适用于含有双键异构体的挥发油组分，可用硝酸银-硅胶柱色谱或硝酸银-氧化铝柱色谱及薄层色谱进行分离。挥发油中双键数目越多，吸附越牢，难被洗脱；双键数目相同，末端双键吸附牢，难被洗脱；顺式结构较反式结构吸附牢，难被洗脱。对于特别难分离的挥发油可用制备薄层色谱进行分离，气相色谱因分离效率和灵敏度高，如气相-质谱、气相-红外、气相-紫外等多机联用，已广泛用于挥发油的分离、鉴定。

4. 化学法　利用挥发油中各组成成分的结构或特有的官能团分别用相应的化学试剂进行分离。挥发油中的成分可用以下方法分离，其流程如下：

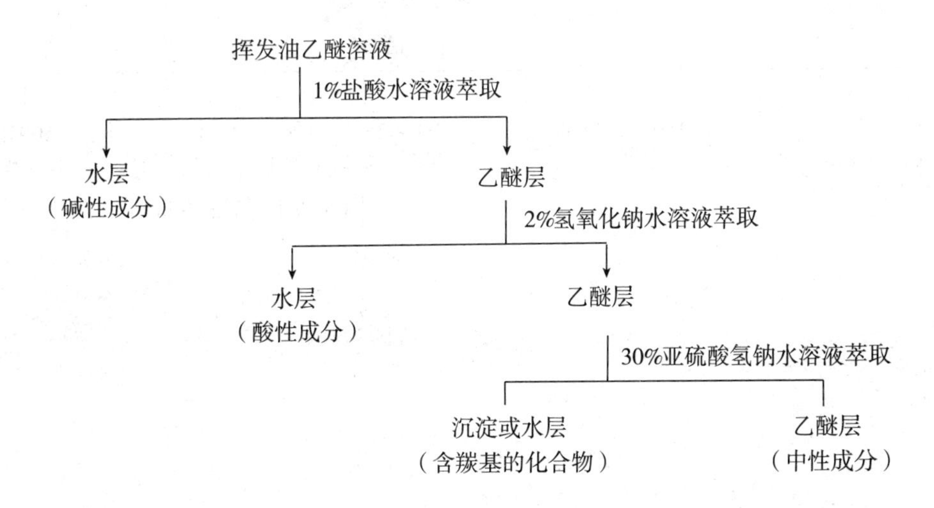

五、 实例： 薄荷中挥发油成分的提取分离

（一）薄荷中的主要成分及性质

薄荷中主要有效成分为挥发油，其化学组成很复杂，主要是单萜类及其含氧衍生物，其中薄荷醇含量最高，占挥发油的75%~85%，另外，还含有薄荷酮、醋酸薄荷酯、柠檬烯和桉油精等。薄荷醇的结晶又称薄荷脑，是薄荷的有效成分，具有祛风、消炎、局部止痛等作用。

OH　　　O　　　O　　CH_3

薄荷醇　　薄荷酮　　乙酰薄荷酯

薄荷油与乙醇、乙醚、三氯甲烷等能任意混合，薄荷油具有结晶性，低温放置时，可析出“薄荷脑”。

（二）薄荷中薄荷脑的提取分离

利用挥发油的挥发性，用水蒸气蒸馏法从薄荷中提取出挥发油，再用结晶法或分馏法进一步分离纯化。

方法一

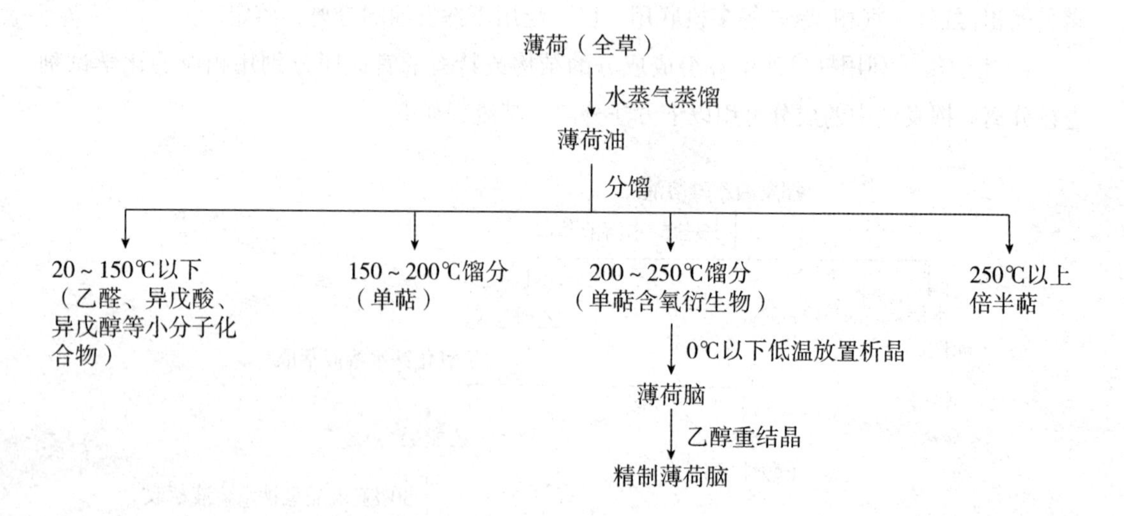

方法二

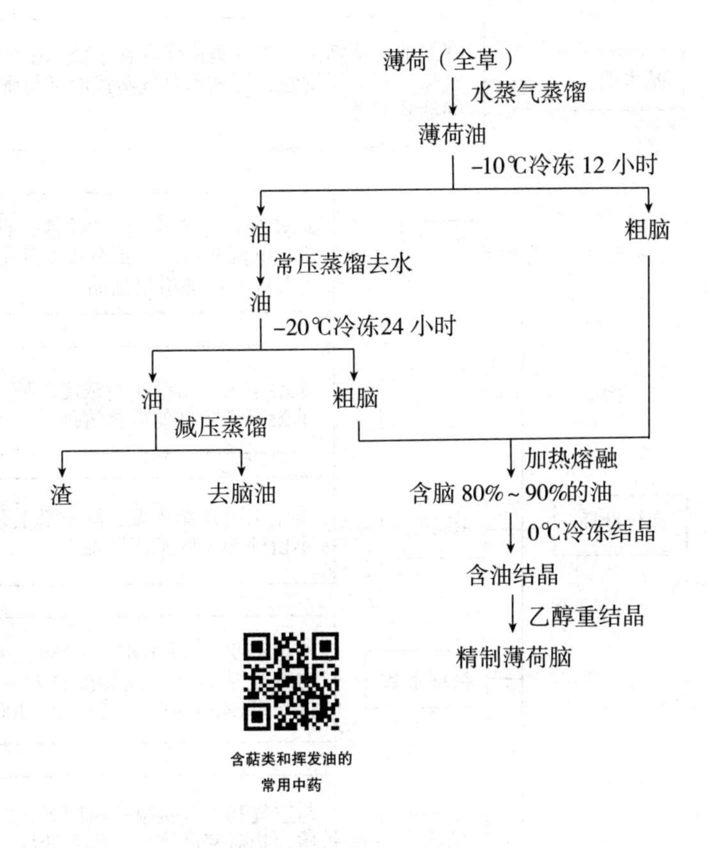
薄荷（全草）
水蒸气蒸馏
薄荷油
-10℃冷冻 12 小时
油
粗脑
常压蒸馏去水
油
-20℃冷冻24 小时
油
粗脑
减压蒸馏
渣
去脑油
加热熔融
含脑 80%~90%的油
0℃冷冻结晶
含油结晶
乙醇重结晶
精制薄荷脑
含萜类和挥发油的
常用中药

小结

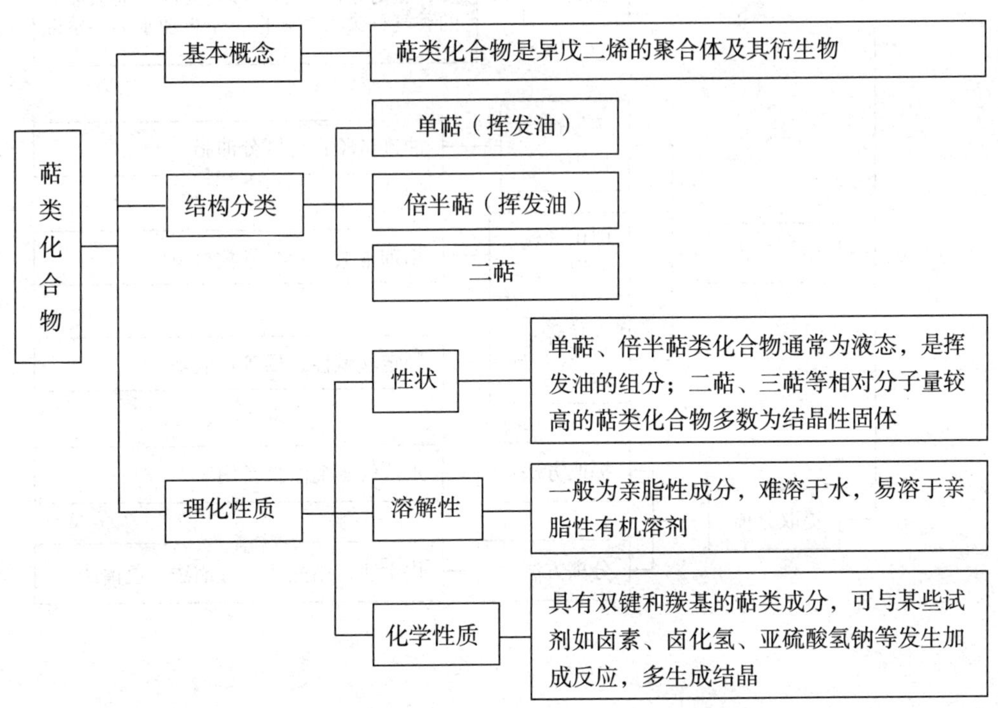
萜类化合物
基本概念
萜类化合物是异戊二烯的聚合体及其衍生物
结构分类
单萜（挥发油）
倍半萜（挥发油）
二萜
理化性质
性状
单萜、倍半萜类化合物通常为液态，是挥发油的组分；二萜、三萜等相对分子量较高的萜类化合物多数为结晶性固体
溶解性
一般为亲脂性成分，难溶于水，易溶于亲脂性有机溶剂
化学性质
具有双键和羰基的萜类成分，可与某些试剂如卤素、卤化氢、亚硫酸氢钠等发生加成反应，多生成结晶

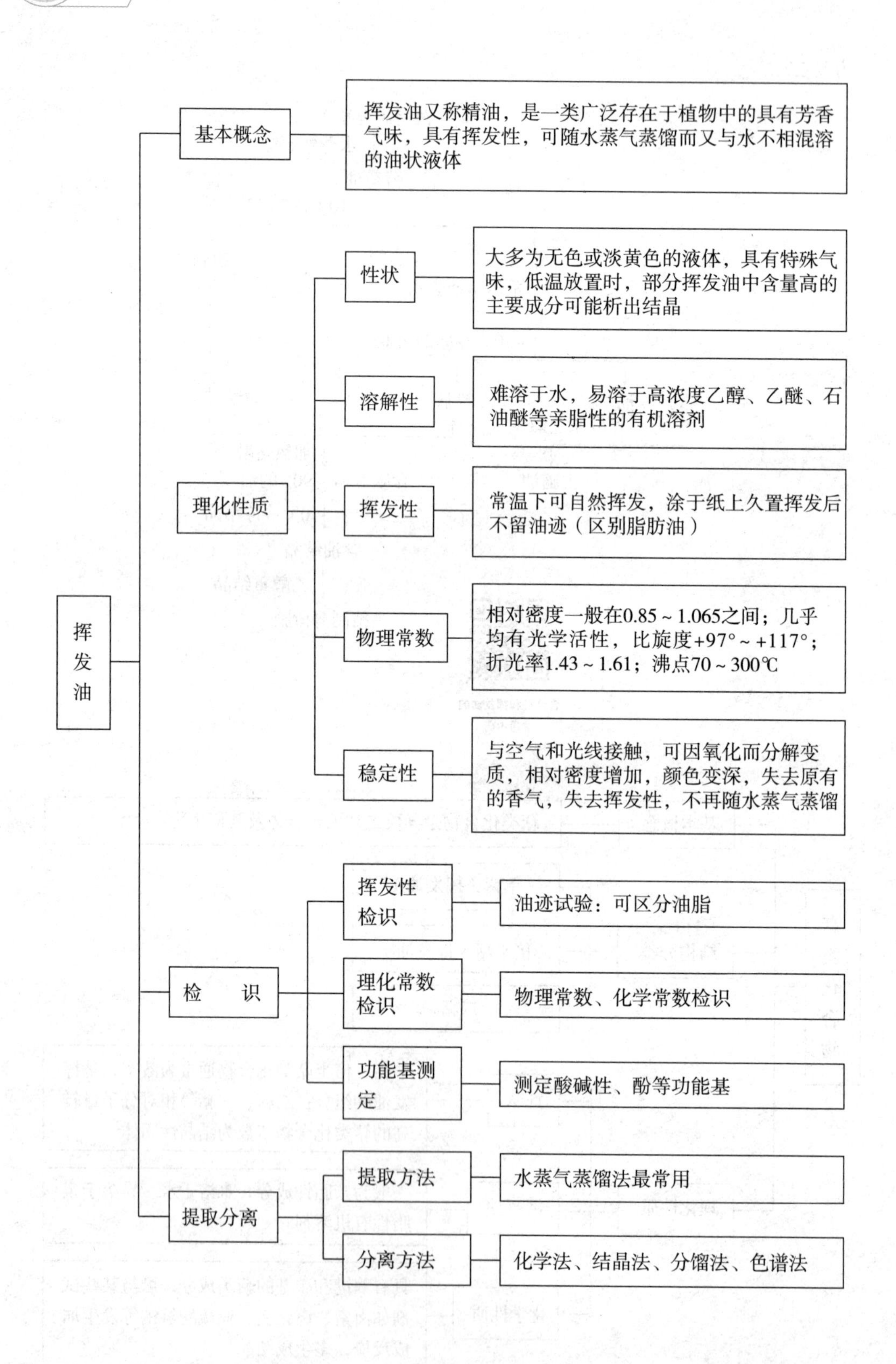
挥发油
基本概念
挥发油又称精油，是一类广泛存在于植物中的具有芳香气味，具有挥发性，可随水蒸气蒸馏而又与水不相混溶的油状液体
理化性质
性状
大多为无色或淡黄色的液体，具有特殊气味，低温放置时，部分挥发油中含量高的主要成分可能析出结晶
溶解性
难溶于水，易溶于高浓度乙醇、乙醚、石油醚等亲脂性的有机溶剂
挥发性
常温下可自然挥发，涂于纸上久置挥发后不留油迹（区别脂肪油）
物理常数
相对密度一般在0.85～1.065之间；几乎均有光学活性，比旋度+97°～+117°；折光率1.43～1.61；沸点70～300℃
稳定性
与空气和光线接触，可因氧化而分解变质，相对密度增加，颜色变深，失去原有的香气，失去挥发性，不再随水蒸气蒸馏
检 识
挥发性检识
油迹试验：可区分油脂
理化常数检识
物理常数、化学常数检识
功能基测定
测定酸碱性、酚等功能基
提取分离
提取方法
水蒸气蒸馏法最常用
分离方法
化学法、结晶法、分馏法、色谱法

复习思考

一、单项选择题

1. 简单而有效地区别挥发油和脂肪油的性质是(　　)

A. 溶解性　　B. 挥发性　　C. 稳定性
D. 旋光性　　E. 升华性

2. 薄荷中的主要萜类成分是(　　)

A. 樟脑　　B. 醋酸薄荷酯　　C. 龙脑
D. 薄荷醇　　E. 穿心莲内酯

3. 属于挥发油特殊提取方法的是(　　)

A. 酸提碱沉　　B. 碱提酸沉　　C. 水蒸气蒸馏
D. 煎煮法　　E. 浸渍法

4. 单萜的异戊二烯单位有(　　)

A. 5 个　　B. 6 个　　C. 3 个
D. 2 个　　E. 1 个

5. 青蒿素属于(　　)

A. 单萜　　B. 环烯醚萜　　C. 倍半萜
D. 倍半萜内酯　　E. 二萜

6. 用溶剂法提取挥发油，常用溶剂是(　　)

A. 乙醇　　B. 丙酮　　C. 三氯甲烷
D. 石油醚　　E. 甲醇

7. 倍半萜和二萜在化学结构上的明显区别是(　　)

A. 氮原子数不同　　B. 碳原子数不同　　C. 氧原子数不同
D. 碳环数不同　　E. 硫原子数不同

8. 分离薄荷脑采用的方法是(　　)

A. 与酸成盐　　B. 与碱成盐　　C. 酸水中加热水解
D. 冷冻析出结晶　　E. 易溶于水

二、配伍选择题

[9~13]

A. 单环单萜　　B. 倍半萜内酯　　C. 二萜内酯
D. 环烯醚萜　　E. 双环单萜

9. 龙脑属于(　　)

10. 薄荷脑属于(　　)

11. 穿心莲内酯属于(　　)

12. 青蒿素属于(　　)

13. 龙胆苦苷属于(　　)

三、多项选择题

14. 青蒿素的结构中含有(　　)

A. 羧基　　B. 羟基　　C. 过氧基团

D. 内酯　　E. 羟甲基

15. 挥发油的组成成分有(　　)

A. 萜类化合物　　B. 脂肪族化合物　　C. 芳香族化合物

D. 三萜　　E. 二萜

16. 组成挥发油的成分主要有(　　)

A. 单萜

B. 三萜

C. 倍半萜

D. 单萜及倍半萜的含氧衍生物

E. 二倍半萜

17. 可用于衡量挥发油质量的重要化学常数有(　　)

A. 酸值　　B. 酯值　　C. 相对密度

D. 折光率　　E. 皂化值

18. 影响挥发油稳定性的主要因素有(　　)

A. 光线　　B. 空气　　C. 相对密度

D. 温度　　E. 压力

第十一章
其他成分

【学习目标】

1. 掌握鞣质的结构与分类、理化性质及检识。
2. 熟悉除去鞣质的方法。
3. 了解有机酸、氨基酸、蛋白质和酶的结构特点和理化性质及其除去方法。了解植物色素、树脂、油脂和蜡及其除去方法。

中药材中除了含有前面章节中介绍的生物碱类、苷类、黄酮类、蒽醌类、香豆素类、萜类等有效成分外，还有一些成分，如鞣质、多糖、氨基酸、蛋白质、植物色素、树脂等，这些成分大多数是中药中都含有的一般成分，临床用途不大，在大多数药材中视为无效成分；但在部分植物中含量较高，且有较好的生物活性，被认为是这些药材的有效成分，如五倍子中的鞣质具有收敛作用，天花粉中的蛋白质具有引产作用。本章主要介绍鞣质、有机酸、氨基酸、蛋白质等化合物的相关知识。

第一节　鞣　质

案例导入

小明是药剂专业的学生，正在药店实习。妈妈来电话说，爷爷身体欠佳。于是，小明请假回家看望爷爷。到家时，正看见爷爷端着一杯茶水在服药，小明制止了爷爷的行为，并为爷爷端来一杯白开水让爷爷把药吃了。

问题：茶水中含有大量的鞣质，它能与药物中的许多成分（如生物碱、蛋白质等）反应生成沉淀，妨碍药物吸收，使药效下降。因此，吃药时为防止影响疗效，最好用白开水。鞣质是一类什么样的成分，具有哪些性质呢？

一、 概述

鞣质又称鞣酸或单宁，是一类结构复杂的多元酚类化合物。因能与生兽皮中的蛋白质结合形成致密、柔韧、不易腐败、有良好透气性和难以透水的皮革，故将这类成分称为鞣质。

鞣质广泛分布于植物界，70%以上的中药都含有鞣质类化合物，多存在于植物的皮、茎、叶、根、果实等部位，如石榴皮、地榆、虎杖、儿茶、诃子等。某些寄生于植物的昆虫所形成的虫瘿中也含有大量鞣质，如五倍子，其鞣质含量可达60%~70%。

鞣质的生物活性

丹皮、熊果、老鹳草中的水解类鞣质，茶叶、槟榔中的缩合鞣质具有很强的抗龋功能。柿子鞣质、大黄鞣质可减少脑出血、脑梗死的可能性。虎杖、肉桂、杜仲等所含鞣质可抑制脂质过氧化而保护肝肾。但大面积应用时，可由创面吸收而发生中毒，对肝脏有剧烈的毒性，严重时造成肝坏死，并加深创面，延缓愈合，故不宜大面积或长期使用。

二、 结构与分类

根据鞣质的化学结构和有关性质，将鞣质分为三大类：可水解鞣质、缩合鞣质和复合鞣质。

可水解鞣质：分子中含有酯键或苷键，易被碱、酸或酶水解生成酚酸和多元醇或糖。五味子、柯子、石榴皮、大黄、桉叶、丁香等中药中的鞣质就属于此类。

缩合鞣质：结构复杂，不具有酯键和苷键，在高温下或在稀酸和稀碱的影响下并不水解，与空气接触易氧化脱水缩合为不溶于水的红棕色高分子物质鞣红。含缩合鞣质的生药更广泛，如儿茶、茶叶、虎杖、桂皮、桉叶、钩藤、金鸡纳皮、槟榔等。

复合鞣质：由缩合鞣质的构成单元与水解鞣质结合而成，具有可水解鞣质和缩合鞣质的特性。从山茶科植物红山茶的花芽中提取得到具有收敛、生肌、敛疮活性的山茶素B就属于此类鞣质。

三、 理化性质与检识

（一）物理性质

1. 性状　多为无定形粉末，味涩。具有吸湿性，较难提纯。鞣质的相对分子质量通常为500~3000，具有较多的酚羟基，易被氧化，难以得到无色单体，多为杏黄色、棕色或褐色。

2. 溶解性　鞣质分子中含有较多的酚羟基，因而具有较强的极性，可溶于水以及甲醇、乙醇、丙酮等亲水性有机溶剂，也可溶于乙酸乙酯和乙醇混合液，难溶或不溶于石油醚、乙醚、二硫化碳、四氯化碳和三氯甲烷等亲脂性有机溶剂。

（二）化学性质

1. 还原性　鞣质是多元酚类化合物，具有强还原性，易被氧化。鞣质被氧化后颜色逐渐加深，往往变为红棕色、暗棕色、甚至灰黑色。削皮的苹果、茶水等放置后颜色变深就是其中的鞣质被氧化的现象。鞣质具有强还原性，可清除生物体内的超氧自由基。

2. 与蛋白质的作用　鞣质能与蛋白质结合生成不溶于水的复合物沉淀，故可作为收敛剂和皮革鞣制剂。鞣质对黏膜有一定的刺激性，所以不宜直接口服。鞣质的蛋白质复合物在肠中酶的作用下可分解出鞣质而发挥药效，通常制成鞣酸蛋白制剂用来治疗肠炎、腹泻等。实验室使用蛋白质（明胶）沉淀鞣质，对鞣质进行提纯。此外，鞣质的涩味也与此性质有关，鞣质与唾液中的蛋白质类成分结合沉淀，并引起上皮组织收缩而产生涩味。

3. 与生物碱、重金属盐的作用　鞣质的水溶液可与生物碱、重金属盐作用生成沉淀。因此在临床上被用作生物碱或重金属中毒的解毒剂。

4. 与三氯化铁的作用　鞣质的水溶液可与三氯化铁试剂反应生成绿黑色或蓝黑色溶液或沉淀。鞣质的这一性质可作为鞣质的检识，工业上用于蓝黑墨水的制造。

（三）检识

凡是能与鞣质生成沉淀或颜色的试剂均可用于鞣质的检识。常用的反应有：

1. 明胶-氯化钠反应　明胶是一种蛋白质，明胶-氯化钠试剂在水溶液中能与鞣质产生白色、类白色混浊或沉淀。

2. 三氯化铁试剂　鞣质在水溶液或乙醇溶液中与三氯化铁试剂反应产生蓝色或绿色，一般可水解鞣质显蓝色或蓝黑色，缩合鞣质显绿色或墨绿色，有的还有沉淀生成。

另外，还可以利用一些试剂初步区别可水解鞣质与缩合鞣质。见表11-1。

表11-1　两类鞣质的鉴别反应

试剂	可水解鞣质	缩合鞣质
1%醋酸铅	沉淀，不溶于稀醋酸	沉淀，溶于稀醋酸
饱和溴水	无沉淀	黄或黄棕色沉淀
稀酸（共沸）	无沉淀	暗红色鞣红沉淀
盐酸-甲醛（微热）	无沉淀	暗红色鞣红沉淀

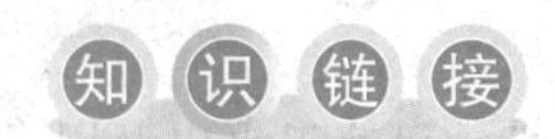

知识链接

鞣质对中药制剂的影响

鞣质能与蛋白质结合生成不溶于水的鞣酸蛋白，若中药注射剂中含有少量鞣质，在肌肉内注射时会引起局部硬结和疼痛。另一方面，鞣质具有强还原性，在灭菌、贮藏过程中不稳定，溶液易变色、产生浑浊或析出沉淀，导致注射剂澄明度不合格，影响制剂的质量。因此，在中药注射剂制备过程中要注意除尽鞣质。

四、除去方法

1. 明胶沉淀法　在中药的水提液中，逐渐加入氯化钠水饱和的明胶溶液，使鞣质沉淀完全，过滤后将滤液浓缩，加入3~5倍量的乙醇，使过量的明胶生成沉淀除去。

2. 石灰沉淀法　鞣质能与钙离子结合生成不溶性沉淀，可在中药的水提液中加入氢氧化钙，使鞣质沉淀析出；或者提取前在药材原料中拌入石灰乳，使鞣质与钙离子结合为不溶物，再用适宜溶剂提取，鞣质留在药渣中从而与其他成分分离。

3. 热处理冷藏法　鞣质在水溶液中以胶体状态存在，高温可破坏胶体稳定性使之发生聚集，低温可析出沉淀。故先将药物提取液高温加热，再冷冻放置，滤除沉淀。中药注射剂常采用两次灭菌法除去鞣质。

4. 聚酰胺吸附法　鞣质是多元酚类化合物，可与聚酰胺发生氢键吸附而牢固结合在聚酰胺柱上。将中药的水提液通过聚酰胺柱，用80%乙醇进行洗脱，其他成分大部分可被洗脱下来，鞣质在此条件下难以洗脱从而达到去除目的。

5. 醇溶液调pH法　利用鞣质与碱生成的盐难溶于醇的性质，在乙醇溶液中用40%的氢氧化钠或氨水调节到合适的pH值至沉淀完全，滤过除去。

6. 铅盐沉淀法　在中药的水提取液中加入饱和的醋酸铅或碱式醋酸铅溶液，可使鞣质沉淀而被除去，然后按常规方法除去滤液中过剩的铅盐。

五、实例：五倍子鞣质的提取

五倍子为漆树科植物盐肤木、青麸杨和红麸杨等树上寄生倍蚜科昆虫角倍蚜或倍蛋蚜后形成的虫瘿。具有敛肺降火，涩肠止泻，固精止遗，敛汗止血，解毒疗疮等功效。常用于治疗肺虚久咳，久泻久痢，自汗盗汗以及便血痔疮等病症。五倍子中鞣质含量达60%~70%，是生产鞣质的主要原料。

五倍子鞣质又称中国鞣质，也称为鞣酸。属于可水解鞣质，是由6~8分子没食子酸与一分子葡萄糖结合成的酯，可水解生成没食子酸和葡萄糖。通过测定酸水解时产生的没食子酸含量可反映出鞣质的含量。《中国药典》中鞣质含量测定均以没食子酸为对照品进行检查。

药理研究显示，五倍子鞣质具有明显的抗菌消炎，收敛止泻等作用。鞣酸蛋白酵母散、鞣酸蛋白散等为止泻类非处方药类药品，用于消化不良性腹泻。复方五倍子水杨酸搽剂，用于手癣、足癣、体癣、头癣、甲癣的治疗。

五倍子鞣质（Gx、Gy、Gz代表不同个数的没食子酰基）　　（没食子酰基）

鞣质的提取方法如下：

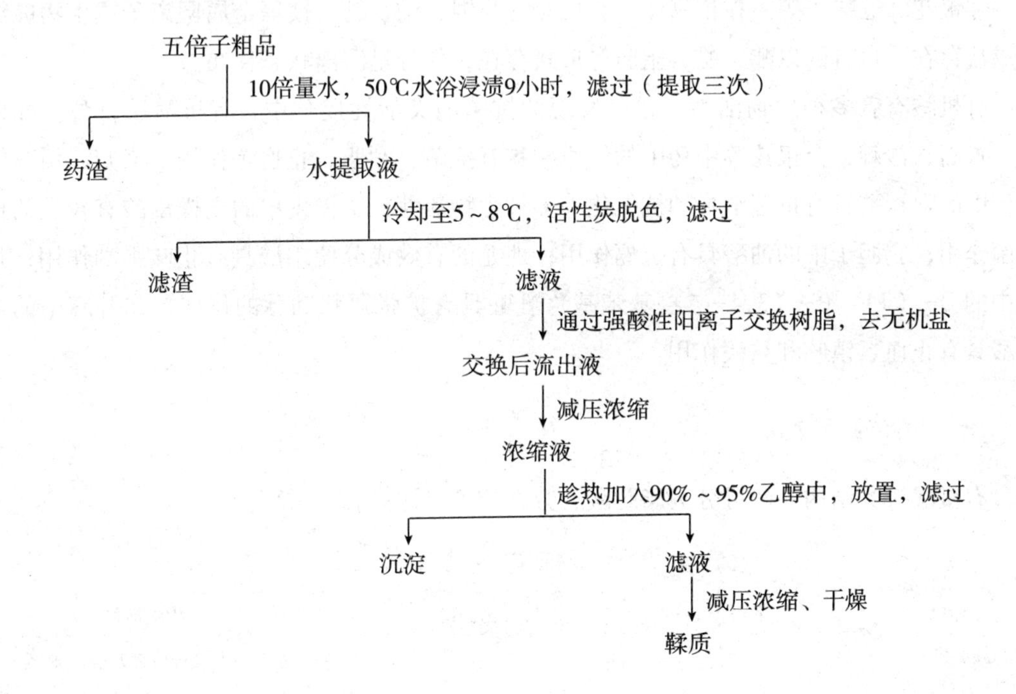

葡萄籽

葡萄籽占整粒葡萄的4%～6%，是酿造葡萄酒后的副产品。1967年，美国Joslyn等从葡萄籽中提取分离出4种多酚化合物，将它们在酸性介质中加热，均可产生花青素，故而将这类多酚类化合物命名为原花青素。原花青素分子由不同数量的儿茶素和表儿茶素结合而成，从结构上分类属于缩合鞣质。最简单的原花青素是儿茶素与表儿茶素形成的二聚体，此外还有三聚体、四聚体等寡聚体及至多聚体。到目前为止，已从葡萄籽和皮中分离、鉴定了16种原花青素。原花青素是葡萄籽提取物中的主要功能性成分，具有消除自由基、提高机体抗衰老能力、改善心血管功能、抗肿瘤、抗炎、抗疲劳、改善视觉功能、增强记忆等多种生物活性，现已广泛应用于食品、药品、化妆品等领域。

第二节 有机酸

有机酸是一类分子中含有羧基（氨基酸除外）的酸性有机化合物，广泛存在于植物界，多分布在植物的叶和果实中，具有酸味的生药和果实有机酸的含量较高，如茵陈、乌梅、金银花、五味子等。在植物体中有机酸常与钾、钠、钙、镁等金属阳离子或生物碱结合成盐存在，也有的以酯、蜡、脂肪等形式存在，部分呈游离状态存在。

有机酸有着多种生物活性，在已发现的抗菌消炎活性成分中，有机酸居首位。如茵陈、青蒿、沙棘、金银花等中药中的绿原酸具有抗菌、利胆、止血等作用；当归、川芎等中药中的阿魏酸具有抗菌消炎和抗氧化等多种生物活性；土槿皮中的土槿皮酸有较强的抗真菌作用；鸦胆子中的油酸具有抗癌作用；地龙的有效成分琥珀酸具有止咳平喘作用；丹参中的D-（+）-β-（3,4-二羟基苯基）乳酸具有扩张冠状动脉的作用；北升麻中的咖啡酸具有止血、镇咳和祛痰作用。

一、 结构与分类

有机酸按其结构一般可分为脂肪酸、芳香酸等，详见表11-2。

表11-2 有机酸的结构类型及代表化合物

结构类型	代表化合物	生物活性
芳香族有机酸	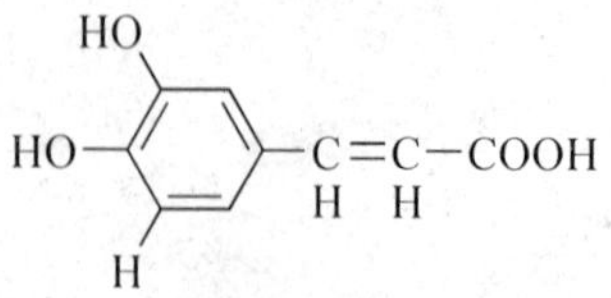 HO, HO—(苯环)—C=C—COOH (H H)，H 咖啡酸	存在于毛茛科植物升麻的根茎中。有止血、升白细胞、升血小板的作用

续表

结构类型	代表化合物	生物活性
	H_3CO；HO—(苯环)—$C{=}C{-}COOH$（H H）；H 阿魏酸	存在于伞形科植物新疆阿魏的树脂中。有抑制血小板聚集、镇痛的作用
脂肪族有机酸	$H_3C{-}C{-}COOH$ ‖ $HC{-}CH_3$ 当归酸	存在于伞形科植物毛当归的根中。有镇静作用
	$H_2C{-}COOH$ | $H_2C{-}COOH$ 琥珀酸	存在于伞形科植物当归的根中。有抗菌、抗溃疡、中枢抑制作用

二、 理化性质

（一）性状

常温下，低级脂肪酸（含 8 个碳原子以下的脂肪酸）和不饱和脂肪酸（脂肪酸碳氢链上含有不饱和键）大多为液体；高级脂肪酸（含 8 个碳原子以上的脂肪酸）、多元酸和芳香酸大多为固体；某些低级脂肪酸和芳香酸具挥发性，能随水蒸气蒸馏。

（二）溶解性

相对分子量较小的低级脂肪酸和含极性基团较多的脂肪酸易溶于水或乙醇，难溶于亲脂性有机溶剂。多元酸比一元酸易溶于水，含羟基数目多的有机酸水溶性大。随分子中所含碳原子数目的增多，有机酸在水中的溶解度也迅速降低；高分子脂肪酸和芳香酸大多为亲脂性化合物，易溶于亲脂性有机溶剂而难溶于水。有机酸因含羧基均能溶于碱水。

（三）酸性

有机酸具有羧酸的性质，可生成酯、酰胺、酰卤等衍生物。分子中因含有羧基而具有较强的酸性，能与碱金属、碱土金属结合成盐。其一价金属盐易溶于水，不溶于有机溶剂和高浓度的乙醇，二价、三价金属盐较难溶于水，如有机酸的铅盐、钙盐，此性质可用于有机酸的提取和分离。

（四）酸败

脂肪酸在空气中久置，受氧气、霉菌、水分等因素的影响生成低级的醛、酮、羧酸而产生难闻的气味，此种现象称为酸败。

三、检识

（一）pH 试纸

将有机酸的提取液滴在 pH 试纸上，显红色。

（二）溴酚蓝试剂

将有机酸的提取液滴在滤纸上，喷洒 0.1%的溴酚蓝乙醇溶液，蓝色背景上显现黄色斑点。

第三节　氨基酸、蛋白质和酶

一、氨基酸

氨基酸是指分子中同时含有氨基和羧基的有机化合物。广泛存在于动物、植物和微生物体内，是组成生物有机体蛋白质的基本单元。目前发现的氨基酸有 300 多种，在植物体内，几乎所有的氨基酸都能被合成，包括人体自身不能合成的 8 种必需氨基酸。根据氨基酸在生物有机体内存在形式的不同，可分为两大类。

必需氨基酸：参与构成蛋白质分子，有 20 多种，均为 α-氨基酸，可由蛋白质水解获得，这类氨基酸已大部分应用于临床，如精氨酸、谷氨酸用于治疗肝性脑病；组氨酸用于治疗胃、十二指肠溃疡和肝炎；复方氨基酸注射液用于低蛋白血症、低营养状态、手术前后等状态时的氨基酸补给。复方氨基酸颗粒和复方氨基酸胶囊用于预防和治疗因缺乏必需氨基酸与维生素所引起的各种疾病。

天然氨基酸：是自然界存在的游离氨基酸，这些氨基酸有的是中药材的有效成分。例如，中药使君子种仁中的使君子氨酸具有驱蛔作用；南瓜子中的南瓜子氨酸有抵制血吸虫和绦虫作用；三七中的田七氨酸有止血作用。

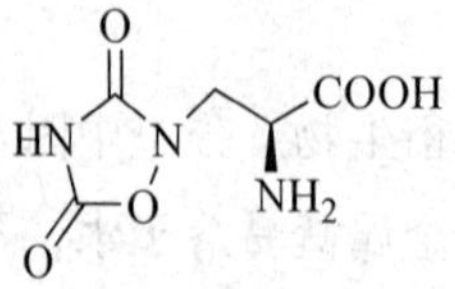

使君子氨酸 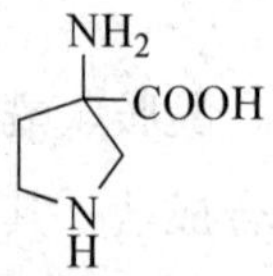　　南瓜子氨酸 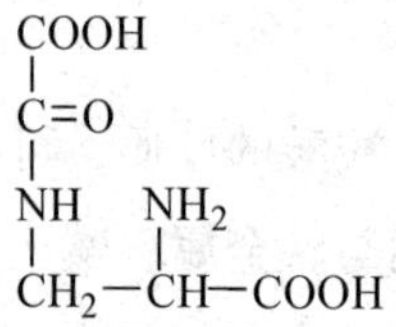　　田七氨酸

氨基酸大多是无色晶体，一般易溶于水，难溶于有机溶剂。由于分子中既含有碱性的氨基，又有酸性的羧基，所以氨基酸呈两性反应。若调节溶液的 pH 达氨基酸的等电点，氨基酸的溶解度最小，可沉淀析出，常利用此性质进行氨基酸的分离和精

制。氨基酸在弱酸性溶液中与茚三酮共热生成蓝或紫色的复合物。此反应可用于氨基酸的检识。

二、 蛋白质和酶

蛋白质是由多种α-氨基酸通过肽键结合而成的一类高分子化合物，其分子常由数百个氨基酸分子组成。若氨基酸的个数在100以上，称为蛋白质，低于100个氨基酸单位称为多肽。蛋白质在植物的根、种子等器官中一般作为植物的营养成分，因而在自然界分布十分广泛。研究表明，蛋白质也有着显著的生物活性，如天花粉蛋白除具有引产作用外，还有较好的抗病毒作用；木瓜中的木瓜蛋白具有驱除肠内寄生虫的作用；白果槲寄生中的槲寄生蛋白对乳腺癌有一定疗效；大豆蛋白具有抗高血压、降脂作用。

大多数蛋白质溶于水，不溶于有机溶剂，少数蛋白质溶于稀乙醇。蛋白质的性质不稳定，遇强酸、强碱、高温或加入鞣质、乙醇、重金属盐等，均可使蛋白质产生不可逆的沉淀反应，沉淀出来的蛋白质叫变性蛋白质。利用此性质可除去中药水提取液的蛋白质类杂质。

蛋白质是由α-氨基酸通过肽键结合而成，分子中含有游离的羧基和氨基，因此也能发生氨基酸可以发生的两性反应、与茚三酮的反应等。蛋白质还能与碱性硫酸铜试剂发生双缩脲反应，显紫红色。这个反应可用于蛋白质与氨基酸的鉴别。

蛋白质在大多数药材中常被视为水溶性杂质，可用80%以上的乙醇沉淀除去。

酶是一类具有特殊催化能力的活性蛋白质，具有与蛋白质相似的性质，是生物体内生化反应的催化剂。酶的催化作用具有专属性，通常一种酶只能催化某一种特定的反应，如蛋白酶只能使蛋白质水解；淀粉酶只能使淀粉水解；苦杏仁酶只能催化苦杏仁苷的水解。

第四节 植物色素、树脂、油脂和蜡

一、 植物色素

植物色素是指普遍分布于植物界的有色物质，如叶绿素类、叶黄素类、黄酮类、醌类等。植物体内的色素可分为脂溶性色素和水溶性色素两大类。脂溶性色素不溶于水，可溶于油脂、石油醚、苯、乙醚、高浓度乙醇等有机溶剂，如叶绿素、叶黄素、胡萝卜素等。叶绿素衍生物可用于防治贫血、溃疡、微生物感染、白细胞减少症及口腔疾病；胡萝卜素是维生素A的前体，服后在人体内转变成维生素A，可用于防治维生素A缺乏症。水溶性色素主要为花色素类、黄酮类、醌类等。水溶性色素可溶于水和乙醇，不溶于乙醚、苯等亲脂性有机溶剂。

二、树脂

天然树脂是来源于植物渗出物的无定形半固体或固体有机物，是一类复杂的混合物，常与挥发油、树胶、有机酸等混合存在。与挥发油混合存在的称为油树脂，如松油脂；与树胶混合存在的称为胶树脂，如阿魏；与有机酸共存的称为香树脂，如安息香树脂。

树脂味带苦而有芳香，树脂受热时变软，并可熔化，燃烧时产生浓烟。一般不溶于水，而能溶于乙醇、乙醚、二硫化碳、三氯甲烷等有机溶剂，不溶于稀酸，但在浓碱中能部分溶解或完全溶解，加酸酸化，树脂又会沉淀析出。

三、油脂和蜡

植物油脂主要来自于植物的种子和果实，也有部分来自于叶、皮、根、花瓣和花蕊等，大多为一分子甘油与三分子脂肪酸所成的酯。比水轻，不溶于水，易溶于石油醚、苯、三氯甲烷、乙醚、丙酮和热乙醇中。油脂没有挥发性，滴在纸上可留下油迹。含油脂较多的药材可以采用压榨法提取，少量油脂可用低沸点溶剂如石油醚、苯等提取。如蓖麻油（主含蓖麻油酸的甘油酯）为泻下剂；大风子油（主含大风子酸和次大风子酸的甘油酯）衍生物用以治疗麻风病；薏苡仁酯对艾氏腹水癌有抵制作用。

蜡存在于皮肤、毛皮、羽毛、植物叶片、果实以及许多昆虫的外骨骼的表面，具有防止叶片中水分过多地蒸发及微生物侵袭叶肉细胞的功能，其化学成分为高级脂肪酸及高级一元醇形成的酯类化合物。常温下为固体、加热后容易液化或者气化、容易燃烧、不溶于水、可溶于二硫化碳和苯等有机溶剂，具有一定的润滑作用。某些蜡类具有生理活性，如蜂蜡具有收涩、敛疮、生肌、止痛的作用；外用适量，熔化敷患处；常用作成药赋型剂及油膏基质。

叶绿素、树脂、油脂和蜡在大多数药材中常被视为脂溶性杂质，可用石油醚脱脂法除去。

小结

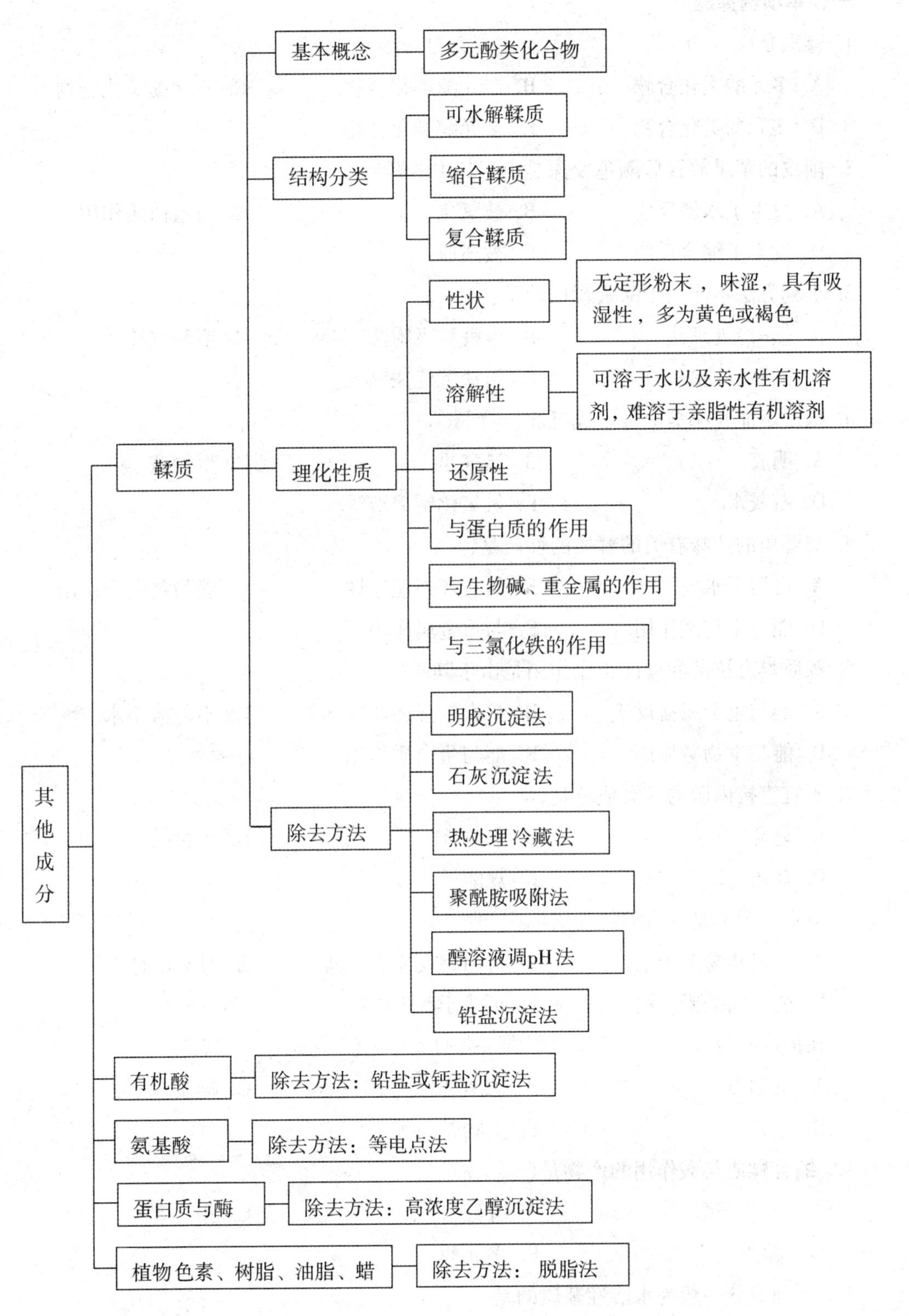

其他成分
鞣质
基本概念
多元酚类化合物
结构分类
可水解鞣质
缩合鞣质
复合鞣质
理化性质
性状
无定形粉末，味涩，具有吸湿性，多为黄色或褐色
溶解性
可溶于水以及亲水性有机溶剂，难溶于亲脂性有机溶剂
还原性
与蛋白质的作用
与生物碱、重金属的作用
与三氯化铁的作用
除去方法
明胶沉淀法
石灰沉淀法
热处理冷藏法
聚酰胺吸附法
醇溶液调pH法
铅盐沉淀法
有机酸
除去方法：铅盐或钙盐沉淀法
氨基酸
除去方法：等电点法
蛋白质与酶
除去方法：高浓度乙醇沉淀法
植物色素、树脂、油脂、蜡
除去方法：脱脂法

复习思考

一、单项选择题

1. 鞣质是( )

A. 多元酸类化合物　B. 二元酚类化合物　C. 三元酚类化合物　D. 多元酚类化合物　E. 多元醇类化合物

2. 削皮的苹果放置后颜色变深是由于其中的鞣质( )

A. 发生了水解反应　B. 被氧化　C. 与蛋白质作用　D. 发生了缩合反应　E. 被还原

3. 下列方法不能用于除去鞣质的是( )

A. 热-冷处理法　B. 聚酰胺吸附法　C. 明胶沉淀法　D. 乙醇沉淀法　E. 铅盐沉淀法

4. 鞣质不能与哪类成分生成沉淀( )

A. 明胶　B. 醋酸铅　C. 生物碱　D. 石灰水　E. 氢氧化钠溶液

5. 与鞣质的涩味有关的鞣质的性质是( )

A. 可溶于水　B. 具有较强还原性　C. 能与蛋白质作用　D. 能与生物碱作用　E. 与重金属作用

6. 鞣质具有抗菌和局部止血作用是由于鞣质( )

A. 能与重金属盐反应　B. 具有较强还原性　C. 不易溶于水　D. 能与生物碱作用　E. 能与蛋白质作用

7. 不宜直接内服的一类成分是( )

A. 皂苷　B. 强心苷　C. 生物碱　D. 鞣质　E. 蒽醌

8. 下列哪项不是有机酸的性质( )

A. 其铅盐易溶于水　B. 可与碱反应生成盐　C. 具有酸性　D. 能被醋酸铅沉淀　E. 可溶于 $NaHCO_3$

9. 在提取有效成分时，常作为杂质除去的成分是( )

A. 黄酮类　B. 蒽醌类　C. 鞣质　D. 皂苷　E. 生物碱

10. 缩合鞣质与酸作用的产物是( )

A. 没食子酸　B. 鞣红　C. 儿茶素　D. 糖类　E. 多元醇

11. 下列成分一般为水溶性杂质的是( )

A. 苷类　B. 生物碱盐　C. 油脂
D. 叶绿素　E. 鞣质

12. 下列成分中属于水溶性色素的是(　　)
A. 叶绿素　B. 胡萝卜素　C. 叶黄素
D. 花色素　E. 茜草素

13. 检识氨基酸最常用的试剂是(　　)
A. 氨水　B. 吲哚醌试剂　C. 茚三酮试剂
D. 磷钼酸试剂　E. 双缩脲

14. 金银花的抗菌活性成分为(　　)
A. 咖啡酸　B. 羟基桂皮酸　C. 阿魏酸
D. 绿原酸　E. 芥子酸

15. 具有止血作用的是(　　)
A. 使君子酸　B. 天门冬素　C. 田七氨酸
D. 绿原酸　E. 天花粉蛋白

16. 下列关于五倍子鞣质说法正确的是(　　)
A. 结构基本单元为黄烷-3-醇
B. 不能水解，但可缩合生成“鞣红”
C. 水解产物为没食子酸和葡萄糖
D. 水解产物为没食子酸和其他酸
E. 不含酯键和苷键

二、配伍选择题

[17~21]
A. 蛋白质　B. 氨基酸　C. 可水解鞣质
D. 缩合鞣质　E. 有机酸

17. 绿原酸属于上述哪类化合物(　　)
18. 茚三酮反应为阳性，双缩脲反应呈阴性的化合物是(　　)
19. 茚三酮、双缩脲反应均为阳性的化合物是(　　)
20. 五倍子中的鞣质属于(　　)
21. 无酯键，不可被水解的鞣质是(　　)

[22~26]
A. 五倍子　B. 黄芪　C. 大黄
D. 槐米　E. 麻黄

22. 含有可以增强机体免疫力的多糖类成分的是(　　)

23. 主含有效成分为黄酮类的是(　　)

24. 有效成分为蒽醌类化合物的药材是(　　)

25. 有效成分为鞣质的药材是(　　)

26. 有效成分为生物碱类成分的是(　　)

三、多项选择题

27. 鞣质的别名是(　　)

A. 鞣酸　　B. 鞣红　　C. 单宁

D. 鞣酐　　E. 鞣革

28. 在提取有效成分时常作为杂质除去的是(　　)

A. 蛋白质　　B. 鞣质　　C. 氨基酸

D. 黏液质　　E. 树胶

29. 下列可除去鞣质的方法是(　　)

A. 明胶沉淀法　　B. 乙醇沉淀法　　C. 石灰沉淀法

D. 聚酰胺吸附法　　E. 热冷处理法

30. 有机酸的性质是(　　)

A. pH 小于 7　　B. 可与碱成盐　　C. 可溶于水

D. 能被铅盐沉淀　　E. 可溶于碳酸钠溶液

第十二章

中药化学成分的研究

【学习目标】

1. 掌握各类化学成分的检识反应及预试验结果的判断。
2. 熟悉中药化学成分预试验的原理和方法、鉴别实验的流程。
3. 了解中药化学成分的鉴定方法。

第一节 中药化学成分的研究途径和研究方法

一、研究途径

案例导入

秋高气爽，正是外出游玩的好时节，16 岁的小李却愁眉不展，因为天气干燥皮肤瘙痒，抓破皮之后导致皮肤溃疡感染。幸好小李妈妈找来了中药“鬼针草”，几天的外敷、内服之后，皮肤恢复如初，小李可以舒心地学习和生活了。小李好奇地问：“这种中药好神奇啊，为什么鬼针草有这种功效？”

问题：鬼针草为常用中药，具有清热解毒、散瘀活血等功效。现代药学研究发现其有抗菌消炎、镇痛、降压、抗氧化等作用；其主要药效成分有黄酮类、多炔类、有机酸类等，这些有效成分是怎么发现和得到的呢？

中药用于临床治疗的基础是其中所含的活性成分，要研究中药中的活性成分，需要采取不同的途径，综合物理、化学、植物、药理、临床实验等多学科研究，以分析确认中药的有效成分，作进一步的药物研发。研究的一般途径表示如下：

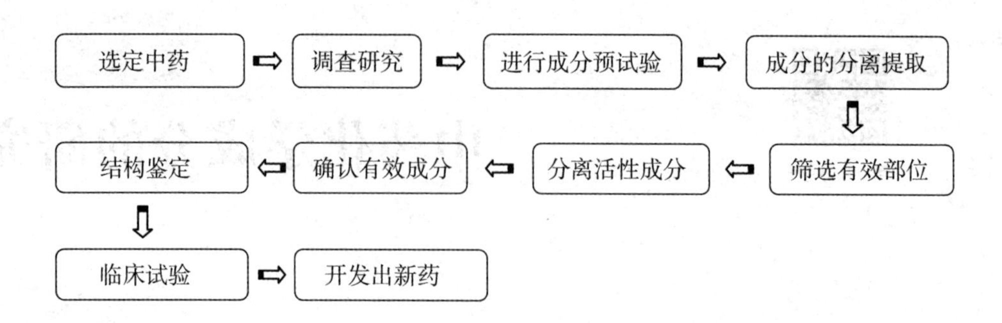

二、 研究方法

（一）临床调查

中药化学成分的研究目的是寻找活性成分，在临床疗效确切的情况下就有必要对某种中药进行活性成分的研究，研究内容包括：确定疾病症状与所诊断的病名是否相符，使用药物的剂型、剂量、给药途径、疗效之间的关系以及对病历资料的收集、分析等。综合分析临床调查结果，以确定临床疗效指标。

（二）中药资源调查

确定中药的疗效后，还需要对其来源作进一步调查了解。中药品种繁多，同一药物同物不同名、同名不同物的现象广泛存在，从而大大影响了研究的科学性和正确性，因此应先对中药的科、属、种作出鉴定。

（三）文献查阅

研究中药的过程中，文献查阅是其中一项重要内容，通过文献资料的查阅、整理和分析，可以清楚了解历史研究结果及目前的研究水平，从中获取经验及启示，制订更准确的研究方案，避免不必要的重复。

根据研究目的的需要，确定查找内容，再选择检索工具（如目录、索引、文摘等），最后查找原始文献（如著作、论文、期刊等）。查阅时可按时间先近后远的顺序查阅，这种方法称为倒时查法，优点是可以节省查阅时间，减少遗漏。随着计算机技术的不断发展，从计算机网络获取信息已经成为现代研究工作的重要途径，通过计算机网络，可以查询国内外各地区的图书馆目录、参考工具书、期刊索引、论文集等各种相关资料，对于中药化学成分的研究具有非常重要的意义。

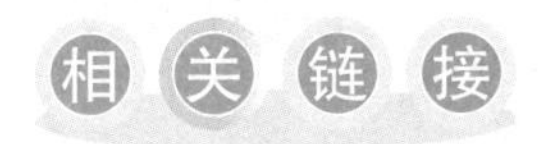

常用文献种类介绍

1. 检索工具 检索工具是指用以报道、存贮和查找文献线索的工具，具有快速查找文献的功能。常见检索工具有：《中国药学文摘》《美国化学文摘》《国内期刊中医药资料索引》等。

2. 医药图书 医药图书通常包括工具书、有关专著及教科书等。例如：《中华人民共和国药典》《中药大辞典》《植物药有效成分手册》等。

3. 医药期刊 期刊的特点是出版周期短，刊载论文速度快，数量多、内容新，是反映国内外最新科技动态和信息的原始出版物。例如：《药学学报》《化学学报》《植物化学》等。

第二节 中药化学成分预试验

从中药中开发创新药物的关键是能否从中分离提取到有药用价值或潜在药用价值的活性化合物。中药的成分极为复杂，为了设计适宜的提取分离方法，需要对其中所含的成分、存在状态及理化性质等进行一个全方位的了解，首先需进行预试验工作。

预实验是指通过简单的提取分离和定性反应，了解中药中所含的化学成分的大致情况，为设计合适的方案进行有效成分的提取分离，提供向导作用。预试验主要有两类方法，一类是单项试验法，另一类是系统预试法。

一、 供试液的制备

1. 单项预试验供试液的制备 根据预试验成分的相关特性，有针对性地选择简单适宜的方法制备供试液，例如预试成分是生物碱，可采用稀盐酸提取，得到酸水供试液。

2. 系统预试验供试液的制备 由于化学成分各有不同的极性，所以采用极性由小到大的溶剂分别进行提取的方法，把极性不同的成分依次提出。例如采用石油醚、95%乙醇和水作为溶剂，分别对供试品进行提取。此法可对各类化学成分进行系统分析，以达到预试的目的，但需要注意，在具体操作中应尽量减少供试液中各成分之间的干扰。

系统预试供试液的制备流程如下：

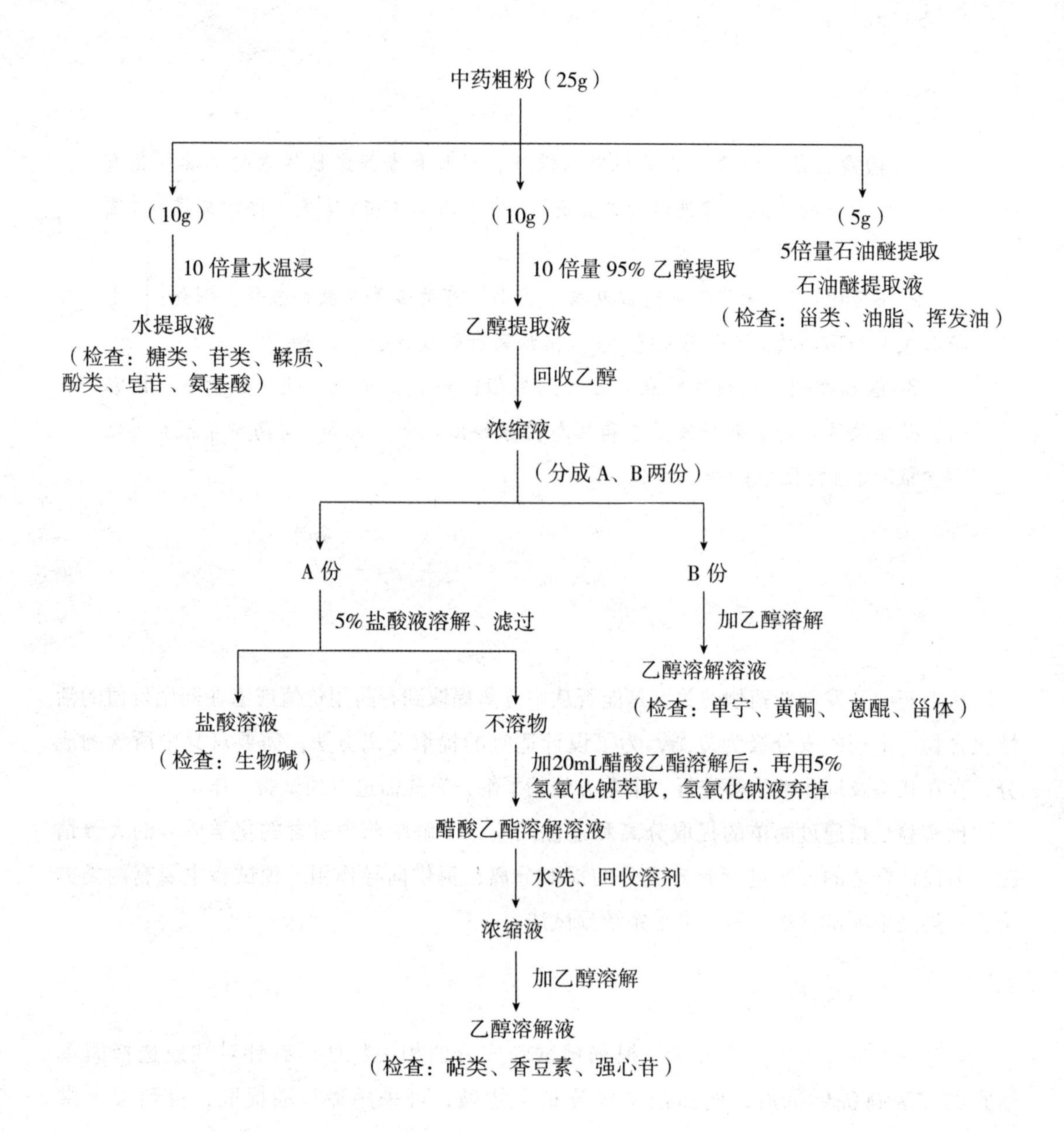

二、 各类化学成分的检查

1. 化学检识 采用专属性较强的试剂，简单、高效、快速的定性试验方法对各类成分进行化学检识，常用试管法、滤纸片法、薄层点滴法等进行检识，常见中药中各类化学成分检识反应见表 12-1。

表 12-1 常用中药化学成分检识反应

反应名称（或试剂名称）	反应结果	可能含有的成分
碘化铋钾试液	红棕色沉淀	生物碱
碘化汞钾试液	类白色沉淀	生物碱
斐林（Fehling）试液	砖红色沉淀	糖
α-萘酚（Molish）试液	两液交界面呈紫色环	糖、多糖、苷
茚三酮试液	紫色	氨基酸、多肽、蛋白质
双缩脲反应	紫红色	多肽、蛋白质
盐酸-镁粉或锌粉反应	紫红色（橙红色或红色）	黄酮类
三氯化铝反应	黄色（亮绿色或黄绿荧光）	黄酮类
10%氢氧化钠试液	红色或紫红色	蒽醌类
1%醋酸镁甲醇试液	橙红、紫色或蓝紫色	蒽醌类
异羟肟酸铁反应	红色	内酯、香豆素
醋酐-浓硫酸反应	颜色变化	皂苷、甾体
三氯甲烷-浓硫酸反应	颜色变化	挥发油、萜类、甾体
3,5-二硝基苯甲酸试液	红色或紫红色	强心苷
碱性苦味酸试液	橙或橙红色	强心苷
三氯化铁-冰醋酸反应	颜色变化	强心苷
1%三氯化铁试液	蓝、绿色（或沉淀）	酚类、鞣质
明胶-氯化钠试液	白色沉淀	鞣质
溴酚蓝试液	蓝色背景上显黄色	有机酸

2. 色谱检识　植物色素存在时，供试液的颜色往往较深，在化学检识中易掩盖反应现象，从而不能准确判断结果，影响可能存在成分的解读，故可用色谱检识进行鉴定。常用的色谱检识有薄层色谱法和纸色谱法。可先将供试液进行初步分离，以减少各类化学成分之间的相互干扰，使预试验快速、简便、准确性提高。

三、 结果判断

根据各类中药化学成分的检识结果，通过对成分的溶解性和色谱行为进行统筹分析，可初步判断出中药中可能存在的化学成分类型，由于检识反应专属性不够强，灵敏度不足以及各成分之间相互干扰等因素，预试验结果的判断会出现偏差，影响准确性，为了避免上述情况的出现，提高预试验的准确性，可采用以下措施：

1. 采用专属性强的检识试剂，或选用若干种不同试剂进行检查，根据反应结果综合分析。

2. 在制备供试液时，尽可能使各类成分分离，达到减少各成分之间相互干扰的目的，从而提高检识反应的准确性和灵敏度。

3. 做空白对照。为了避免供试液本身颜色的干扰，可做空白对照，如反应颜色过深时，先点于滤纸上观察。

中药化学成分复杂，大部分反应不能简单几步就能确定结果，所以如果要完全判断某类化学成分的存在，需要再进一步地做研究工作才能实现。

第三节 中药活性成分的提取分离

通过对中药的预试验，可初步了解药物中所含成分的大致情况，根据预试的结果，进一步设计化学成分的提取分离方案，以取得所需要的药物活性成分，提取分离一般可分为部位分离、组分分离和单体分离三个阶段。

一、提取与部位分离

（一）部位分离法

结合预试验结果，根据中药化学成分极性大小的不同，可选择极性由小到大的溶剂，依次对成分进行提取分离。较常用的是五部位法，具体为：先用不同浓度的乙醇提取，乙醇提取液浓缩后再依次用石油醚、三氯甲烷、乙酸乙酯、正丁醇和水分别萃取，最后得到极性不同的五个部位。分离流程如下：

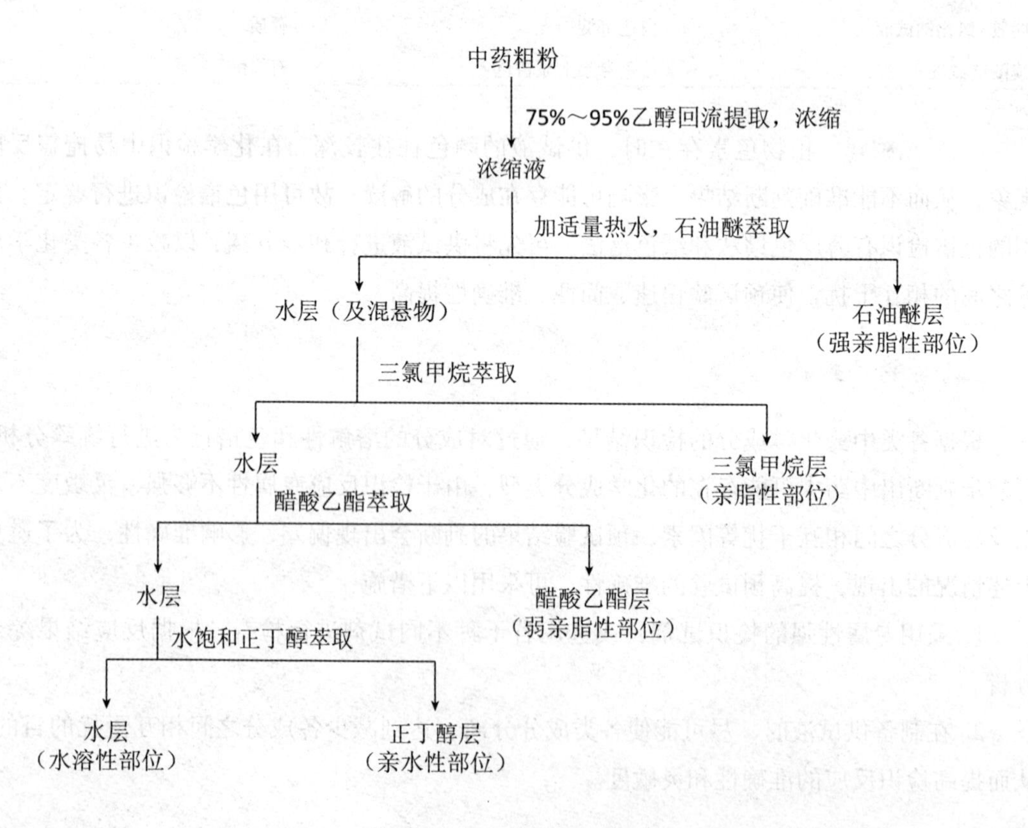

根据上述部位分离流程图，五部位分离所含成分情况可见下表：

表 12-2　五部位分离所含成分情况

不同极性部位	成分极性大小	所含成分
石油醚层	强亲脂性成分	油脂、脂溶性色素、甾醇、亲脂性苷元等
三氯甲烷层	亲脂性成分	游离生物碱、苷元、脂肪酸等
醋酸乙酯层	弱亲脂性成分	强心苷、酚性成分、皂苷、单糖苷等
正丁醇层	亲水性成分	大多数苷类、水溶性生物碱等
水层	水溶性成分	氨基酸、无机盐、鞣质等

（二）有效部位的确定

部位分离法可得五个部分，对能反映治疗作用的活性成分进行筛选，以确定有效部位。

以提取中药大黄有效部位为例，大黄是多种蓼科大黄属的多年生植物的合称，具有泻下通肠、凉血解毒等功效，生大黄在临床常用于术前清肠和治疗便秘，具有良好效果。生大黄粉碎后依次用正己烷、三氯甲烷、丙酮、乙醇、水提取，通过给大鼠口服一定量的大黄粉末，观察其致泻效果来研究大黄的泻下作用，并以此作为活性筛选的依据，经分离后发现大黄水提取物部分为有效部位。提取分离流程如下：

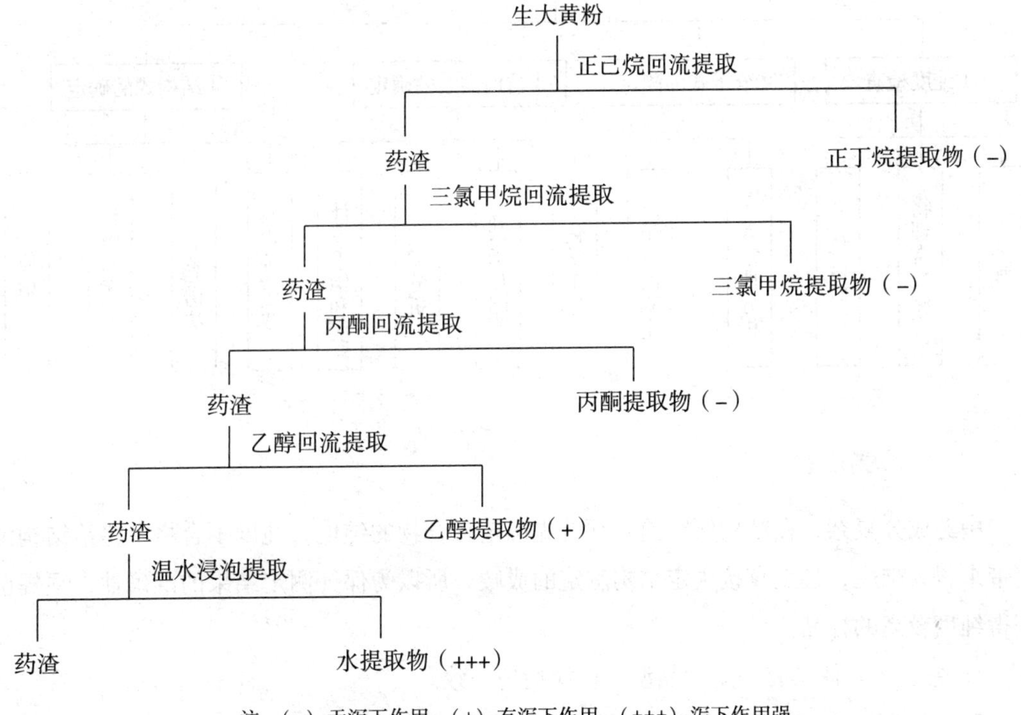

注：（-）无泻下作用，（+）有泻下作用，（+++）泻下作用强

二、 组分分离和单体分离

部位分离后以适当的方法做进一步细分的过程称为组分分离。若组分分离得到的是单一成分，则称为单体分离。组分分离与单体分离通常是相互结合的，进行分离的方法一般包括：结晶法、酸碱沉淀法、色谱法、萃取法等。

第四节 有效成分鉴定简介

通过调研或广泛筛选选定需要开发的中药，分离得到活性成分，进行进一步的鉴定，如果确定为已知化合物，则可通过物理常数及红外光谱的测定，结合相关化合物数据，便可基本确定其结构。对于一时不能确定其是否为已知化合物或新化合物时，就需要对其做进一步的测定，同时在系统药理、制剂、药代动力学及临床应用方面进行深入的研究定位，必要时还要对其结构进行修饰和改造，以便确认该化合物的开发价值和有效部位所在，借此分离出高效、低副作用的活性成分，开发出理想新药，满足临床用药需求。中药化学有效成分鉴定研究一般按下列程序进行：

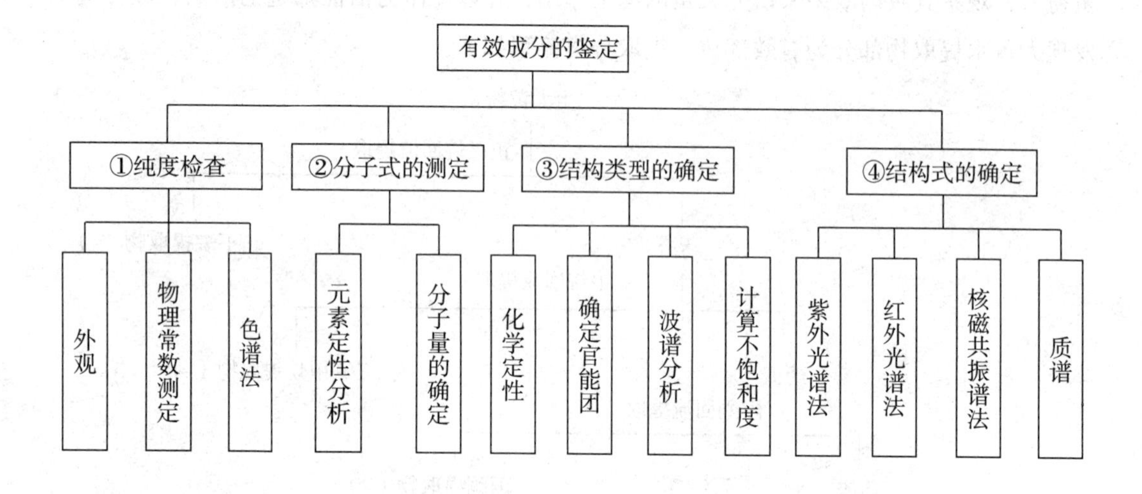

一、 纯度检查

中药成分复杂，在结构研究前必须首先确定化合物的纯度，纯度不合格，将给结构测定带来很大难度，甚至直接决定结构测定的成败，所以为保证测定结果的准确性，须提前获得纯度较高的样品。

1. 外观　晶体具有一定的晶型，色泽均匀一致。

2. 物理常数测定　检测其有无敏锐、明确的熔点。纯固体成分通常有明确的熔点，熔距一般应小于2℃；液体成分应有恒定的沸点，沸程小于5℃。

3. 色谱法　是常用的纯度检查方法，一般有薄层色谱法（TLC）、纸色谱法（PC）、高效液相色谱法（HPLC）和气相色谱法（GC）等，需要注意的是，无论采用何种方法检验，最好选择两种以上溶剂系统或色谱条件进行，且均应显示单一的斑点或色谱峰。

二、 分子式的测定

测定化合物的分子式可采用元素分析配合分子量测定法，先对元素进行定性分析，再测定各元素在化合物中所占的百分比，求出该化合物的实验式后配合测定的分子量，计算得出该化合物的近似分子式，再做进一步的分析（最常用是质谱法），得到更加准确的结果。

三、 结构类型的推定

化合物结构类型的初步推断主要通过灼烧试验、化学定性反应结果并结合化合物在提取、分离过程中所表现的理化特性进行分析，理化特性为在不同溶剂中的溶解性、酸碱性及所含官能团的特性等。

四、 化合物结构式的确定

中药化学成分繁多，确定一个成分的分子结构更是一项复杂的工作，涉及面往往包括化学分析、仪器分析、波谱图等的综合解析及文献工作的相互配合，综合分析的结果。测定化合物结构的重点方法包括：紫外-可见吸收光谱、红外光谱、核磁共振谱、质谱，也被称为四大波谱。

1. 紫外-可见吸收光谱（UV）　UV光谱主要可提供分子中的共轭体系的结构信息，判断共轭体系中取代基的位置、种类和数目，推定结构骨架及构型等。由于UV光谱仅能反映分子中的发色团、助色团的特征结构信息，而不是反映整个分子的结构信息，因此，UV几乎不能单独用作推断某化合物结构的手段，一般须与红外光谱、质谱、核磁共振谱等光谱法配合使用。UV光谱在蒽醌类、黄酮类以及强心苷类等成分的结构确定中有着重要的实际应用价值。

2. 红外光谱（IR）　分子中价键的伸缩及弯曲振动将在光的红外区域（4000～400cm^{-1}）引起吸收，测得的吸收图谱称作红外光谱，IR主要用于官能团的定性。根据特征区（4000～1330cm^{-1}）的吸收带，可确定分子中的官能团的种类及其大致的周围化学环境；指纹区（1330～400cm^{-1}）的谱线可反映化合物更精细的结构特征。化合物的结构不同，其IR光谱的特征也不同。因此IR光谱可用于各类中药活性成分的结构鉴定。

3. 核磁共振谱（NMR）　可以提供分子中有关氢和碳的类型、数目、相互连接方式以及相邻原子或原子团的信息，对中药有效成分的结构测定具有十分重要的意义。

4. 质谱（MS） MS可用于测定化合物的相对分子质量及求算分子式和提供其他结构信息，是目前最快最准确的方法。MS的另一个重要用途是解析结构，质谱法在结构分析方面应用广泛，已经成为结构测定中非常重要的工具。

小结

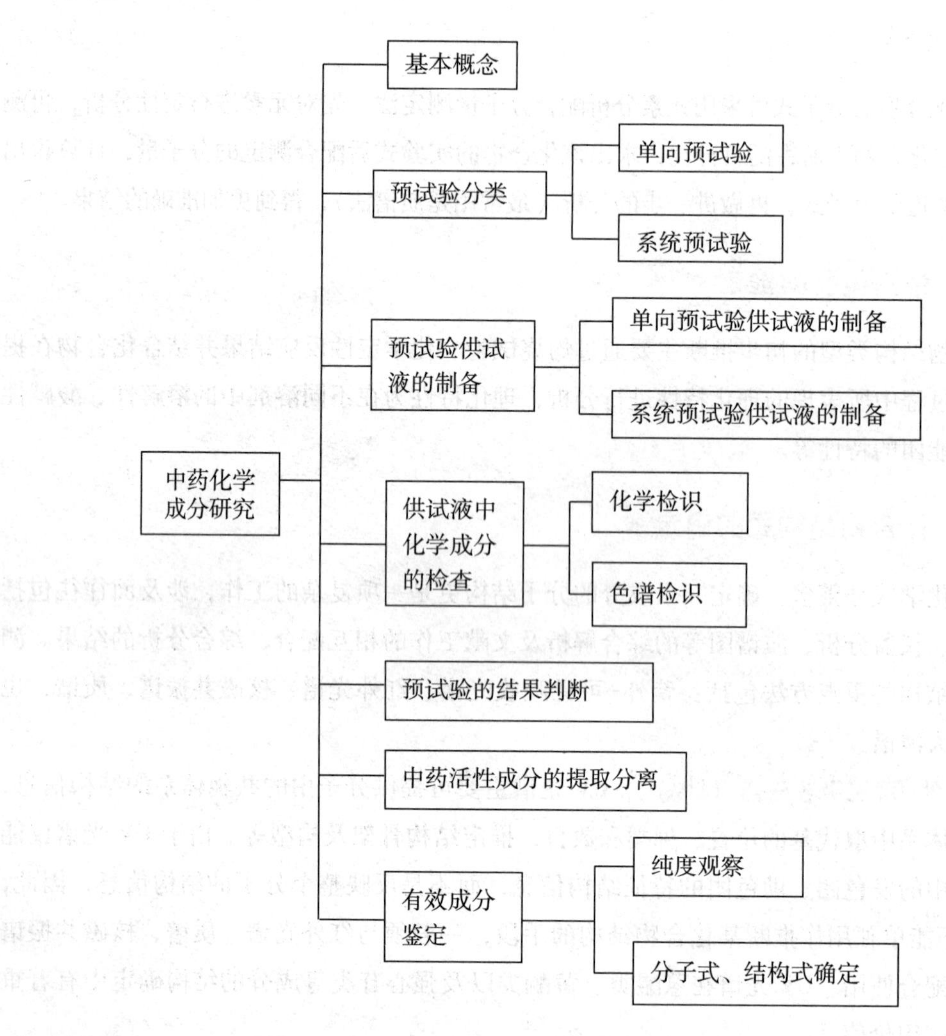

复习思考

一、单项选择题

1. 常见中药化学成分检识时，欲检查黄酮类的存在，应该用哪种化学反应( )

A. 斐林反应　B. 茚三酮反应　C. 盐酸-镁粉反应

D. 碱液反应　E. 油斑试验

2. 系统预试验供试液制备时，采用(　　)由小到大的溶剂分别进行提取。

A. 极性　　B. 酸性　　C. 碱性

D. 浓度　　E. 溶解性

3. 化学检识中乙醇提取部分可检出的成分是(　　)

A. 萜类　　B. 油脂　　C. 氨基酸

D. 生物碱　　E. 皂苷

4. 寻找中药中新的活性成分是属于下列的哪项(　　)

A. 系统性研究　　B. 单项预试验　　C. 验证性研究

D. 以上都是　　E. 以上都不是

5. 大黄粉末有效部位确定的试验中，哪个提取部分的活性最强(　　)

A. 正己烷提取物　　B. 丙酮提取物　　C. 三氯甲烷提取物

D. 乙醇提取物　　E. 水提取物

6. 采用五部位法进行分离时，正丁醇层所含成分是下列哪类(　　)

A. 水溶性生物碱　　B. 生物碱　　C. 叶绿素

D. 糖类　　E. 氨基酸

7. 有效成分的鉴定时，结构类型的推定步骤中包含的程序有(　　)

A. 化学定性　　B. 计算不饱和度　　C. 确定官能团

D. 以上都是　　E. 以上都不是

8. 核磁共振谱的缩写符号是(　　)

A. UV　　B. IR　　C. MS

D. NMR　　E. GC

9. 可以用来推断化合物结构中有无共轭双键的方法为(　　)

A. IR　　B. NMR　　C. UV

D. MS　　E. TLC

10. 可用于官能团定性的是(　　)

A. IR　　B. NMR　　C. UV

D. MS　　E. TLC

11. 碘化铋钾反应可检出的成分是(　　)

A. 香豆素　　B. 蒽醌类　　C. 黄酮

D. 生物碱　　E. 强心苷

12. 苦味酸反应可检出的成分是(　　)

A. 糖类　　B. 蒽醌类　　C. 鞣质

D. 有机酸　　E. 强心苷

二、配伍选择题

[13~21]

A. 黄酮类　　B. 有机酸　　C. 生物碱

D. 蒽醌类　　E. 香豆素类

13. 溴酚蓝反应可检识的成分是(　　)
14. 硅钨酸试剂可检识的成分是(　　)
15. 荧光反应可检识的成分是(　　)
16. 醋酸镁试剂可检识的成分是(　　)
17. 盐酸-镁粉反应可检识的成分是(　　)

[18~22]

A. 颜色变化　　B. 红色或紫红色　　C. 紫红色

D. 砖红色沉淀　　E. 紫色

18. 斐林反应的阳性结果是(　　)
19. 碱液反应的阳性结果是(　　)
20. 双缩脲反应的阳性结果是(　　)
21. 醋酐-浓硫酸反应的阳性结果是(　　)
22. 茚三酮反应的阳性结果是(　　)

三、多项选择题

23. 可检出生物碱的是(　　)

A. 醋酸镁　　B. 碘化铋钾　　C. 碘化汞钾

D. 硅钨酸　　E. 盐酸-镁粉

24. 有效成分鉴定所包含的步骤有(　　)

A. 纯度检查　　B. 分子式的测定　　C. 测定溶解度

D. 结构类型的推定　　E. 结构式的确定

25. 化合物结构式的确定可以使用的光谱方法是(　　)

A. 紫外光谱　　B. 红外光谱　　C. 核磁共振谱

D. 质谱　　E. 薄层色谱

26. 对化合物进行纯度检查时的程序有(　　)

A. 物理常数测定　　B. 分子量的确定　　C. 元素定性分析

D. 外形及色谱法　　E. 计算不饱和度

27. 进行各类化学成分的化学检识可采用哪种方法(　　)

A. 溶解法　　B. 试管法　　C. 色谱法

D. 滤纸片法　　E. 薄层点滴法

实训部分

中药化学基础实训基本知识

一、 实训目标与要求

(一) 实训目标

中药化学实训是中药化学课重要的、必不可少的组成部分。通过实训检验学生在课堂上所学的理论知识，并进一步巩固和加深学生对理论知识的理解；着力培养学生的动手能力，观察、分析和解决问题的能力，使学生逐步养成严谨的科学态度、良好的工作作风和团队协作精神。实训教学的重点是强化学生基本操作技能的训练，要求学生掌握以下技能：

1. 掌握浸渍法、煎煮法、回流法等提取技术的原理和操作技能。
2. 掌握液-液萃取法、结晶法和盐析法等分离方法的原理和操作技能。
3. 掌握各种化学检识方法的原理和操作技能。
4. 熟悉纸色谱、吸附薄层色谱的原理和基本操作技能。

(二) 实训要求

1. 预习　要求学生在每次实训前必须预习本次实训的内容，了解实训的原理、操作步骤和注意事项。提前准备必须携带的资料和用品。

2. 着装　进实训室必须穿实训服，束发，不准穿拖鞋。

3. 纪律　学生要严格遵守实训纪律，不迟到、不早退，在实训室内严禁大声喧哗、嬉戏打闹，严禁玩手机，不准做与实训无关的事情。未经允许不得擅自离开实训岗位。

4. 检查　严格遵守实训室的请领、赔偿制度。实训前必须清点并检查仪器设备、药品和试剂，若有缺损应向教师报告更换或补充。实训过程中应节约药品、试剂、爱护公物、节约水电。实训结束后应清点所有仪器，若有破损应报告指导教师，做好登记，并按赔偿制度视具体情况赔偿。

5. 安全　严格遵守实训室的安全制度，注意有毒药品或强酸强碱等腐蚀性试剂的使用安全，注意玻璃仪器的使用安全，特别是注意用电安全等。

6. 操作　实训必须在教师的指导下严格按照操作规程进行。做到规范操作，细致观察，积极思考，及时发现并纠正操作中的错误，如实完整地做好原始记录，如原料用量、实训现象、反应结果、产品的熔点、沸点、产品纯度和产品的数量等，作为书写实训报告的依据。实训完毕后要认真分析总结，正确书写实训报告。

7. 保洁　在实训过程中要保持实训台的干净整洁。实训药渣及其他固体废物应投入垃圾桶，切勿投入下水道以免堵塞；有毒、易燃、易挥发的废弃液体应倒入指定带盖的废液瓶中，以免污染环境。实训整个过程中都必须保持实训室的清洁。

8. 整理　实训结束后务必及时切断电源，洗涤干净所用过的仪器，并清洁整理实训台，摆放整齐药品试剂；将实训产品做好标签放在指定位置。值日生应负责清洁整理公用台，打扫地面卫生，清除垃圾，关好水、电、门、窗，待教师检查合格后方可离开实训室。

二、安全规则

在中药化学实训过程中，常常要用到易燃、易爆、有毒或强腐蚀性的有机溶剂，又经常需要使用电炉加热，操作稍有不慎易引起中毒、触电、火灾甚至爆炸等事故，所以必须加强安全防范，消除安全隐患，避免出现事故。特别要遵守以下安全规则：

1. 用电安全　使用电器时应注意防触电，防烫伤；使用过程注意避免电炉接触水源，电线也不要接触炽热的电炉；用电完毕后应及时关闭电源，离开实训室前应关电源总闸，以免因电源短路等原因引起火灾。

2. 强酸、强碱的使用安全　强酸、强碱等有较强的腐蚀性，其配制和使用都要严格按照操作规程进行。取用时应避免手直接接触，取用后应及时洗手；向试管加液时要缓缓地沿试管壁加入，试管口不要对准别人或自己；有腐蚀性的废弃液体应倒入指定的污水缸中，统一适当处理，以免污染环境。

3. 有机溶剂的使用安全　有机溶剂多有腐蚀性、易燃、有毒，使用前必须了解其性质，并在老师的指导下，严格按照操作规程进行，不可以擅自使用。开启有机溶剂瓶盖时，脸面要避开瓶口，慢慢旋开，以防气体冲向脸部；闻有毒的气体或有机溶剂应将瓶口远离鼻子，用手在试剂上方扇动，使空气流吹向自己而闻其味；有机溶剂在存放时要远离火源，不能将盛有易燃性溶剂的器皿放入烘箱内烘；有机溶剂不能直火加热，蒸馏或回流时要放1~2粒沸石以防止爆沸，若忘记加沸石而中途要添加时，必须先暂停加热并远离火源，稍冷后再添加沸石；做有腐蚀性或有毒害气体的实验应在通风橱内进行，必要时可戴好防护用具进行操作；减压系统应装有安全瓶。实训完毕后，不可将易挥发、易燃、有毒的有机溶剂倒入水槽中，应倒入指定的回收瓶。实训室内应保持空气流通。

4. 玻璃仪器的使用安全　使用玻璃仪器时，动作要轻缓，注意玻璃仪器不要碰到水槽、水龙头或铁架台等硬的东西，以免破裂、折断或割伤人。

5. 药品、试剂的保管制度　对有毒、腐蚀、易燃、易爆等危险化学品的保管和使用，要严格履行《危险化学品安全管理条例》和《易制毒化学品管理条例》，严禁将实验室内的仪器、物品特别是将易燃、有毒、有腐蚀性的药品、试剂、溶剂随意携带出实验室。

三、 应急处理措施

实训室应建立安全管理制度，确保有毒有害的药品、试剂、化学危险品等危及安全和环境的因素得以控制，并有相应的应急处理措施。

1. 实训室火灾应急处理　消防器材、沙袋、石棉布等应放在指定、方便取用的地方，不能随意移动，均应处于备用状态。在实训过程中，万一不慎着火，要沉着冷静应对。立即切断室内电源和火源，用石棉布或其他物品将着火部位盖严，使其与空气隔绝而熄灭；视火势情况选用适当灭火器材进行灭火，防止火势蔓延，并迅速报告，视火情拨打“119”报警求救，并到明显位置引导消防车。

2. 实训室爆炸应急处理　实训室爆炸发生时，首先确保人身安全，实训室负责人或老师在其认为安全的情况下必须及时切断电源和管道阀门，并组织学生迅速有序撤离爆炸现场。有可能应将其他易爆物品迅速转移。根据气体是否有毒来确定是否用实训室配备的灭火器扑火。若气体有毒或火势难以控制，应迅速拨打火警电话“119”，并告知毒气状况。

3. 实训室中毒应急处理　实训中若感觉咽喉灼痛、嘴唇脱色或发绀、恶心呕吐等症状时，则可能是中毒所致。应立即将中毒者转移到安全地带，解开领扣，使其呼吸通畅，让中毒者呼吸到新鲜空气，施以急救后，立即送医院治疗，不得延误。必要时拨打120急救电话，保护好现场。

4. 实训室触电应急处理　触电急救，首先应立即切断电源开关，使触电者迅速脱离电源，越快越好。若电源开关较远，可先用干燥的木棍、竹竿等挑开触电者身上的电线或带电设备；也可以用几层干燥的衣服将手包住或站在干燥的木板上，拉触电者的衣服，使其脱离电源。触电者未脱离电源前，救护人员不准用手直接触及伤员。

触电者脱离电源后，若神志清醒者，应使其就地躺平，暂时不要站立或走动；如神志不清者，应就地仰面躺平，确保气道通畅，并于5秒间隔呼叫伤员，轻拍其肩膀，以判定其是否意识丧失，禁止摇动伤员头部呼叫伤员。抢救的伤员应立即就地坚持用人工心肺复苏法正确抢救，并设法联系校医务室接替救治，必要时拨打“120”急救电话。

5. 实训室化学灼伤应急处理　若不慎被强酸、强碱灼伤时，应用大量流动清水冲洗；若强酸、强碱溅入眼内时，在现场立即就近用大量清水彻底冲洗。冲洗时，注意眼睛应置于水龙头上方，水向上冲洗眼睛，冲洗时间应不少于15分钟，切不可因疼痛而紧闭眼睛。

处理后，再依据情况而定，灼伤严重应及时送医院诊治。

四、常用实训仪器

中药化学基础实训中，常用仪器的用途和规格不同，应根据具体实训要求选择合适的仪器，常用仪器的名称、图示及其主要用途见实训表1。

实训表1　实训常用仪器

名称与图示	主要用途	备注	名称与图示	主要用途	备注
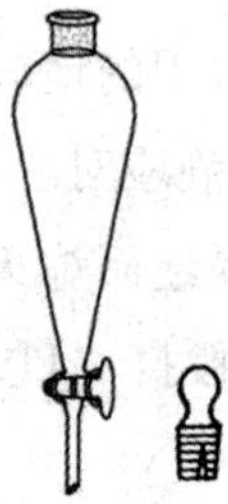 分液漏斗	用于化学成分的液体萃取分离		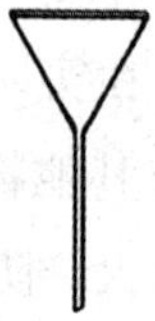 漏斗	用于常压过滤，或将液体倾入小口的容器	
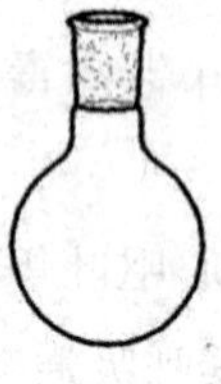 圆底烧瓶	在常温或加热条件下做反应容器，或用于蒸馏装置	圆底烧瓶一般用在较高温的反应；平底烧瓶一般用在室温下的反应	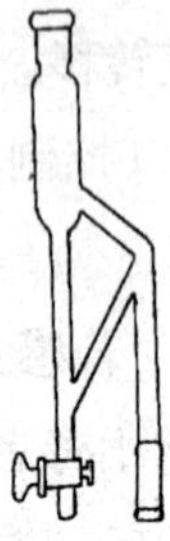 挥发油测定器	用于挥发油的提取与分离	
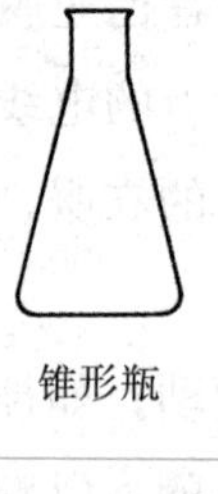 锥形瓶	用于贮存液体、混合溶液及少量液体的加热，也可以作为反应容器	直火加热时需垫石棉网	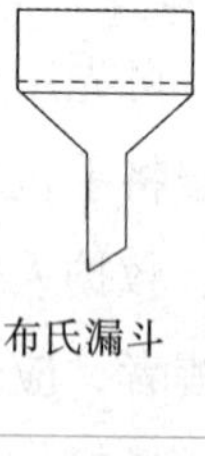 布氏漏斗	用于减压抽滤	减压抽滤时，与抽滤瓶联合使用
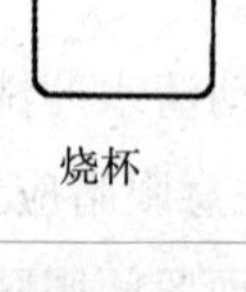 烧杯	用于溶解固体、配制溶液、加热或浓缩溶液	直火加热时需垫石棉网	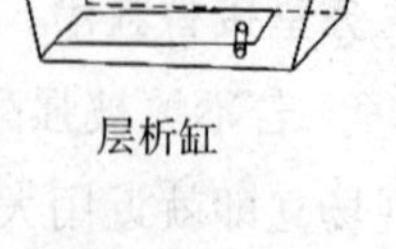 层析缸	用于薄层色谱或纸色谱的展开	为防止有机溶剂的挥发，使用过程中需盖上盖子

续表

名称与图示	主要用途	备注	名称与图示	主要用途	备注
铁夹	用于固定仪器	常与铁架台联合使用	铁架台	用于固定仪器	常与铁夹或铁圈联合使用

五、 基本操作

（一）玻璃仪器的洗涤和干燥

中药化学实训中，经常需要用到多种洁净的玻璃仪器，因为玻璃仪器内任何的污染物均可能影响实验结果的正确性。因此，应在每次实训前必须检查实训仪器是否洁净，且在实训后及时将相关仪器清洁及干燥。

1. 玻璃仪器的洗涤　洗涤玻璃仪器的方法有很多，应根据污物的性质来选用合适的方法，下面介绍几种常用的洗涤方法：

（1）刷洗　这是最常用的洗涤方法，用毛刷蘸上洗衣粉或肥皂，刷洗润湿的器壁，直到玻璃表面的污物被除去为止，最后再用自来水清洗，刷洗过程中不能用力过猛，以防戳破仪器。此方法适用于可以用毛刷直接刷洗的仪器，如试管、烧瓶、烧杯、试剂瓶等非计量或非光学要求的玻璃仪器，但计量玻璃仪器的洗涤如移液管、滴定管、量筒等，则不能用毛刷直接刷洗。

（2）用洗液洗　对于一些精确容积的仪器，不能使用毛刷直接刷洗，或有些污物附着在器壁上，用普通刷洗方法很难洗净，或在进行精确的定量实训时，对仪器的洁净程度要求很高等情况下，常使用适当的化学试剂进行清洗。常用的化学洗液有强酸（如硝酸或硫酸）、强碱（如氢氧化钠）、强氧化剂（如重铬酸钾和硫酸混合液）以及有机溶剂洗液（如乙醇或丙酮）等。

（3）超声波法　该方法主要靠超声波的振动和能量除去污物，既省时又方便，只要把用过的仪器放入超声波清洗器，再加入少量的洗涤剂，接通电源，超声一段时间后，再用自来水清洗即可。判断仪器是否洗净的标准是：仪器加水后倒置，水即顺着器壁流下，器壁上无水珠挂在上面，而只留下一层既薄又均匀的水膜，则表明仪器已洗净。适用于不能刷洗的仪器的清洗。

2. 玻璃仪器的干燥

（1）需急用的仪器，可放进烘箱内（一般控制温度在 105°C 左右）或气流烘干器上

(一般控制温度在60~70°C)干燥。不需急用的仪器，则可放在无尘处的仪器架上自然晾干。

(2)计量玻璃仪器，应自然晾干，不应烘烤。

(二)样品的取用

从安全角度考虑，样品的取用过程应遵循三个原则：不能直接用手接触样品，不能用嘴尝，不能用鼻子凑到容器口闻样品气味。根据所取样品的不同，主要分为以下两种情况：

1. 固体样品的取用　粉末状固体样品的取用常用纸槽或药匙，取用块状固体样品常用镊子。

2. 液体样品的取用

(1)大量液体的取用　常使用量筒或量杯，先用试剂瓶倾倒至接近所需刻度后，再改用胶头滴管逐滴滴加。读数时，视线应和凹液面最低处平行，倾倒液体时，试剂瓶的标签应对着掌心，试剂瓶盖应倒放在桌面上，以防污染，如实训图1(a)所示。

(2)少量液体的取用　在无严格体积要求的情况下可用胶头滴管取用，滴加液体时，滴管应竖直于容器口上方约1cm处，如实训图1(b)所示，不能伸入容器内，放置时不能平放或倒放，以防止液体倒流至橡胶帽内既腐蚀胶帽也污染试液。对有精确度要求高的少量液体的取用可用移液管。

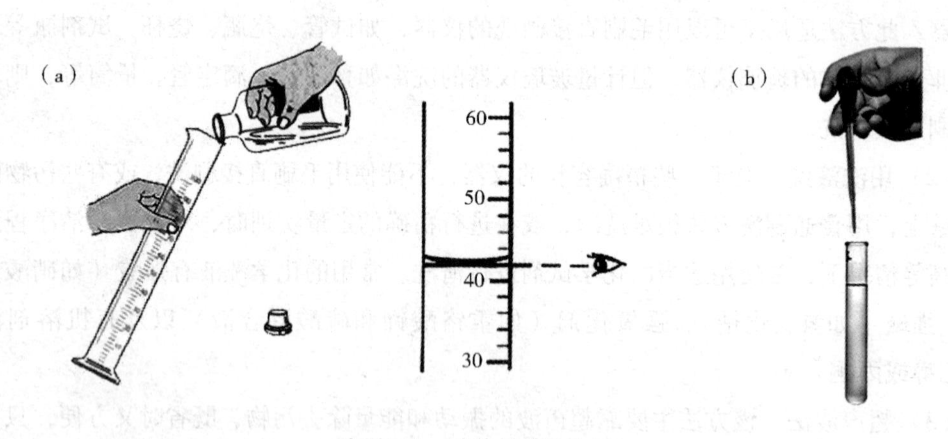

实训图1　液体样品的取用

(三)托盘天平的使用

称量前，先将游码移到标尺的零刻度处，并调节平衡螺母，令天平处于平衡状态。称量时，将物体放在左边托盘上，右边托盘上加砝码(左物右码)。必须使用镊子(不能直接用手)先加质量大的砝码，再加质量小的砝码，加减到标尺最大值(一般为5g)以下的质量时，移动游码使天平平衡，表示两边质量相等，砝码质量加上游码对应的刻度即为所称物体的质量。天平用完后，应将砝码放回砝码盒中，并将游码复原至零刻度。注意天平应经常保持洁净，所称物体不能直接放于托盘上，而应放在洁净、干燥的称量纸、表面皿或烧杯中进行称量。

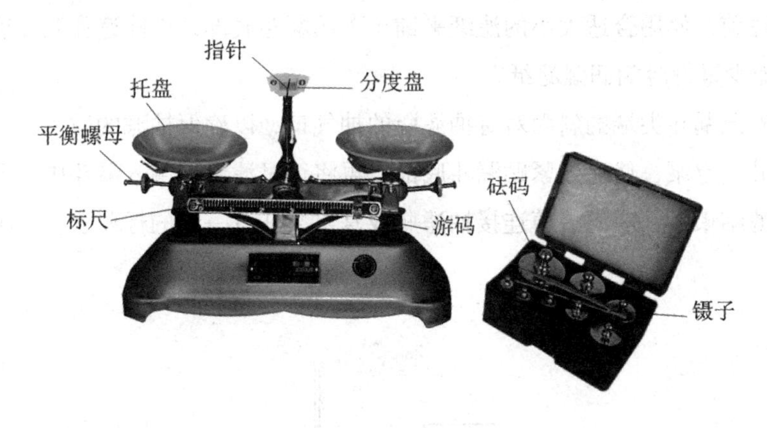

实训图 2　托盘天平

（四）过滤

过滤是将固体和液体分离的操作，常用的过滤方法有常压过滤和减压过滤。

1. 常压过滤　是最为常用的过滤方法，使用的器材有铁圈、铁架台、烧杯、玻璃棒、玻璃漏斗和滤纸，此装置简单、操作简便，但缺点是过滤速度慢。如实训图 3 所示，常压过滤的操作要领是：一贴、二低、三靠。

（1）一贴：滤纸要紧贴玻璃漏斗。将一张圆形的滤纸对折两次，必要时，第二次可适当错开约 10°角，从开口处撑开，使成一边三层另一边一层的圆锥形，放入漏斗中（若不能紧贴，可调整锥形的角度)，加少量溶剂使其润湿贴壁。

（2）二低：滤纸的边缘须略低于漏斗口的边缘，倾倒待过滤溶液时，漏斗内的液面又要略低于滤纸边缘，以防止滤渣混入滤液中。

（3）三靠：倾倒待过滤溶液时，须用玻璃棒引流，溶液沿着玻璃棒流入漏斗，因此，玻璃棒末端靠在滤纸的三层位置；盛待过滤溶液的烧杯嘴和玻璃棒相靠；漏斗管口的长端与装滤液烧杯上端 1/3 处的内壁相靠，使过滤后的液体沿漏斗颈和烧杯内壁流入烧杯中。

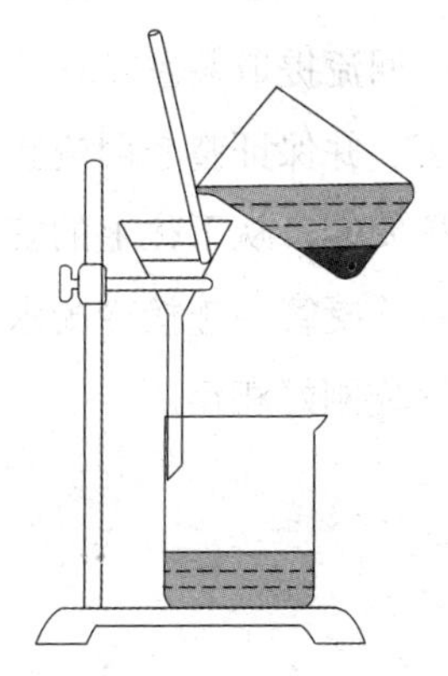

实训图 3　常压过滤装置

2. 减压过滤　又称抽滤。使用的器材有滤纸、布氏漏斗、抽滤瓶、橡胶管和真空泵（为了防止真空泵中的水倒吸而污染滤液，还可以在抽滤瓶和真空泵之间增加一个安全瓶），此方法过滤速度快，滤渣抽得较干，适合大量溶液与沉淀的分离，但不宜过滤胶体沉淀和颗粒太小的沉淀。

减压过滤的操作步骤和要点是：

（1）检查抽滤装置的密封性是否良好。

（2）抽滤前，使用合适大小的滤纸平铺于布氏漏斗底部，以能遮住漏斗底部全部的小孔为宜，并加少量的溶剂润湿滤纸。

（3）令布氏漏斗尖端的斜面对着抽滤瓶的抽气口，以确保抽滤的效率。

（4）打开真空泵，使滤纸紧贴漏斗底部，再将待过滤溶液倒入漏斗中，开始抽滤。

（5）抽滤结束后，应先拔掉连接抽滤瓶或真空泵任意一端的橡胶管，再关掉真空泵电源开关。

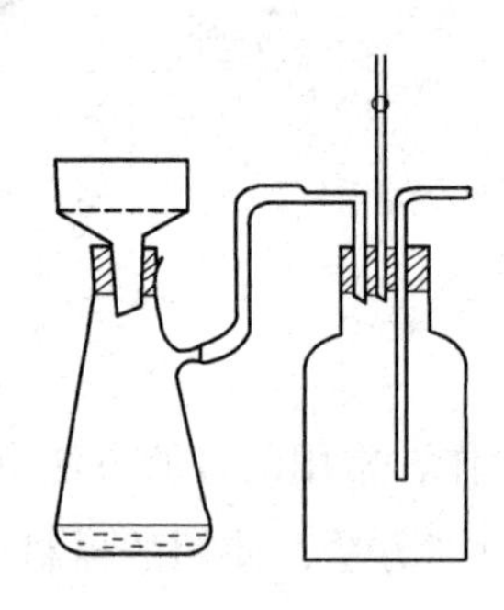

实训图 4　减压过滤装置

无论是常压过滤还是减压过滤，过滤完成后，为保证滤液和滤渣尽可能分离，均应用少量的溶剂洗涤滤渣，洗涤滤渣的溶剂用量遵循“少量多次”的原则。

（五）回流提取装置的安装和拆卸

回流提取装置应从下往上、从左到右（或从右到左，视水池的位置而定）的顺序进行安装，并保证整个回流装置从正面和侧面观察都垂直端正。如水蒸气蒸馏法提取挥发油的装置安装，从下往上的安装顺序为：铁架台→加热装置→铁夹→圆底烧瓶→挥发油测定器→冷凝管→连接冷凝水（可参照图 10-1）。待回流装置冷却至室温后，拆卸回流装置的顺序应刚好相反。

实训一　色谱法操作练习

【实训目的】

1. 掌握吸附薄层色谱法和纸色谱法的原理。
2. 学会吸附薄层色谱法和纸色谱法的操作技术。
3. 了解两种色谱法在中药化学成分分离和检识上的应用。

【实训用品】

1. 药品、试剂　硅胶（或硅胶 G)、0.8%羧甲基纤维素钠水溶液、1%大黄素和芦荟大黄素混合乙醇溶液、1%大黄素乙醇溶液、苯-乙酸乙酯（8∶2)、氨水、色谱滤纸、95%乙醇、1%芸香苷乙醇液、1%槲皮素乙醇液、正丁醇-醋酸-水（4∶1∶5 上层）和纯化水等。

2. 器材　色谱缸、毛细管、玻璃板、乳钵、玻璃棒、量筒或量杯、电热恒温干燥箱、显色喷雾瓶、天平、250mL 梨形分液漏斗、电炉、干燥器、水平台、尺子、铅笔等。

【实训原理】

1. 吸附原理　利用吸附剂对混合物中各成分吸附能力的差异，选择适宜的溶剂，对各成分进行解吸附，从而达到相互分离和检识的目的。

2. 分配原理　利用混合物中各成分在互不相溶的两相溶剂中分配系数的不同，从而达到相互分离和检识的目的。

【实训内容】

1. 吸附薄层色谱法

（1）色谱条件

①吸附剂：自制硅胶 G-CMC-Na 板。

②样品：1%大黄素和芦荟大黄素混合乙醇溶液。

③对照品：1%大黄素乙醇溶液。

④展开剂：苯-乙酸乙酯（8∶2）8～10mL。

⑤显色方法：氨熏。

（2）方法步骤　制板→点样→展开→显色→测量及计算 R_f值。

①制板：称取 5g 色谱用硅胶（或硅胶 G）于乳钵中，按 1∶3 比例加入 0.8%羧甲基纤维素钠水溶液，沿同一方向研磨均匀，除去表面气泡后，倾倒在玻璃板上，迅速用玻璃棒引

流至整个玻璃板面，然后用手轻轻左右晃动或上下振动，使吸附剂均匀地布满玻璃板，将薄层板置于水平台上室温晾干，于电热恒温干燥箱内 110℃活化 30 分钟，冷后置于干燥器内备用。

②点样：取已活化的备用硅胶板，用铅笔尖距薄层板下端 1~1.5cm 处轻轻划一直线，作为基线，并在基线上等距离划两个“×”作为 2 个原点标记，用专用毛细管分别吸取样品和对照品溶液，在原点处分别点样 2~3 次，每次点样后须待溶液挥干后再重复点样。原点扩散的直径不得超过 3mm。

③展开：采用上行法展开。在洁净的色谱缸中加入展开剂苯-乙酸乙酯（8∶2）8~10mL，在色谱缸内先放入一塑料垫板，将薄层板放入盛有展开剂的色谱缸中，饱和约 10 分钟，将垫板抽去，让薄层板与展开剂接触进行展开（切勿使展开剂浸泡样品原点），展开到一定高度即可取出，用铅笔划出溶剂前沿线，晾干。

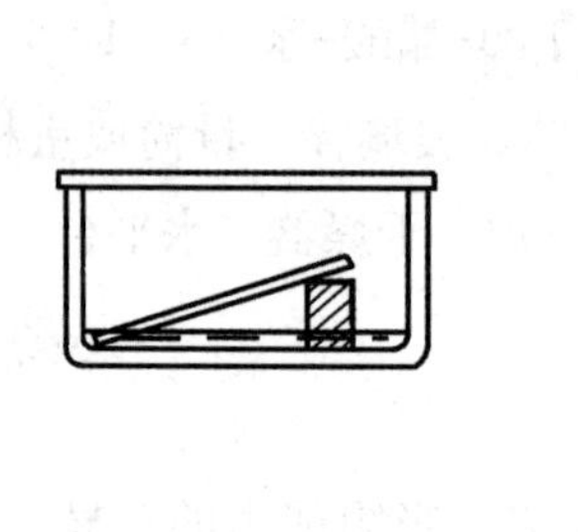
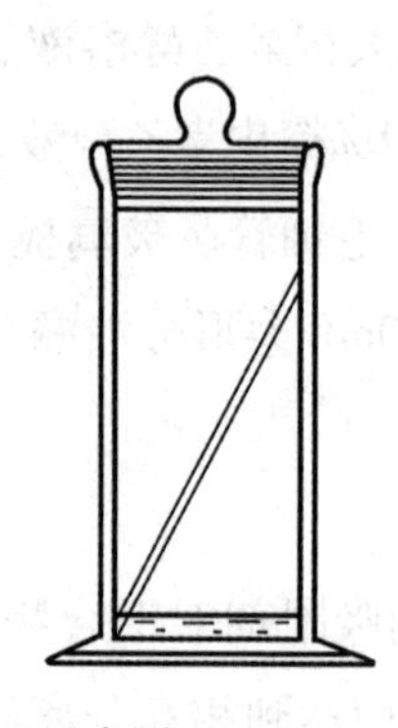

实训图 5 上行法展开示意图

④显色：待薄层板挥干溶剂后，氨熏显色，记录斑点的位置、形状、色泽。

⑤测量及计算 R_f值：显色后，量出基线至展开剂前沿的距离以及基线至各个斑点中心的距离，并按下式计算 R_f值，根据样品与对照品 R_f值的比较判断结果。

$$R_f=\frac{\text{从基线至展开斑点中心的距离}}{\text{从基线至展开剂前沿的距离}}$$

2. 纸色谱法

（1）色谱条件

①色谱材料：色谱用滤纸。

②样品：1%芸香苷乙醇液。

③对照品：1%槲皮素乙醇液。

④展开剂：正丁醇-醋酸-水（4∶1∶5 上层）8~10mL。

⑤显色方法：自然光下观察色斑或喷 1% $AlCl_3$ 乙醇液后于紫外灯下观察。

（2）方法步骤 滤纸的准备→点样→展开→显色→测量及计算 R_f值。

①滤纸的准备：取色谱滤纸一张，按纤维长丝方向切成滤纸条，要求滤纸条的大小与色谱缸相适宜（一般为6cm×20cm），边缘平整，不能有折痕。在距离一端2~2.5cm处用铅笔轻轻划一基线，并在基线上等距离轻轻划两个“×”作为待点样位置。

②点样：用毛细管分别吸取1%芸香苷乙醇液和1%槲皮素的乙醇液，分别在原点处轻轻点样2~3次，每次点样后须待溶液挥干后再重复点样，原点扩散直径不能超过4mm，待干后展开。

③展开：在色谱缸中倒入8mL的展开剂正丁醇-醋酸-水（4：1：5上层），将点好样的滤纸悬挂在液面上（勿使滤纸条与展开剂接触），饱和约10分钟，然后降下滤纸挂钩，让滤纸下端浸入展开剂1cm左右展开（勿使原点浸入溶剂中），待展开至距滤纸条末端2~2.5cm时，即可取出滤纸，用铅笔划出溶剂前沿，晾干。

④显色：待滤纸挥干溶剂后，自然光下观察色斑或喷1%$AlCl_3$乙醇液后于紫外灯下观察，记录斑点的位置、形状、色泽。

⑤测量及计算R_f值：显色后，量出起始线至展开剂前沿的距离以及起始线至各个斑点中心的距离，计算R_f值，根据样品与对照品R_f值的比较判断结果。

【注意事项】

1. 吸附薄层色谱法注意事项

（1）在制板前，应将玻璃板清洗干净并干燥，待吸附剂与黏合剂混合均匀后，应立即铺板。

（2）薄层板表面应均匀、平整、光滑，无麻点、无气泡、无破损及污染。

（3）点样时，标记基线用铅笔轻轻触及（或目测），不使划痕将吸附剂割裂开，否则影响展开效果。

2. 纸色谱法注意事项

（1）滤纸应质地均匀，具有一定的机械强度，纸面应保持平整、洁净，不能有折痕。

（2）一般定性用较薄的滤纸，制备用较厚的滤纸。

（3）显色若需加热，应控制温度或保持适当距离，以免滤纸焦化。

【思考题】

1. 吸附薄层色谱法和纸色谱法的原理分别是什么？

2. 吸附薄层色谱法与纸色谱法的操作步骤各有哪些？

实训二　黄连中小檗碱的提取、精制与检识

【实训目的】

1. 掌握提取和精制小檗碱的原理。
2. 熟练掌握运用浸渍法、盐析法和结晶法提取精制黄连中小檗碱的基本操作技术。
3. 学会运用化学方法和色谱法对小檗碱进行检识。

【成分简介】

中药黄连有清热燥湿的功效，其主要有效成分为小檗碱，又称黄连素，对多种革兰阳性及阴性菌均具抑菌作用，临床上主要用于治疗胃肠炎、细菌性痢疾等肠道感染。

小檗碱为季铵碱，呈强碱性。游离小檗碱能缓缓溶于冷水（1∶20），易溶于热水、热乙醇和碱水，难溶于丙酮、三氯甲烷等有机溶剂。盐酸小檗碱为黄色针状结晶，无臭，味极苦。盐酸小檗碱微溶于冷水，易溶于沸水，而硫酸小檗碱在水中的溶解度较大。

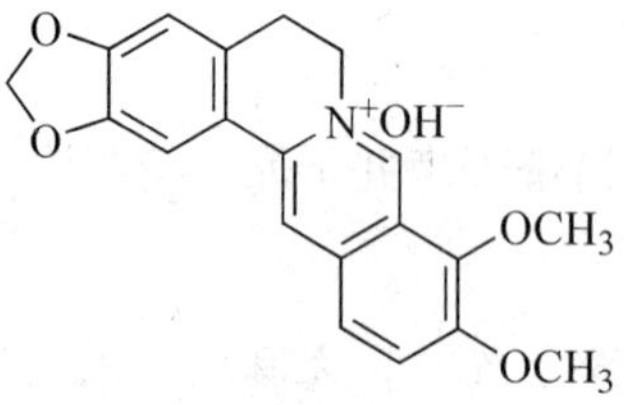

小檗碱（pK_a=11.5）

【实训用品】

药品、试剂：黄连粗粉、0.3%硫酸水溶液、饱和石灰水、浓盐酸、精制食盐、氢氧化钠试液、漂白粉、浓硫酸、丙酮、碘化铋钾试剂、碘化汞钾试剂、95%乙醇、正丁醇、醋酸、5%没食子酸乙醇溶液、0.1%盐酸小檗碱乙醇溶液（对照品）、纯化水、改良的碘化铋钾等。

器材：台秤、电炉、铁架台、铁圈、玻璃漏斗、抽滤装置、滤纸、锥形瓶、烧杯、玻璃棒、广泛 pH 试纸、蒸馏水瓶、抽滤装置、脱脂棉、纱布、试管、试管夹、滴管、蒸发皿、剪刀、中速色谱滤纸、铅笔、毛细管、色谱槽、尺子、铅笔、新型显色喷洒瓶（带球）等。

【实训原理】

利用小檗碱为季铵碱，易溶于石灰水，而其盐酸盐几乎不溶于水（1∶500）的性质进行提取分离，先将药材中的小檗碱用饱和石灰水溶液浸渍提出，再将其转化为盐酸盐，结合盐析法降低其在水中的溶解度，制得盐酸小檗碱。又根据盐酸小檗碱在冷、热水中溶解度的显著差异进行结晶和重结晶处理，得到精制的盐酸小檗碱。

【实训内容】

1. 提取　称取黄连粗粉 50g，置 1000mL 锥形瓶中，以新制饱和石灰水 500mL 浸渍 24 小时提取，用两层纱布进行过滤，收集滤液，药渣用 300mL 石灰水再浸渍 24 小时，纱布滤过，合并两次滤液于 1000mL 锥形瓶中。

2. 分离　滤液中滴加浓盐酸调 pH2~3，加入精制食盐，使含盐量约达 8%的浓度，搅拌使氯化钠完全溶解，静置过夜，即析出土黄色盐酸小檗碱沉淀，倾泻除去上清液，抽滤剩余的沉淀，即得粗制盐酸小檗碱。

3. 精制　将上述得到的粗制盐酸小檗碱置于 400mL 烧杯中，加入约 20 倍量纯化水，煮沸 5 分钟，搅拌使充分溶解，趁热抽滤，加少量热纯化水洗涤不溶物 2~3 次，抽干，滤液加盐酸调节 pH2~3，静置，过夜，待盐酸小檗碱完全析出，抽滤，沉淀用少量冷的纯化水洗涤至中性，抽干，于 80℃以下干燥，称重，计算收得率。

4. 检识

（1）化学检识　取自制的盐酸小檗碱少许，加适量的纯化水，水浴加热溶解，制得盐酸小檗碱供试液。

①生物碱沉淀反应：取适量供试液，分置于 2 支试管中，分别滴加碘化铋钾、碘化汞钾试剂 2~3 滴，观察现象。

②丙酮试验：取适量供试液，加氢氧化钠试液 2 滴，丙酮数滴，振摇，观察现象。

③漂白粉试验：取适量供试液，加入适量漂白粉（或通入氯气），振摇，观察现象。

④没食子酸-浓硫酸试验：取适量供试液，加 5%没食子酸乙醇溶液 2~3 滴，蒸干，趁热加硫酸数滴，观察颜色变化。

（2）纸色谱检识

①色谱条件：

色谱材料：中速色谱滤纸。

样品：0. 1%盐酸小檗碱乙醇溶液（自制）。

对照品：0. 1%盐酸小檗碱乙醇溶液（标准品）。

展开剂：正丁醇-醋酸-水（4∶1∶5 上层）。

显色方法：自然光下观察斑点；改良的碘化铋钾试剂喷雾显色。

②操作步骤：滤纸的准备→点样→展开→显色→测量及计算 R_f 值。

计算公式：

$$R_f=\frac{\text{从基线至展开斑点中心的距离}}{\text{从基线至展开剂前沿的距离}}$$

【注意事项】

1. 采用饱和的石灰水提取，既可以使小檗碱游离而溶解提出，同时又使黏液质形成难溶于水的钙盐沉淀而滤过除去。

2. 加入氯化钠是利用其盐析作用以降低盐酸小檗碱在水中的溶解度。由于同离子效应的作用有利于盐酸小檗碱析出，但氯化钠的用量不可过多，其浓度不可超过10%，否则溶液的比重增大，使细小的盐酸小檗碱结晶呈现悬浮状态而难以下沉，造成过滤困难。盐析用的食盐，尽量不用大颗粒的粗盐，因粗盐中夹杂泥沙杂质甚多，使产品质量差。除可使用精制氯化钠之外，也可应用市售细食盐。

3. 粗制盐酸小檗碱的精制过程中，煮沸后的溶液应趁热迅速过滤，尽量采用减压抽滤或保温过滤，以免溶液冷却而析出盐酸小檗碱结晶，造成提取率下降。

4. 安装抽滤装置时，要注意其气密性。

【思考题】

1. 石灰水浸渍法提取小檗碱的原理是什么？还可以换用什么溶剂提取小檗碱？

2. 加食盐的作用是什么？食盐是否加得越多越好？食盐加得过多对沉淀有何影响？

实训三　槐米中芸香苷的提取、精制与检识

【实训目的】

1. 掌握利用碱溶酸沉法从槐米中提取芸香苷及煎煮法操作技能要点。

2. 熟练使用结晶法对芸香苷进行精制。

3. 通过实验熟悉芸香苷的结构特点和性质，学会芸香苷的化学检识和色谱检识方法。

【成分简介】

中药槐米具有凉血、止血、清肝泻火等功效。其有效成分为芸香苷，俗称芦丁，临床上主要用于治疗毛细血管脆性引起的出血和辅助治疗高血压。

芸香苷为微黄绿色或黄色针状结晶或粉末，熔点为176~178℃，由于结构中含有酸性的酚羟基，可溶于碱水，在沸水中溶解度为1∶200，微溶于乙醇、丙酮和乙酸乙酯，几乎不溶于冷水、苯、乙醚和石油醚。

	冷	热
水	1∶10000	1∶200
乙醇	1∶650	1∶60

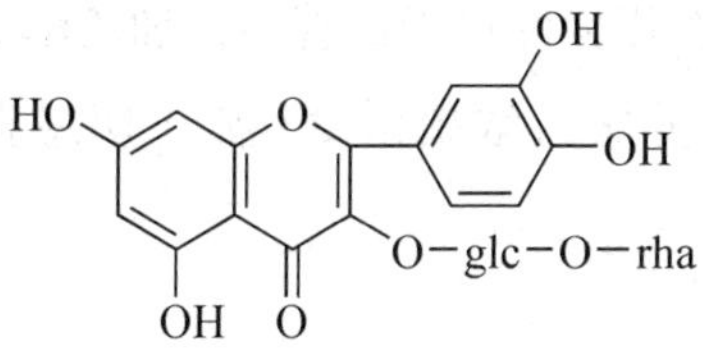

芸香苷

【实训用品】

1. 药品、试剂　槐米、0.4%硼砂水、纯化水、浓盐酸、石灰、95%乙醇、5%α-萘酚、浓硫酸、镁粉、1%三氯化铝乙醇液、1%芸香苷乙醇液、正丁醇、醋酸、氨水等。

2. 器材　台秤、烧杯、试管、锥形瓶、玻璃棒、胶头滴管、洗瓶、铁圈、铁架台、脱脂棉、玻璃漏斗、抽滤装置、电炉、pH试纸、色谱滤纸（中速）、色谱展开器、尺子、铅笔等。

【实训原理】

芸香苷结构中含有酚羟基，呈酸性，易溶于碱性溶液中，酸化后又能以游离形式沉淀析出。芸香苷在冷、热水中溶解度差异较大，可利用结晶法对其进行精制。

【实训内容】

1. 提取　称取槐米30g，加0.4%硼砂水300mL，加热微沸20~30分钟，微沸过程中用石灰乳调pH使其保持在8~9，并随时补充减少的水分，提取液用脱脂棉过滤，滤渣再加硼砂水200mL同法提取一次，合并滤液。

2. 分离　提取液放冷后用浓盐酸调pH2~3，放置过夜待结晶析出，抽滤，结晶用纯化水洗涤2~3次，抽干，晾干得到粗制芸香苷。

3. 精制　取粗制芸香苷约2g，加纯化水约400mL，加热至芸香苷完全溶解，趁热抽滤，溶液放冷待沉淀完全析出，抽滤，干燥，制得精制芸香苷。

4. 检识

（1）化学检识

①盐酸-镁粉反应：取芸香苷的饱和乙醇液1～2mL，加入镁粉（或锌粉）少许，微热，滴加浓盐酸1～3滴，勿摇，静置显红色（必要时可再微热）。

②三氯化铝反应：将芸香苷乙醇液点于滤纸片上，滴加1%三氯化铝乙醇液1滴（与芸香苷乙醇液部分交叠），交叠处显鲜黄色。

③Molish试剂反应：取芸香苷少许置于试管中，加乙醇2mL溶解，滴加5%α-萘酚1～2滴，摇匀，再沿着试管壁缓缓加入浓硫酸30滴（切忌振摇），两液层交界出现紫红色环。

（2）纸色谱检识

色谱材料：色谱滤纸（中速）。

对照品：1%芸香苷乙醇液（标准品）。

供试品：1%芸香苷乙醇液（实训产品）。

展开剂：正丁醇-醋酸-水（4∶1∶5上层）。

显色方法：氨熏或喷洒1%三氯化铝试液，自然光或紫外光下观察斑点颜色、位置。

【注意事项】

1. 芸香苷的提取方法除碱溶酸沉淀法外，还可以利用芸香苷在沸水中的溶解度较大的性质，采用沸水提取法；此外用95%乙醇回流提取，收得流浸膏后除去脂溶性杂质，纯化水洗涤，过滤干燥亦可得芸香苷。

2. 煎煮法提取能破坏药材中蛋白酶的活性，防止加热提取过程中芸香苷的水解。用硼砂水提取的目的：一是具有碱性，能有效地溶解芸香苷；二是可保护芸香苷分子中的邻二酚羟基在加热下不被氧化；三是防止邻二酚羟基与石灰乳形成钙盐沉淀，影响收得率。

3. 槐米中含有大量黏液质、果胶等水溶性杂质，提取时用石灰乳调pH8～9既可使溶液保持碱性提高提取效率，又可使部分水溶性杂质形成钙盐沉淀除去。但要注意加入石灰乳应适量，防止碱性过高加热情况下会使芸香苷的母核发生裂解。

4. 用浓盐酸调pH2～3时要准确，酸性太弱不能使芸香苷完全沉淀析出，太强会导致锌盐的形成，使沉淀重新溶解，影响收得率。

【思考题】

1. 用碱溶酸沉淀法提取芸香苷时，关键的实验条件是什么？

2. 利用所学的知识，尝试设计其他提取芸香苷的方法。

实训四　大黄中游离羟基蒽醌类化合物的提取分离与检识

【实训目的】

1. 掌握用双相回流提取法对大黄中总游离羟基蒽醌类化合物的提取操作技术。
2. 掌握用 pH 梯度萃取法对大黄中游离羟基蒽醌类化合物进行分离的操作技术。
3. 学会用化学法检识大黄中的蒽醌类成分。
4. 练习用色谱法检识大黄中的蒽醌类成分。

【成分简介】

中药大黄为泻下药，其有效成分为蒽醌类化合物，大多数以苷的形式存在，游离的羟基蒽醌类化合物主要为大黄酸、大黄素、芦荟大黄素、大黄酚和大黄素甲醚等。

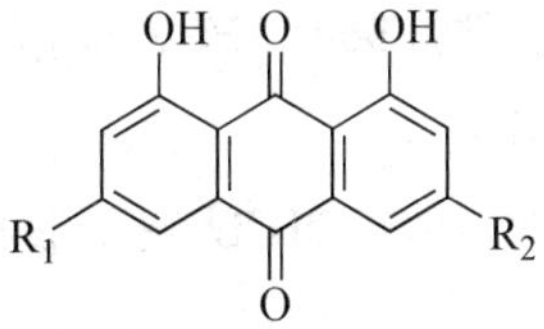

大黄酸	R_1=H,	R_2=COOH
大黄素	R_1=CH_3	R_2=OH
芦荟大黄素	R_1=H	R_2=CH_2OH
大黄素甲醚	R_1=OCH_3	R_2=CH_3
大黄酚	R_1=H	R_2=CH_3

【实训用品】

1. 药品、试剂　大黄粗粉、20%硫酸、三氯甲烷、5% $NaHCO_3$、5% Na_2CO_3、0.5% NaOH、浓盐酸、1%NaOH、0.5%醋酸镁甲醇液、苯-乙酸乙酯（8∶2）、氨水、大黄酸对照品、大黄素对照品、芦荟大黄素对照品、95%乙醇等。

2. 器材　铁架台、电炉、水浴锅、圆底烧瓶、冷凝管、玻璃漏斗、分液漏斗、量筒、pH 试纸、烧杯、抽滤装置、试管、层析缸、硅胶 CMC-Na 薄层板、新华色谱滤纸（20cm×7cm）、尺子、铅笔等。

【实训原理】

利用大黄中蒽醌苷在酸的催化下可水解为游离羟基蒽醌并溶于三氯甲烷的性质，采用酸性三氯甲烷回流法进行提取，并根据游离羟基蒽醌的酸性不同，采用 pH 梯度萃取法分离，分别获得大黄酸、大黄素和芦荟大黄素等。

【实训内容】

1. 总游离羟基蒽醌的提取　取大黄粗粉30g，置于500mL圆底烧瓶中，加20%硫酸50mL拌匀，加三氯甲烷150mL回流3～4小时，停止加热，放冷，过滤，置于分液漏斗中，分得三氯甲烷层，用40～60mL纯化水分多次洗涤。

2. 游离羟基蒽醌的分离（提取与分离工艺流程可参考第六章中的实例）

（1）大黄酸的分离　将三氯甲烷提取液置于分液漏斗中，加5%$NaHCO_3$150mL分三次萃取（60mL、50mL、40mL），合并萃取碱液于小烧杯中，用20%盐酸调pH2～3，静置，抽滤，得大黄酸沉淀。

（2）大黄素的分离　三氯甲烷层继续用5%$Na_2CO_3$100mL依上述方法萃取，所得碱液酸化得大黄素沉淀。

（3）芦荟大黄素的分离　三氯甲烷层继续用0.5%NaOH 80mL依上述方法萃取，所得碱液酸化得芦荟大黄素沉淀。剩余的三氯甲烷层回收溶剂后得大黄酚和大黄素甲醚混合物，若需分离可用硅胶柱色谱法。

3. 游离羟基蒽醌的检识

（1）化学检识　取上述所得各沉淀物少许，分别加3mL 95%乙醇溶解，每试管溶液一分为二，形成两组供试液，分别进行以下检识反应：

①氢氧化钠检识反应：第一组供试液中分别加1% NaOH试液2滴摇匀，观察颜色变化。

②醋酸镁检识反应：第二组供试液中分别加0.5%醋酸镁甲醇溶液2滴摇匀，观察颜色变化。

（2）薄层色谱检识

吸附剂：硅胶CMC-Na薄层板。

样品：自制各蒽醌成分的1%乙醇溶液。

对照品：大黄酸对照品乙醇溶液。

　　　　大黄素对照品乙醇溶液。

　　　　芦荟大黄素对照品乙醇溶液。

展开剂：苯-乙酸乙酯（8∶2）。

显色：在日光下观察斑点颜色或氨熏观察颜色变化。

【注意事项】

1. 加20%硫酸用量以能使药材湿润又不影响药材松散性为度。

2. 提取所得三氯甲烷溶液中如混有酸水应用分液漏斗分出弃去，以免影响下一步的

pH 梯度萃取。

3. 碳酸氢钠萃取时乳化较严重，萃取时应轻轻旋摇，并且每次萃取后应充分放置分层，以免三氯甲烷溶液混在上层水液中，影响分离效果。一般前两三次萃取液的成分含量较高，应收集合并，后几次的萃取因成分含量低，可根据情况决定弃留，但萃取工作应进行到萃取液呈淡红色。

【思考题】

1. 大黄中五种游离羟基蒽醌类化合物的酸性大小顺序如何?
2. 能否用 pH 梯度萃取法分离大黄酚和大黄素甲醚？为什么?
3. 用硅胶柱色谱分离大黄酚和大黄素甲醚时，何者先被洗脱。

实训五　八角茴香油的提取及检识

【实训目的】

1. 掌握用水蒸气蒸馏法从八角茴香中提取挥发油的原理和操作方法。
2. 学会用挥发性试验和点滴法检识挥发油。
3. 通过检识反应了解八角茴香油的化学组成。
4. 仔细观察现象，正确判断结果。

【成分简介】

中药八角茴香具有温阳散寒，理气止痛的功效。八角茴香中含挥发油 4%~9%，一般约 5%（果皮中较多），其主要成分如下：

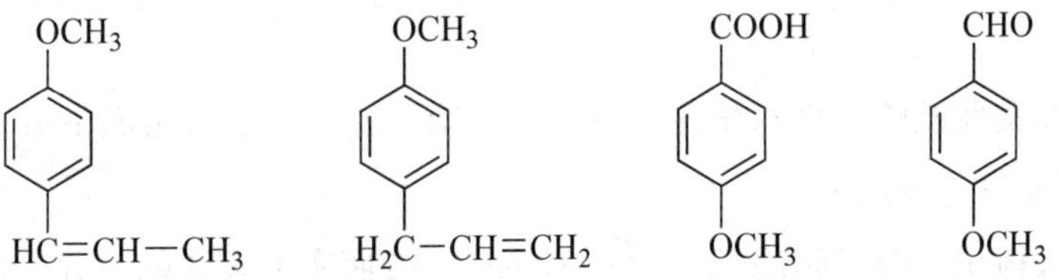

OCH_3 / $HC{=}CH{-}CH_3$　　OCH_3 / $H_2C{-}CH{=}CH_2$　　COOH / OCH_3　　CHO / OCH_3

茴香醚　　甲基胡椒酚　　茴香酸　　茴香醛

其中茴香醚是主要成分，占 80%~90%，冷时常自油中析出，故称茴香脑。八角茴香油的相对密度为 0. 978~0. 988，不溶于水，为无色透明的油状液体。

【实训用品】

1. 药品、试剂　八角茴香、蒸馏水、$FeCl_3$ 试液、2,4-二硝基苯肼试液、$KMnO_4$ 试液、氨性 $AgNO_3$ 试液、丁香油、薄荷油、松节油等。

2. 仪器　挥发油提取装置、加热装置、滤纸、毛细管等。

【实训原理】

1. 提取原理　八角茴香油属于挥发油，具有挥发性，能随水蒸气一同蒸出，可采用水蒸气蒸馏法提取八角茴香油。

2. 点滴检识原理　挥发油的组成成分复杂，常含有酚羟基、羰基、醛基、双键等官能团，可以通过一些检识试剂进行点滴试验，能初步判断组成挥发油的成分类型。

实训表 2　点滴检识实训现象

所含官能团	酚羟基	羰基	不饱和键	醛基
检识试剂	$FeCl_3$	2,4-二硝基苯肼	$KMnO_4$	氨性 $AgNO_3$
反应现象	绿色或蓝色	黄色加深	紫红色褪去	黑色

【实训内容】

1. 挥发油的提取　取八角茴香 50g，捣碎，置蒸馏烧瓶内，加蒸馏水适量（5~10 倍量）与数粒玻璃珠（或沸石），连接挥发油测定器与回流冷凝管，自冷凝管上端加水使充满挥发油测定器的刻度部分，并使溢流入烧瓶时为止。缓慢加热至沸腾，至测定器中油量不再增加，停止加热，放冷，分取油层。

将所得的八角茴香油置冰箱中冷却 1 小时，即有白色结晶析出，趁冷滤过，用滤纸压干。结晶为茴香脑，滤液为析出茴香脑后的八角茴香油。

2. 挥发油的检识

（1）油斑挥发性试验　将八角茴香油 1 滴，滴于滤纸片上，常温下放置数分钟（或加热烘烤），观察油斑是否消失。

（2）点滴法检识　取一张滤纸（边长 10cm），按照实训表 3 的方式，用铅笔在滤纸上画出表格，用毛细管将挥发油分别滴加到每排的小格子里，再将各种检识试剂用滴管分别滴于各挥发油样品斑点上，如实训图 6 所示，观察颜色变化。初步推测每种挥发油中可能含有化学成分的类型。

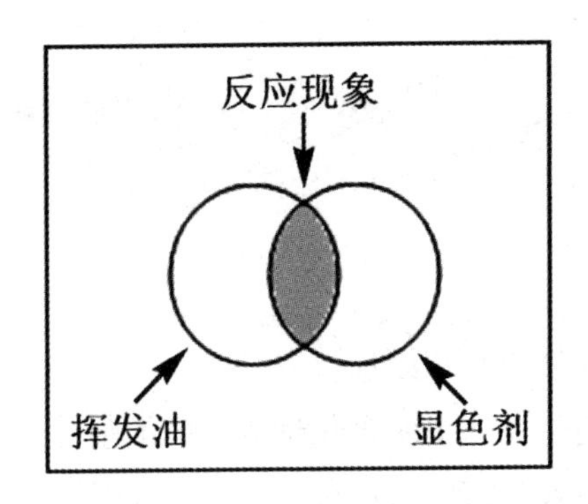

实训图 6　点滴检识示意图

实训表 3　点滴检识实训现象

试剂	$FeCl_3$	2,4-二硝基苯肼	$KMnO_4$	氨性 $AgNO_3$
八角茴香油				
丁香油				
薄荷油				
松节油				

【注意事项】

1. 用挥发油测定器提取时加热温度不可过高。加热提取过程中温度过高时可以把电炉先关闭，待溶液不再剧烈沸腾时再打开；蒸馏瓶中水分减少时，可以从冷凝管上端口补充水分。

2. 通过观察馏出液的浑浊程度来判断挥发油是否提取完全。最初的馏出液含油量较多，呈乳白色浑浊状态，随着馏出液中油量的减少，浑浊度随着降低，至馏出液变为澄清甚至无挥发油气味时，停止蒸馏。

3. 提取完毕，不应马上收集油层，应冷却一段时间，待油水完全分层后再收集，可以避免在热状态下挥发油挥发损失，并且要注意避免带出水分。

4. 提取完毕后，拆卸装置要从上到下，先拆除冷凝管，再拆除测定器。

5. 在点滴检识过程中，由于挥发油易挥发逸失，在滴加挥发油后，应及时滴加显色剂，然后及时记录现象。

6. 点滴检识时用的毛细管一支只能用于吸取一种试剂，不能交叉使用，避免试剂污染。

7. 氨性 $AgNO_3$ 与挥发油的反应较慢，大约在 10 秒后才出现现象。

【思考题】

1. 用水蒸气蒸馏法提取八角茴香油，加热停止后能否马上收集挥发油？请简述原因。

2. 用点滴法检识挥发油时应注意哪些问题？

实训六 中药化学成分预试验

【实训目的】

1. 掌握常见中药化学成分的鉴别原理。
2. 能根据实验结果，判断检品中所含化学成分的类型。
3. 做好预试验记录，正确书写实验报告。

【实训用品】

1. 药品、试剂 药材（选择含有各类代表性成分的相应的药材）各类化学成分所需检识试剂、95%乙醇、石油醚、乙酸乙酯、浓硫酸、浓盐酸、10%盐酸、2%盐酸、10%氢氧化钠、5%氢氧化钠、醋酐、蒸馏水等。

2. 器材 锥形瓶、烧杯、试管架、试管、试管夹、点滴板、滴管、回流提取装置、量筒或量杯、玻璃棒、蒸发皿、pH 试纸、滤纸、分液漏斗、紫外灯、水浴锅、显色喷雾瓶、电吹风等。

【实训原理】

系统预试验的基本原理是利用中药中各类化学成分在不同溶剂中溶解度不同，分成数个部分，如水溶性、醇溶性及石油醚溶性等部分，再分别进行各种定性反应。各成分的检识反应可在试管或滤纸片上进行，也可用色谱法，然后根据各化学反应的现象进行分析，以推断样品中可能含有哪些类型的化学成分。

【实训内容】

系统预试验供试液制备的工艺流程：

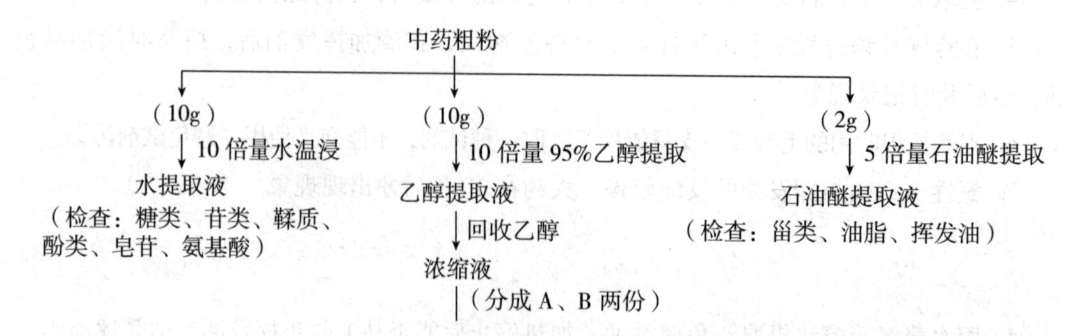

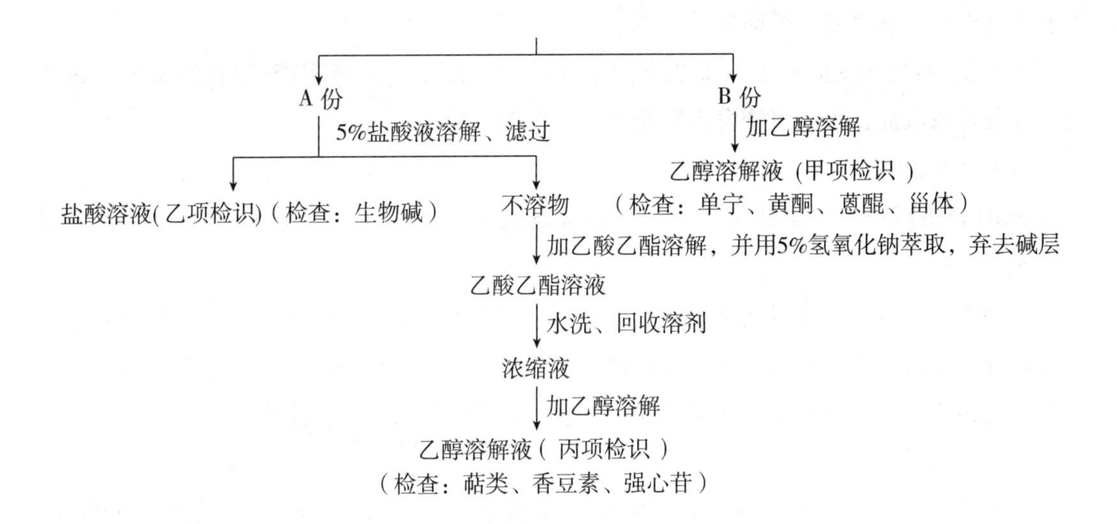

1. 水溶性成分的检识　取中药粗粉10g，加100mL蒸馏水，浸泡过夜，或于50~60℃水浴中温浸1小时，滤过，滤液供检识下列各类成分：

（1）糖、多糖和苷类

①Molish反应：取1mL供试液于试管中，加入1~2滴10%α-萘酚乙醇试剂摇匀，倾斜试管45°，沿管壁滴加1mL浓硫酸，分成两层。如在两液层交界面出现紫红色环，表明可能含有糖、多糖或苷类。

②斐林反应：取1mL供试液于试管中，加入新配制的4~5滴斐林试剂，在沸水浴中加热数分钟，如产生砖红色氧化亚铜沉淀，表明可能含有还原糖。将上述溶液中沉淀滤过除去，滤液加1mL 10%盐酸溶液，置沸水浴中加热水解数分钟，放冷后，滴加10%氢氧化钠溶液调pH至中性，重复上述斐林反应，如仍产生砖红色氧化亚铜沉淀，表明可能含有多糖或苷类。

（2）氨基酸、多肽和蛋白质类

①茚三酮反应：取供试液点于滤纸片上，喷雾茚三酮试剂后，吹热风数分钟，如呈紫红色或蓝色，表明可能含氨基酸、多肽或蛋白质。

②双缩脲反应：取1mL供试液于试管中，加1滴10%氢氧化钠试剂，摇匀，再加0.5%硫酸铜溶液，边加边摇匀，如溶液呈现紫色、红紫色或蓝紫色，表明可能含有多肽或蛋白质。

（3）酚类、鞣质类化合物

①三氯化铁反应：取1mL供试液于试管中，加醋酸酸化后，加数滴1%三氯化铁试剂，溶液如呈现绿、蓝绿、蓝黑或紫色，表明可能含有酚性成分或鞣质。

②三氯化铁-铁氰化钾反应：取供试液点于滤纸片上，干燥后，喷洒三氯化铁-铁氰化钾试剂，如立即呈现蓝色，表明可能含有鞣质。喷试剂后应立即观察，若放置一段时间，背景也能逐渐呈蓝色。如欲使纸上的斑点保存下来，在纸片仍湿润时，用稀盐酸洗涤，再

用水洗至中性，置室温干燥即可。

③明胶-氯化钠反应：取1mL供试液于试管中，加入1~2滴明胶-氯化钠试剂，如产生白色混浊或沉淀，表明可能含有鞣质。

（4）有机酸类

①pH试纸反应：取供试液，以广泛pH试纸测试，如呈酸性，表明可能含有有机酸或酚类成分。

②溴酚蓝反应：取供试液点于滤纸片上，喷洒0.1%溴酚蓝试剂的70%乙醇溶液，如在蓝色背景上产生黄色斑点，表明可能含有有机酸。如显色不明显，可再喷雾氨水，然后暴露于盐酸蒸气中，背景逐渐由蓝色变成黄色，而有机酸的斑点仍为蓝色。

（5）皂苷类

①泡沫反应：取2mL供试液于试管中，剧烈振摇2分钟，如产生大量持久性泡沫，再把溶液加热至沸或加入乙醇，再振摇，如仍能产生多量持久性泡沫，表明可能含有皂苷。

②溶血反应：取供试液点于滤纸片上，干燥后，加1滴2%红细胞试液，数分钟后，如在红色背景中出现白色或淡黄色斑点，表明可能含有皂苷。本实验也可在试管中进行。

2. 醇溶性成分的检识 取10g中药粗粉，加100mL乙醇，沸水浴中回流提取1小时，滤过。滤液回收乙醇至无醇味，取1/2量浓缩液，加10mL乙醇溶解，供甲项检识。剩余的浓缩液加10mL 5%盐酸，充分搅拌，滤过，滤液部分供乙项检识。酸水不溶部分，加10mL乙酸乙酯溶解，乙酸乙酯液用5%氢氧化钠溶液振摇洗涤2次（每次2~3mL），弃去碱水层。乙酸乙酯层再用蒸馏水洗1~2次，至水洗液呈中性，弃去水洗液，置于水浴上蒸发除去乙酸乙酯，残留物用15mL乙醇溶解，供丙项检识。

（1）甲项检识

1）鞣质类、有机酸类：同水溶性成分检识。

2）有机酸类：同水溶性成分检识。

3）黄酮类：

①盐酸-镁粉反应：取1mL供试液于试管中，加镁粉适量，摇匀，加2~5滴浓盐酸，即产生剧烈反应，如溶液呈红色或紫红色，表明可能含有黄酮类。

②三氯化铝反应：取供试液点于滤纸上，晾干，喷雾三氯化铝试剂，干燥后，斑点呈鲜黄色，如在紫外灯下观察，斑点有明显的黄绿色荧光，表明可能含有黄酮类。

③氨熏反应：取供试液滴于滤纸片上或硅胶色谱板上，置氨气中熏片刻，斑点呈亮黄色，在紫外灯下观察，斑点呈黄色荧光，表明可能含有黄酮类。

4）蒽醌类化合物：10%氢氧化钠试液。

①碱液反应：取 1mL 供试液于试管中，加 10%氢氧化钠试液呈红色，如加酸使成酸性，则红色褪去，表明可能含有蒽醌类。

②醋酸镁反应：取 1mL 供试液于试管中，加数滴 1%醋酸镁甲醇溶液，如溶液呈橙红色、紫色等颜色，表明可能含有蒽醌类。

5）甾体和三萜类

①醋酐-浓硫酸反应：取 1mL 供试液，置蒸发皿中水浴蒸干，加 1mL 冰醋酸使残渣溶解，再加 1mL 醋酐，最后加 1 滴浓硫酸，如溶液颜色呈现黄→红→紫→蓝→墨绿，表明可能含有甾体类成分。如溶液最终呈现红或紫色，表明含有三萜类成分。

②三氯醋酸反应：取供试液滴于滤纸片上，滴三氯醋酸试剂，加热至 60℃，产生红色，渐变为紫色，表明含甾体类成分。加热至 100℃才显红色、红紫色，表明含有三萜类成分。

③三氯甲烷-浓硫酸反应：取 1mL 供试液，置于蒸发皿中水浴蒸干，加 1mL 三氯甲烷使残渣溶解，将三氯甲烷液转入试管中，加 1mL 浓硫酸使其分层，如三氯甲烷层显红色或青色，硫酸层有绿色荧光，表明可能含有甾体或三萜。

（2）乙项检识　检识生物碱类。

①碘化铋钾反应：取 1mL 供试液于试管中，加 1~2 滴碘化铋钾试剂，如立即有橘红色至黄色沉淀产生，表明可能含有生物碱。

②碘化汞钾反应：取 1mL 供试液于试管中，加 2~3 滴碘化汞钾试剂，如产生白色或类白色沉淀，表明可能含有生物碱。

③碘-碘化钾反应：取 1mL 供试液于试管中，加 2~3 滴碘-碘化钾试剂，如产生红棕色沉淀，表明可能含有生物碱。

④硅钨酸反应：取 1mL 供试液于试管中，加 1~2 滴硅钨酸试剂，如产生黄色沉淀或结晶，表明可能含有生物碱。

（3）丙项检识

1）强心苷类

①碱性苦味酸反应：取 1mL 供试液于试管中，加数滴碱性苦味酸试剂，如溶液即刻或 15 分钟内显红色或橙红色，表明可能含有强心苷类。

②间二硝基苯反应：取 1mL 供试液于试管中，加数滴间二硝基苯试剂，摇匀后再加数滴 20%氢氧化钠，如产生紫红色，表明可能含有强心苷类。

③冰醋酸-三氯化铁反应：取 1mL 供试液于蒸发皿中，水浴上蒸干，残留物加 0.5mL 冰醋酸-三氯化铁试剂溶解后，置于试管内，沿管壁加入 1mL 浓硫酸，使分成二层，如上层为蓝绿色，界面处为紫色或红色环，表明可能含有 2,6-二去氧糖的强心苷类。

④呫吨氢醇反应：取 1mL 供试液于蒸发皿中，水浴上蒸干，加呫吨氢醇试剂，置水浴

上加热2分钟，如溶液显红色，表明可能含有2,6-二去氧糖的强心苷类。本实验也可取强心苷固体样品少许，加入1mL呫吨氢醇试剂振摇，置水浴上加热3分钟，如呈现红色，表明可能含有2,6-二去氧糖。

2）香豆素、内酯类

①异羟肟酸铁反应：取1mL供试液于试管中，加7%盐酸羟胺醇溶液及10%氢氧化钠溶液各2~3滴，置沸水浴上加热数分钟至反应完全，放冷，加1%盐酸调pH3~4，再加1~2滴1%三氯化铁试剂，如溶液为红色或紫色，表明可能含有香豆素或内酯类。

②内酯类化合物反应：取1mL供试液于试管中，加2~3滴1%氢氧化钠溶液，于沸水浴上加热3~4分钟，得澄清溶液，再加3~5滴2%盐酸使溶液酸化，如溶液变为混浊，表明可能含有内酯类化合物。

③重氮化偶合反应：取1mL供试液于试管中，加数滴5%碳酸钠试剂，于沸水浴上加热数分钟，冷却后加数滴新配制的重氮盐试剂，如呈红色或紫色，表明可能含有香豆素类化合物。

④荧光反应：取供试液，点于滤纸片上或硅胶色谱板上，干燥后置紫外灯下观察，如呈现蓝~绿色荧光，再喷洒1%氢氧化钾试剂，荧光加强，表明可能含有香豆素类化合物。

3. 石油醚溶性成分的检识 取2g中药粗粉，加10mL石油醚，室温下浸渍提取2~3小时，滤过，滤液作下列成分检识：

（1）甾体、三萜类 同醇溶性成分甲项检识。

（2）挥发油、油脂类

①油斑试验：取供试液点于滤纸片上，室温下挥去溶剂后，滤纸片上如留有油斑，表明可能含有油脂或挥发油，若稍经加热，油斑消失或减少，表明可能含有挥发油，如油斑无变化，表明可能含有油脂。

②香草醛-浓硫酸反应：取供试液点于硅胶色谱板上，挥去石油醚，喷洒香草醛-浓硫酸试剂，如产生红、蓝、紫等颜色，表明可能含有挥发油、萜类和甾醇。

4. 氰苷类成分的检识

（1）苦味酸钠反应 取1g样品，捣碎，置于试管中，加数滴蒸馏水使湿润，于试管中悬挂一条苦味酸钠试纸，勿使试纸接触试管下部样品，用胶塞塞住试管，于50~60℃水浴中加热15~30分钟，如试纸由黄色变为砖红色，表明可能含有氰苷。

（2）普鲁士蓝反应 取1g样品，捣碎，置于试管中，加蒸馏水使湿润，立即用滤纸将试管口包紧，并在滤纸上加1滴10%氢氧化钾溶液，于50~60℃水浴中加热15~30分钟，再在滤纸上分别滴加10%硫酸亚铁试剂、10%盐酸、5%三氯化铁试剂各1滴，如滤纸显蓝色，表明可能含有氰苷。

【注意事项】

1. 本实验所用的供试品，可根据具体情况，灵活选择，但应包括试验材料项中所列出的成分，提倡尽可能使用有代表性的化学对照品。

2. 预试验反应完成后，首先对反应结果明显的成分进行分析判断，作出初步结论。而对某些反应结果不十分明显的，应进一步浓缩处理供试液，再进行检识或另选一些试剂进行检识，有时可配合色谱法检识。

3. 判断分析各反应结果时，应综合考虑，例如异羟肟酸铁反应为阳性的有酯类、内酯类、香豆素类等化合物，要配合香豆素的特有反应，将香豆素与其他酯类化合物进行区别。

4. 预试验结果一般只能提供样品中可能含有哪些类型的化学成分，然后设计提取分离的工艺方法，通过对提取分离得到的成分进一步检识，才能确定该药材中含有哪些成分。

【思考题】

1. 中药化学成分预试验有何实际意义?
2. 怎样才能提高预试验的准确性和灵敏度?

实训七　综合技能操作考核

【考核目的】

1. 检查学生对各种常用仪器的安装、使用方法及操作技术的掌握情况。
2. 检验学生掌握色谱法、减压过滤法、结晶法等操作技能的熟练程度。
3. 检测学生对主要类型中药化学成分的定性检识方法掌握情况。
4. 通过考核评分标准的要求促进学生日常实训操作规范，强化基本操作技能。

【考核要求】

1. 考核内容是从平时实训项目中，抽取八项基本技能独立出来作为考核样题。
2. 考核样题的难度、操作时间大致相同，不会相差过于悬殊。
3. 考核分批进行，每批人数各校根据实际情况决定。每批考核时间为 30 分钟。
4. 考核采取个人独立操作形式。
5. 考核项目由“固定项+抽签项”组成，固定项为化学检识法，抽签项从另外七个样题中抽一个样题。

【考核内容】

样题1　吸附薄层色谱板的制备

1. 仪器与试剂　天平、衬垫物、硅胶G、100mL小烧杯、药匙、擦纸若干、0.8%羧甲基纤维素钠胶浆、20mL量筒、色谱用玻璃板（已洗净晾干）、洗瓶、废物缸等。

2. 考核步骤及评分标准

序号	考核内容	配分	评分项目	总扣分值	实扣分值	得分	备注
1	仪容	5	穿着不规范、不整洁、手部不卫生	5			
2	洗涤	5	烧杯、量筒没有清洗干净	5			
3	称量	20	没有调零	2			
			用前没有擦药匙	2			
			样品砝码放错称量盘	2			
			加码顺序不正确	2			
			加样操作不正确	2			
			读数不正确	2			
			称量重量不正确	4			
			没有放回砝码	2			
			用后没有擦称量盘和药匙，称量盘不叠放	2			
4	量取溶液	10	倒液操作不正确	2			
			量筒操作不正确	2			
			量筒读数不正确	4			
			滴管操作不正确	2			
5	混合	10	混合硅胶G与胶浆不均匀	10			
6	制备薄层板	35	铺板操作不正确、铺板不均匀	10			
			铺板速度太慢	10			
			铺板时硅胶溢出	10			
			使薄层板缺损	5			
7	清洁整理	10	没有清洁整理	5			
			损坏仪器	5			
8	其他	5		5			
	合计	100					

样题 2　薄层色谱的操作

1. 仪器与试剂　色谱展开缸、薄层色谱板、铅笔、尺子、毛细管、20mL 量筒、洗涤剂、点样试剂、展开剂、显色剂、废物缸等。

2. 考核步骤及评分标准

序号	考核内容	配分	评分项目	总扣分值	实扣分值	得分	备注
1	仪容	5	穿着不规范、不整洁、手部不卫生	5			
2	准备	5	没有刮去薄层色谱板边缘的吸附剂	5			
3	点样	25	画起始线不正确	5			
			毛细管不平整	5			
			点样操作不正确	10			
			点样量不适宜	5			
4	展开	25	倒入展开剂的量不适宜	5			
			薄层色谱板放入色谱缸方法不正确	5			
			薄层色谱的展开距离太少	5			
			没有及时取出薄层色谱板	5			
			没有及时画前沿线	5			
5	显色	5	显色方法不正确	5			
6	测量计算	20	测量方法不正确	5			
			计算 R_f 值公式不正确	10			
			计算结果不正确	5			
7	清洁整理	10	没有清洁整理	5			
			损坏仪器	5			
8	其他	5		5			
合计		100					

样题 3　萃取的操作

1. 仪器与试剂　125mL 分液漏斗、铁架台、铁圈、20mL 量筒、100mL 小烧杯、洗瓶、洗涤剂、废物缸、石油醚试液、碘水溶液等。

2. 考核步骤及评分标准

序号	考核内容	配分	评分项目	总扣分值	实扣分值	得分	备注
1	仪容	5	穿着不规范、不整洁、手部不卫生	5			
2	洗涤	5	没用洗涤剂、没有洗涤干净	5			
3	安装	10	仪器安装不正确	5			
			铁圈高度不正确	5			
4	试漏	10	分液漏斗没有试漏	5			
			试漏操作不正确	5			
5	取液	5	量筒操作不正确	5			
6	旋摇排气	25	握分液漏斗操作不正确	5			
			旋摇操作不正确	5			
			没有排气	5			
			排气时分液漏斗下口没向上倾斜	5			
			排气时排气口对准人	5			
7	分液	25	没有静置或静置时间不足	5			
			分液漏斗颈斜口没有靠烧杯内壁	5			
			放液时没有打开分液漏斗玻塞	5			
			分液不彻底	5			
			上层溶液从下口放出	5			
8	清洁整理	10	没有清洁整理	5			
			损坏仪器	5			
9	其他	5		5			
合计		100					

样题 4 常压过滤的操作

1. 仪器与试剂 铁架台、铁圈、漏斗、滤纸、剪刀、100mL 小烧杯、20mL 量杯、玻璃棒、洗瓶、洗涤剂、废物缸、待溶解食盐等。

2. 考核步骤及评分标准

序号	考核内容	配分	评分项目	总扣分值	实扣分值	得分	备注
1	仪容	5	穿着不规范、不整洁、手部不卫生	5			
2	洗涤	10	没用洗涤剂	5			
			没有洗涤干净	5			

续表

序号	考核内容	配分	评分项目	总扣分值	实扣分值	得分	备注
3	安装仪器	15	过滤装置安装不正确	5			
			铁圈高度不正确	5			
			滤纸准备及放置不正确	5			
4	溶解	15	食盐撒落	5			
			量筒操作不正确	5			
			食盐没有完全溶解	5			
5	过滤	35	没有用玻璃棒引流	5			
			玻璃棒下端靠滤纸的位置不正确	5			
			烧杯嘴没有靠玻璃棒	5			
			引流完烧杯嘴没有沿玻璃棒上提	5			
			粗盐液溅出	5			
			液面高于滤纸边缘	5			
			漏斗颈尖端没有靠接液的烧杯内壁	5			
6	清洁整理	15	没有回收食盐液	5			
			没有清洁整理	5			
			损坏仪器	5			
7	其他	5		5			
合计		100					

样题5　减压过滤的操作

1. 仪器及试剂　抽滤装置一套、滤纸、100mL 小烧杯、20mL 量杯、玻璃棒、洗瓶、剪刀、洗涤剂、废物缸、待溶解样品等。

2. 考核步骤及评分标准

序号	考核内容	配分	评分项目	总扣分值	实扣分值	得分	备注
1	仪容	5	穿着不规范、不整洁、手部不卫生	5			
2	洗涤	5	没用洗涤剂、没有洗涤干净	5			
3	安装仪器	15	抽滤装置安装不正确	5			
			没有进行气密性检查或漏气	5			
			滤纸放置不正确	5			

续表

序号	考核内容	配分	评分项目	总扣分值	实扣分值	得分	备注
4	溶解	15	样品撒落	5			
			量筒操作不正确	5			
			样品没有完全溶解	5			
5	抽滤	40	没有用玻璃棒引流	5			
			烧杯嘴没有靠玻璃棒	5			
			引流完烧杯嘴没有沿玻璃棒上提	5			
			样品液溅出	5			
			一次性倒样品液太多	5			
			液面高于布氏漏斗	5			
			过滤完没有洗涤不溶物	5			
			没有少量多次地洗涤	5			
6	清洁整理	15	没有回收食盐液	5			
			没有清洁整理	5			
			损坏仪器	5			
7	其他	5		5			
合计		100					

样题 6 结晶的操作

1. 仪器与试剂 抽滤装置一套、电炉、500mL 烧杯、玻璃棒、洗瓶、废物缸、滤纸、剪刀、待溶解样品等（本实验所用仪器已洁净）。

2. 考核步骤及评分标准

序号	考核内容	配分	评分项目	总扣分值	实扣分值	得分	备注
1	仪容	5	穿着不规范、不整洁、手部不卫生	5			
2	安装仪器	15	抽滤装置安装不正确	5			
			没有进行气密性检查或漏气	5			
			滤纸放置不正确	5			
3	溶解	15	量筒操作不正确	5			
			加热溶解操作不正确	5			
			样品没有完全溶解	5			

续表

序号	考核内容	配分	评分项目	总扣分值	实扣分值	得分	备注
4	抽滤	45	没有趁热抽滤	5			
			没有用玻璃棒引流	5			
			烧杯嘴没有靠玻璃棒	5			
			引流完烧杯嘴没有沿玻璃棒上提	5			
			样品液溅出	5			
			一次性倒样品液太多	5			
			过滤完没有用热纯化水洗涤不溶物	5			
			没有少量多次地洗涤	5			
			停止抽滤操作不正确，有倒吸现象	5			
5	清洁整理	15	没有回收待结晶溶液	5			
			没有清洁整理	5			
			损坏仪器	5			
6	其他	5		5			
合计		100					

样题 7　挥发油提取装置的安装及使用

1. 仪器与试剂　铁架台、电炉、挥发油提取装置一套、挥发油接收瓶、100mL 小烧杯、洗瓶、废物缸、凡士林、药材粗粉等（本实验所用仪器已洁净）。

2. 考核步骤及评分标准

序号	考核内容	配分	评分项目	总扣分值	实扣分值	得分	备注
1	仪容	5	穿着不规范、不整洁、手部不卫生	5			
2	检漏	10	挥发油接收器没有检漏	5			
			没有检查挥发油接收器活塞活动灵活	5			
3	加样	10	药材粗粉加入圆底烧瓶时有撒落	5			
			没有在圆底烧瓶中加入适量的纯化水	5			
4	安装仪器	20	仪器安装顺序不正确	5			
			铁夹位置不正确	5			
			铁夹方向不正确	5			
			仪器没有夹稳	5			

续表

序号	考核内容	配分	评分项目	总扣分值	实扣分值	得分	备注
5	水蒸气蒸馏	30	没有向挥发油提取器中加入纯化水	5			
			挥发油提取器中加入纯化水的量不适宜	5			
			冷凝水管进出水的方向不正确	5			
			不是先开冷凝水或开冷凝水操作不正确	5			
			没有安全使用电炉（教师马上指出）	5			
			没有先关电后停水	5			
6	接收	5	没有正确接收挥发油	5			
7	拆卸	5	装置的拆卸顺序不正确	5			
8	清洁整理	10	没有清洁整理	5			
			损坏仪器	5			
9	其他	5		5			
合计		100					

样题8 化学检识操作（试管检识及滤纸检识）

1. 仪器与试剂　500mL烧杯、玻璃棒、试管、胶头滴管、定性滤纸、毛细管、电炉、水浴锅、洗瓶、洗涤剂、废物缸、各种样品及试剂等。

2. 考核步骤及评分标准

序号	考核内容	配分	评分项目	总扣分值	实扣分值	得分	备注
1	仪容	5	穿着不规范、不整洁、手部不卫生	5			
2	洗涤	10	没有用洗涤剂	5			
			没有洗涤干净	5			
3	选择	10	没有正确选择仪器	5			
			没有正确选择试剂	5			
4	制备供试液	15	没有正确选用水浴溶解	5			
			违反用电安全（老师及时指出）	5			
			供试品溶解操作不正确	5			

续表

序号	考核内容	配分	评分项目	总扣分值	实扣分值	得分	备注
5	检识	35	供试液的取量不适宜	5			
			滴管操作不正确	5			
			试剂用量不适宜	5			
			该摇匀时没有摇匀	5			
			检识条件不适宜	5			
			试管检识操作不正确	5			
			滤纸上的点滴操作不正确	5			
6	观察记录	10	现象观察不正确	5			
			没有及时记录现象	5			
7	清洁整理	10	没有清洁整理	5			
			损坏仪器	5			
8	其他	5		5			
合计		100					

【考核评价】

1. 样题采用百分制，考官通过学生的操作及各步骤的完成情况进行评分；八组题目中，检识题为固定项必选题目占30%，其余七项为抽签项操作题目占70%。

2. 技能操作考核成绩结合平时实训成绩，作为本学科的实训操作考核成绩，与理论考核成绩按比例一同计入本学科的成绩总评。

附录一

中药化学成分常用检识试剂的配制及使用方法

成分类型	检识试剂	配制方法	使用方法
1. 生物碱类	碘-碘化钾试液	取碘 0.5g 与碘化钾 1.5g，加水 25mL 使溶解	用时滴加
	碘化铋钾试液	取次硝酸铋/碱式硝酸铋 0.85g，加冰醋酸 10mL 与水 40mL 溶解后，加入碘化钾溶液（4→10）20mL，摇匀	用时滴加
	改良碘化铋钾试液	取碘化铋钾试液 1mL，加 0.6mol/L 盐酸溶液 2mL，加水至 10mL	用时滴加
	碘化汞钾试液	取二氯化汞 1.36g，加水 60mL 使溶解，另取碘化钾 5g，加水 10mL 使溶解，将两液混合，加水稀释至 100mL	用时滴加
	硅钨酸试液	取硅钨酸 10g，加水使溶解成 100mL	用时滴加
	苦味酸试液	1%苦味酸水溶液	用时滴加
2. 糖类	α-萘酚试液（Molish）	甲：5%α-萘酚乙醇液 乙：浓硫酸	用时分别加入两液
	碱性酒石酸铜试液（斐林试液）	甲：取硫酸铜结晶 6.93g，加水使溶解成 100mL 乙：取酒石酸钾钠结晶 34.6g，氢氧化钠 10g，加水使溶解 100mL	用时将两液等量混合
	氨制硝酸银试液（托伦试液）	取硝酸银 1g，加水 20mL 溶解后，滴加氨试液，随加随搅拌，至初起的沉淀将近全溶，滤过本液应置棕色瓶内，在暗处保存（本液应置棕色瓶中）	使用时滴加
	α-去氧糖试液（Keller-Kiliani 试剂）	甲：1%三氯化铁 0.5mL 加醋酸至 100mL 乙：浓硫酸	用时分别加入两液

续表

成分类型	检识试剂	配制方法	使用方法
3. 黄酮类	盐酸-镁粉试液	甲：浓盐酸；乙：镁粉（锌粉）	用时分别加入
	四氢硼钠（钾）试液	甲：2%四氢硼钠甲醇液 乙：浓盐酸	用时分别加入
	三氯化铝试液	取三氯化铝 1g，加乙醇使溶解成 100mL	用时滴加
	锆-枸橼酸试液	甲：5%二氯氧锆甲醇液 乙：2%枸橼酸甲醇液	用时分别加入
	碱式醋酸铅试液	取一氧化铅 14g，加水 10mL，研磨成糊状，用水 10mL 洗入玻璃瓶中，加含醋酸铅 22g 的水溶液 70mL，用力振摇 5 分钟后，时时振摇，放置 7 日，滤过，加新沸过的冷水使成 100mL	用时滴加
	醋酸镁试液	5%醋酸镁甲醇液	用时滴加
4. 蒽醌类	氢氧化钾试液	取氢氧化钾 6.5g，加水使溶解成 100mL	用时滴加
	醋酸镁试液	5%醋酸镁甲醇液	用时滴加
	对亚硝基二甲苯胺试液	1%对亚硝基二甲苯胺吡啶溶液	用时滴加
5. 内酯、香豆素类	异羟肟酸铁试液	甲：新鲜配制的 1mol/L 羟胺盐酸盐的甲醇溶液 乙：1.1 mol/L 氢氧化钾甲醇溶液 丙：取 1g 三氯化铁溶于 100mL1%盐酸中	用时按甲、乙、丙顺序滴加，或甲、乙两液等量混合滴加后再加丙液
	重氮化试液	甲：对硝基苯胺 0.35g，溶于 5mL 浓盐酸中，加水至 50mL 乙：亚硝酸钠 5g，加水至 50mL	临用时配制。应用时取甲、乙液等量在冰水浴中混合后使用
	4-氨基安替比林-铁氰化钾试液	甲：2% 4-氨基安替比林乙醇液 乙：8%铁氰化钾水溶液	用时分别加入两液
	内酯环的开环和闭环试液	甲：1%氢氧化钠溶液 乙：2%盐酸溶液	用时分别加入两液
6. 强心苷类	碱性3,5-二硝基苯甲酸（Kedde）试液	甲：2% 3,5-二硝基苯甲酸甲醇液 乙：1 mol/L 氢氧化钾溶液	应用前甲、乙两液等量混合
	间二硝基苯（Raymond）试液	取间二硝基苯 2g，加乙醇使溶解成 100mL	用时滴加
	碱性苦味酸（Baljet）试液	甲：1%苦味酸水液 乙：10%氢氧化钠溶液	使用前取甲液 9mL 与乙液 1mL 混合
	亚硝酰铁氰化钠-氢氧化钠（Legal）试液	甲：0.5%亚硝酰铁氰化钠溶液 乙：10%氢氧化钠溶液	用时样品蒸干，溶于吡啶，先加甲液，再加乙液

续表

成分类型	检识试剂	配制方法	使用方法
7. 皂苷类	红细胞混悬液（溶血试验试液）	2%血细胞生理盐水混悬液：取新鲜兔血（由心脏或耳静脉取血）适量，用洁净小毛刷迅速搅拌，除去纤维蛋白，用生理盐水反复离心洗涤至上清液无色后，量取沉降的红细胞，加入生理盐水配成2%混悬液，贮存于冰箱内备用（贮存期2~3天）	用时取出使用
	醋酐-浓硫酸试液	甲：醋酐 乙：浓硫酸	样品蒸干溶于甲液，沿管壁小心加入乙液
8. 甾体及三萜类	三氯化锑试液	为三氯化锑饱和的三氯甲烷溶液（取25g三氯化锑，溶于75g三氯甲烷中）	用时滴加
	间二硝基苯（Raymond）试液	取间二硝基苯2g，加乙醇使溶解成100mL	用时滴加
	三氯醋酸试液	取三氯醋酸6g，加三氯甲烷25mL溶解后，加浓过氧化氢溶液0.5mL，摇匀	用时滴加
	香草醛-浓硫酸试液	取香草醛0.2g，加硫酸10mL使溶解	用时滴加
	醋酐-浓硫酸试液	甲：醋酐 乙：浓硫酸	样品蒸干溶于甲液，沿管壁小心加入乙液
9. 氨基酸、多肽、蛋白质类	茚三酮试液	取茚三酮2g，加乙醇使溶解成100mL	用时滴加
	双缩脲试液	甲：1%硫酸铜溶液 乙：10%氢氧化钠溶液	临用前等量混合
10. 有机酸类	溴麝香草酚蓝试液	取麝香草酚蓝0.1g，加0.05mol/L氢氧化钠溶液4.3mL使溶解，再加水稀释至200mL	用时滴加
	吖啶试液	0.005%吖啶乙醇液	用时滴加
	芳香胺-还原糖试液	苯胺5g溶于50%乙醇溶液中	用时滴加
11. 酚类	三氯化铁试液	取三氯化铁9g，加水使溶解成100mL	用时滴加
	三氯化铁-铁氰化钾试液	甲：2%三氯化铁水溶液 乙：1%铁氰化钾水溶液	临用前等量混合
12. 鞣质类	氯化钠-明胶试液	取明胶1g与氯化钠10g，加水100mL，置不超过60℃的水浴上微热使溶解。本液应临用新制	用时滴加
13. 其他类	重铬酸钾-硫酸	5g重铬酸钾溶于100mL 40%硫酸	用时滴加
	碘蒸气	将少许碘晶体放入一密闭的容器中，使之充满饱和碘蒸气	将薄层板放入容器中数分钟即显色

续表

成分类型	检识试剂	配制方法	使用方法
13. 其他类	硫酸液	5%硫酸乙醇液，或15%浓硫酸正丁醇液，或浓硫酸-乙酸（1∶1）	用时滴加
	磷钼酸、硅钨酸或钨酸试液	5%硫酸乙醇液，或15%浓硫酸正丁醇液，或浓硫酸-乙酸（1∶1）	用时滴加
	碱性高锰酸钾试液	甲：1%高锰酸钾溶液 乙：5%碳酸钠溶液	临用前等量混合
	2,4-二硝基苯肼试液	取2,4-二硝基苯肼1.5g，加硫酸溶液（1→2）20mL，溶解后，加水成100mL，滤过	用时滴加

附录二

常用有机溶剂的主要物理性质

名称	熔点（℃）	沸点（℃）	相对密度	水中溶解性	毒性
甲醇	-97.7	64.7	0.7913	任意混溶	有毒
乙醇	-117.3	78.5	0.7894	任意混溶	微毒
丙酮	-95.35	56.2	0.7908	任意混溶	微毒
异丙醇	-89.5	82.4	0.7855	任意混溶	微毒
正丁醇	-89.5	117.7	0.8097	9 g	低毒
乙酸乙酯	-83.58	77.06	0.9003	8.6g	低毒
乙醚	-116.3	34.6	0.7134	7.5g	有毒
三氯甲烷	-63.6	61.1	1.4832	1 g	有毒
四氯化碳	-22.99	76.54	1.5940	0.08 g	中毒
苯	5.5	80.1	0.8787	0.08 g	剧毒
甲苯	-94.9	110.6	0.8660	0.04 g	中毒
石油醚		35~60	0.63~0.66	不溶	低毒
石油醚		60~90	0.63~0.66	不溶	低毒

注：在水溶中的溶解性是指 15~20℃时 100g 水所能溶解该溶剂的克数。

附录三

参考答案

第一章

一、 单项选择题

1. D　2. E　3. B　4. A　5. A　6. D　7. E　8. B

二、 配伍选择题

9. E　10. D　11. D　12. A　13. B

三、 多项选择题

14. ABD　15. AB　16. ABC　17. CDE　18. ABCD

第二章

一、 单项选择题

1. D　2. D　3. B　4. B　5. A　6. E　7. A　8. D　9. C　10. C　11. A　12. E　13. B　14. E　15. A　16. B　17. A　18. C　19. E　20. B　21. D　22. E　23. B　24. B　25. C　26. A　27. A

二、 配伍选择题

28. C　29. D　30. E　31. A　32. B　33. D　34. E　35. C　36. B　37. B　38. E　39. C

40. A　41. D

三、多项选择题

42. CD　43. ACDE　44. AE　45. BC　46. ACDE　47. BDE　48. AD　49. BD　50. ABCDE

第三章

一、单项选择题

1. A　2. D　3. A　4. B　5. A　6. E　7. C　8. E　9. B　10. C　11. B　12. C　13. E　14. B　15. A　16. C　17. A

二、配伍选择题

18. C　19. A　20. E　21. D　22. A　23. C　24. D　25. B　26. A　27. C　28. E　29. D

三、多项选择题

30. ABCDE　31. ADE　32. ABE　33. ABCDE　34. ABCDE　35. ABD

第四章

一、单项选择题

1. E　2. C　3. B　4. D　5. D　6. A　7. D　8. C　9. A　10. D　11. D　12. D　13. B　14. B

二、配伍选择题

15. B　16.　E　17. D　18. C　19. A

三、多项选择题

20. ACDE　21. ABCDE　22. CDE　23. BC　24. ACD

第五章

一、单项选择题

1. B　2. E　3. B　4. C　5. E　6. B　7. A　8. D　9. A　10. C　11. D　12. D

二、配伍选择题

13. B　14. C　15. A　16. E　17. D　18. A　19. D　20. B

三、多项选择题

21. ABE　22. ACDE　23. ACE

第六章

一、单项选择题

1. B　2. D　3. C　4. C　5. D　6. A　7. C　8. C　9. A　10. C

二、配伍选择题

11. D　12. A　13. A　14. B　15. E

三、多项选择题

16. ABCE　17. BDE　18. ABDE　19. ABCDE　20. ABD

第七章

一、单项选择题

1. D　2. C　3. E　4. D　5. C　6. A　7. E　8. D　9. B　10. C　11. D　12. E

二、多项选择题

13. ACD　14. BCDE　15. ADE　16. ABDE

第八章

一、单项选择题

1. B 2. E 3. B 4. C 5. E 6. E 7. A 8. D 9. A 10. E

二、多项选择题

11. ABDE 12. ABCDE 13. AB 14. ABE 15. ABCD 16. AD 17. ABCDE 18. ACDE

第九章

一、单项选择题

1. D 2. A 3. E 4. D 5. C 6. D 7. B 8. D

二、多项选择题

9. ABC 10. ACE 11. ABC 12. ABCDE 13. BE 14. DE

第十章

一、单项选择题

1. B 2. D 3. C 4. D 5. D 6. D 7. B 8. D

二、配伍选择题

9. E 10. A 11. C 12. B 13. D

三、多项选择题

14. CD 15. ABC 16. ACD 17. ABE 18. ABD

第十一章

一、 单项选择题

1. D　2. B　3. D　4. E　5. C　6. E　7. D　8. A　9. C　10. B　11. E　12. D　13. C　14. D　15. C　16. C

二、 配伍选择题

17. E　18. B　19. A　20. C　21. D　22. B　23. D　24. C　25. A　26. E　27. AC　28. ABCDE　29. ACDE　30. ABDE

第十二章

一、 单项单选题

1. C　2. A　3. D　4. D　5. E　6. A　7. D　8. D　9. C　10. A　11. D　12. E

二、 配伍选择题

13. B　14. C　15. E　16. D　17. A　18. D　19. B　20. C　21. A　22. E

三、 多项选择题

23. BCD　24. ABDE　25. ABCD　26. AD　27. BDE

主要参考书目

1. 杨其蒀．天然药物化学．北京：中国医药科技出版社，2012
2. 李淑惠．天然药物化学．北京：高等教育出版社，2005
3. 李端．中药化学．北京：人民卫生出版社，2005
4. 姚新生．天然药物化学．4 版．北京：人民卫生出版社，2005
5. 吴立军．天然药物化学．北京：人民卫生出版社，2007
6. 杨红．天然药物化学基础．北京：中国医药科技出版社，2008
7. 王天玲．天然药物化学基础．北京：人民卫生出版社，2008
8. 吴剑峰，王宁．天然药物化学．北京：人民卫生出版社，2013
9. 宋桂荣．中药化学．北京：中国中医药出版社，2009
10. 杨世林，热娜·卡斯木．天然药物化学．北京：科学出版社，2010
11. 王天玲．天然药物化学基础．2 版．北京：人民卫生出版社，2011
12. 甘柯林．天然药物化学基础．北京：北京大学医学出版社，2011
13. 匡海学．中药化学．2 版．北京：中国中医药出版社，2011
14. 沈志滨．天然药物化学．2 版．北京：中国医药科技出版社，2012
15. 李端．中药化学技术．2 版．北京：人民卫生出版社，2012
16. 庞满坤．天然药物化学基础．北京：中国中医药出版社，2013
17. 欧绍淑，任重伦．天然药物化学基础．北京：中国医药科技出版社，2015
18. 刘诗泆，欧绍淑．天然药物化学基础．北京：人民卫生出版社，2015